XIANDAI LINCHUANG HULI LILUN YU SHIJIAN

# 现代临床护理理论与实践

主编 周立兰 黄贵芝 肖 琼 等

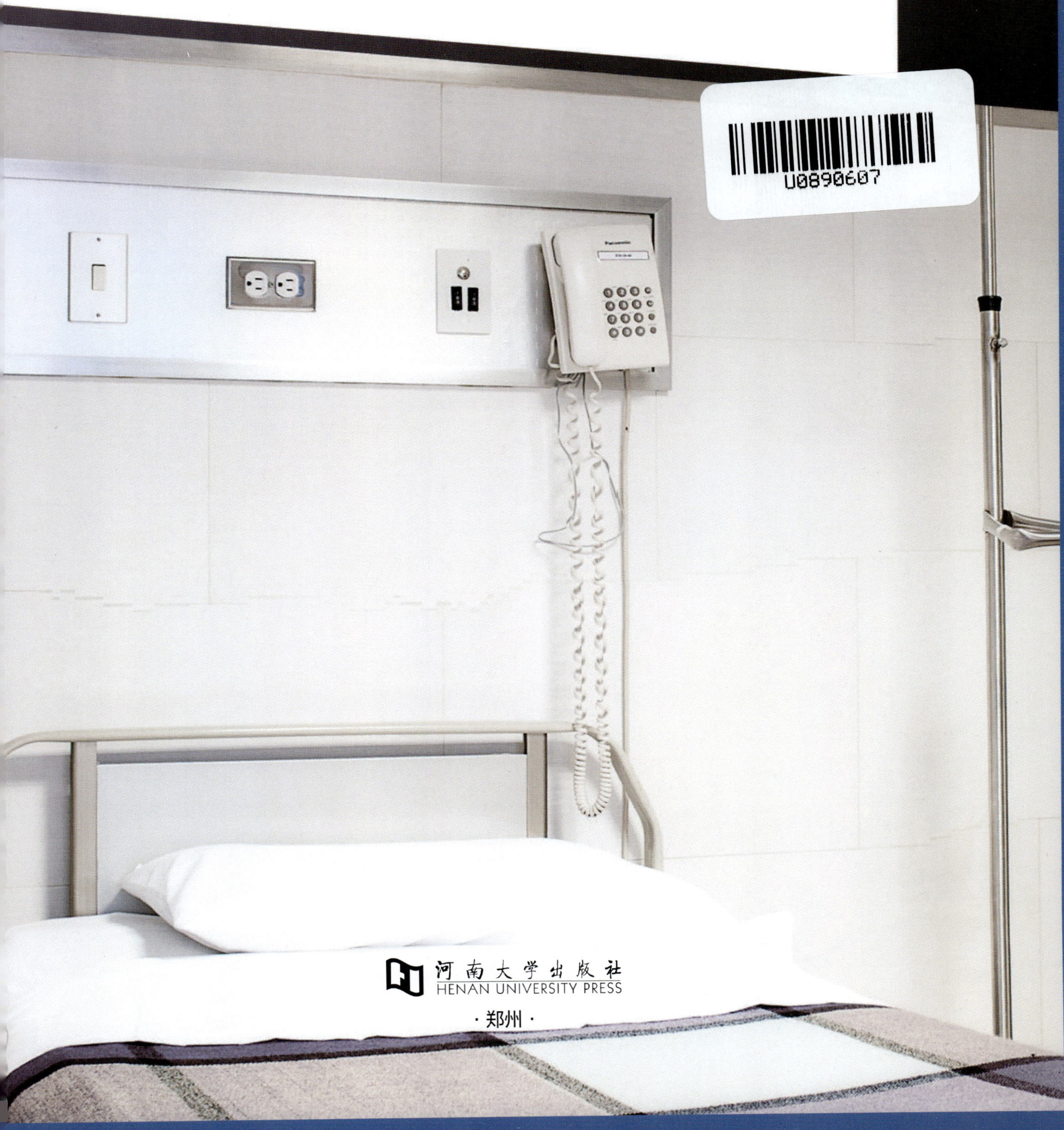



河南大学出版社
HENAN UNIVERSITY PRESS
·郑州·

**图书在版编目（CIP）数据**

现代临床护理理论与实践 / 周立兰等主编 .— 郑州 ：河南大学出版社，2019.9
ISBN 978-7-5649-3902-1

Ⅰ . ①现… Ⅱ . ①周… Ⅲ . ①护理学 Ⅳ . ① R47

中国版本图书馆 CIP 数据核字（2019）第 197095 号

**责任编辑：** 孙增科
**责任校对：** 阮林要
**封面设计：** 卓弘文化

---

**出版发行：** 河南大学出版社
地址：郑州市郑东新区商务外环中华大厦 2401 号
邮编：450046
电话：0371-86059750（高等教育与职业教育出版分社）
0371-86059701（营销部）
网址：www.hupress.com
**印　　刷：** 北京虎彩文化传播有限公司
**版　　次：** 2019 年 9 月第 1 版
**印　　次：** 2019 年 9 月第 1 次印刷
**开　　本：** 880mm × 1230mm　1/16
**印　　张：** 14
**字　　数：** 454 千字
**定　　价：** 84.00 元

---

# 编　委　会


**主　编**　周立兰　黄贵芝　肖　琼　张莉莉
陈冬雅　束清华　闫　静　李　欢

**副主编**　高　莲　陶　敏　利雪珍　何秀娟　黄苏平
樊玉仙　原芳芳　李　越　彭玉华　陈荣英

**编　委**　（按姓氏笔画排序）

马　兰　武汉市第一医院
杜　鹃　郑州人民医院
李　欢　襄阳市中医医院
李　越　郑州大学第三附属医院
束清华　合肥市第三人民医院
肖　琼　中山市小榄人民医院
利雪珍　佛山市第一人民医院
何秀娟　成都医学院第一附属医院
余惠芳　湖北省肿瘤医院
张莉莉　安徽医科大学第一附属医院
陈冬雅　广州市番禺区中心医院
陈荣英　重庆市开州区人民医院
周立兰　南京中医药大学附属盐城市中医院
原芳芳　长治医学院附属和济医院
高　莲　深圳市龙华区人民医院
陶　敏　山西医科大学第二医院
黄苏平　深圳市龙华区中心医院
黄贵芝　广东医科大学附属医院
彭玉华　郑州人民医院
樊玉仙　长治医学院附属和济医院
薛清杰　新乡医学院第三附属医院
闫　静　安徽省第二人民医院

# 前　言

在现代社会中，医学的发展是越来越迅速，在这个大背景下，临床护理学也有了明显的发展与进步。基础研究和临床实践也涌现出了大量新的观点、新的方法及新的技术，这使我们的基础研究和临床实践都有了很多的突破点，包括新的理论思想、新的观念、新的操作方法、新的技术以及新的理论与实践，而护理学已经成为现代医学中不可或缺的一部分，它在临床护理中更是占有非常重要的地位。现代护理人员不仅要借鉴传统医学的经验，更要学习创新型护理，吸取护理教育发展成果，以便更好地为患者提供服务，真正做到为患者服务。把患者的健康放在第一位。

本书重点讲述了临床各科常见疾病的护理，主要包括临床护理基本操作的新规范以及对急诊科疾病、呼吸内科疾病、心内科疾病、泌尿系统疾病、内分泌系统疾病、普外科疾病、骨科疾病、妇产科疾病、儿科疾病以及康复科疾病的护理。对各科疾病的发病机制、临床表现、护理措施等都做了详细的阐述，重点讲述了急诊科常见疾病的急救及护理措施以及呼吸内科常见的急慢性疾病等；泌尿系统疾病主要讲述了肾炎和肾功能衰竭等的护理措施；常见内分泌疾病有下甲状腺、糖尿病等；另外对普外科和儿科以及康复也都做了介绍；内容比较具有实用性，更是贴合临床，在保证科学性的同时又追求先进性，对于医务人员来说是一本很好的工具书。不仅可以更新自己的知识库，也能应用于临床工作中去。

在编写本书的时候，本书作者参考了国内外大量文献，不断地研究学习，参编的各位作者更紧密地结合了我国的护理事业发展的实际情况，紧跟国际护理学发展的大方向，贴近护理工作的实际，取其精华，为我们自己所使用，同时也为我国的护理事业增加了很多新的观点、新的内容，为在一线工作的护理人员们提供了新的知识源泉和指导。

在编写过程中，由于作者较多，写作方式和风格不尽相同，再加上编者时间有限，难免存在不足之处，望广大读者朋友们提出宝贵的意见和建议，方便我们更好的修正。

编　者

2019 年 9 月

# 目　录

# 第一章　临床护理基本操作规范

## 第一节　胃肠减压技术

### 一、胃肠减压技术规范

**（一）工作目标**

（1）解除、缓解肠梗阻所致的症状。

（2）进行胃肠道手术的术前准备，以减少胃肠胀气。

（3）术后吸出胃肠内气体和胃内容物，减轻腹胀，减少缝线张力和伤口疼痛，促进伤口愈合，改善胃肠壁血液循环，促进消化功能的恢复。

（4）通过对胃肠减压吸出物断，可观察病情变化和协助诊断。

**（二）规范要点**

（1）遵循查对制度，符合无菌技术、标准预防原则。

（2）告知患者，做好准备。评估患者鼻腔情况。

（3）告知患者胃肠减压的目的、方法，取得患者的配合。

（4）选择合适的胃管及鼻腔，检查胃管是否通畅，测量胃管放置长度。

（5）协助患者采取适当体位，指导患者放松。

（6）操作过程中观察患者的反应，指导患者如不能忍耐可用手示意，不要说话和咳嗽。

（7）插入适当深度并检查胃管是否在胃内，连接胃肠减压器，并妥善固定，以防受压、脱出，影响减压效果。

（8）胃管不通畅时，遵医嘱用生理盐水冲洗胃管，反复冲洗直至通畅。但食管、胃手术后要在医师指导下进行，少量、低压冲洗，以防吻合口瘘或出血。

（9）观察引流物的颜色、性质、量，并记录24小时引流总量。

（10）留置胃管期间应当加强患者的口腔护理。

（11）胃肠减压期间，注意观察患者的水、电解质及胃肠功能恢复情况。

**（三）标准**

（1）患者或家属知晓护士告知的事项，对服务满意。

（2）护士操作过程规范、准确，动作轻巧，患者配合。

（3）确保胃管于胃内，固定稳妥，保持有效胃肠减压。

### 二、胃肠减压操作流程

**（一）操作准备**

（1）按规定着装，洗手、戴口罩。

（2）将操作需要的用物准备齐全。

（3）按医嘱对患者进行二人查对。

**（二）解释评估**

（1）携带用物至患者床头，查对患者床号、姓名，协助患者取得舒适体位。

（2）仔细询问、了解患者的身体状况。

（3）解释并告知胃肠减压的目的、方法，与患者做好必要的沟通，取得患者的配合。

**（三）减压操作**

（1）检查鼻腔，选择合适的胃管。

（2）检查胃管是否通畅，测量胃管放置的长度。

（3）再次查对床号、姓名。

（4）为患者进行插管操作，叮嘱患者配合，做深呼吸、吞咽等动作，取得患者的配合。

（5）告知患者有不舒适时用手示意，不要说话和咳嗽。

（6）插入适当深度，检查胃管是否在胃内，妥善固定。

（7）调整减压装置，与胃管相连接，妥善固定于床旁。

**（四）整理、解释、记录**

（1）整理用物、床单等，协助患者取得舒适体位。

（2）观察患者的主观反应，向患者交代注意事项，在留置胃肠减压管期间，不能饮水和进食，注意保持口腔清洁。

（3）洗手，查对床头牌，并在医嘱本上签名，记录执行时间和胃肠引流液的颜色、性质、数量。

## 第二节　鼻饲技术

### 一、鼻饲技术规范

**（一）工作目标**

遵照医嘱为不能经口进食的患者灌入流质液体，保证患者摄入足够的营养、水分和药物。

**（二）规范要点**

（1）遵循查对制度、标准预防、消毒隔离原则。

（2）告知患者或家属鼻饲的目的、注意事项，取得患者的配合。

（3）评估患者病情、意识状态、合作程度、鼻腔是否通畅、有无消化道狭窄或食管静脉曲张、以往是否有插胃管的经历；评估患者的消化、吸收、排泄功能和进食需求。根据评估结果选择合适的胃管和鼻饲时机。

（4）如需插胃管，先准确测量并标记胃管插入的长度。插管过程中指导患者配合技巧。昏迷患者应先将头向后仰，插至咽喉部（约 15cm），再用一手托起头部，使下颌靠近胸骨柄，插至需要的长度。如插入不畅，应检查胃管是否盘曲在口腔中。插管过程中如发现剧烈呛咳、呼吸困难、发绀等情况，应立即拔出，休息片刻后重插。插入适当深度并检查胃管是否在胃内。

（5）鼻饲前了解上一次鼻饲时间、进食量，检查胃管是否在胃内以及有无胃潴留，胃内容物超过 150mL 时，应当通知医师减量或者暂停鼻饲。

（6）鼻饲前、后用温开水 20mL 冲洗管道，防止管道堵塞。

（7）缓慢灌注鼻饲液，温度 38 ~ 40℃。鼻饲混合流食，应当间接加温，以免蛋白凝固。

（8）鼻饲给药时应先研碎，溶解后注入。

（9）对长期鼻饲患者，应当定期更换胃管。

**（三）标准**

（1）患者或家属能够知晓护士告知的事项，对服务满意。

（2）护士操作过程规范、准确、动作轻巧，患者配合。

（3）确保胃管于胃内，固定稳妥。

## 二、操作流程

### （一）操作准备

（1）按规定着装，洗手、戴口罩。

（2）了解病情，掌握插管要领及判断胃管位置方法。

（3）所需用物准备齐全。

### （二）解释准备

（1）对患者进行仔细查对，解释操作的目的，与患者进行沟通，取得患者的合作。

（2）根据病情取半卧位或坐位，无法坐起的取右侧卧位。

### （三）插管步骤

（1）检查清洁患者鼻腔。

（2）打开鼻饲包，铺治疗巾于颌下，置弯盘于颊旁。

（3）测量胃管插入长度并标记。润滑胃管前段 10 ~ 20cm，左手持纱布托住胃管，右手用镊子夹管前端沿鼻腔、下鼻道插入，至 14 ~ 16cm 时，嘱患者做吞咽动作，至所需长度。成人一般为 45 ~ 55cm。

### （四）判断胃管位置

（1）抽吸胃液法。

（2）从胃管注入空气，用听诊器听气过水声法。

（3）把胃管末端放入水中无气泡冒出表示在胃内。

### （五）灌食

（1）确定胃管在胃内即用胶布固定。

（2）测量食物温度，注入少量温开水，然后注入流质饮食或药物，注完后再注入少量温开水冲管。

### （六）整理、解释、交代

（1）将胃管开口端反折用纱布包好、夹紧，固定于患者肩部衣服上。

（2）观察有无不良反应，交代注意事项。

### （七）整理记录

（1）清理操作用物，洗手。

（2）查对并记录鼻饲流质的种类、数量。

## 三、流程说明

鼻饲是将导管经鼻腔插入胃内，从管内灌注流质饮食、营养液、水和药物的方法，常用于因昏迷、口腔疾患等无法正常进食或摄入减少的患者。

（1）用物准备：普通胃管或带导丝胃管 1 根、无菌胃管包（纱布 2 块、润滑油棉球 3 个、无菌手套 1 副、弯盘 1 个、治疗巾 1 块、10mL 注射器 1 支、小换药碗 1 个），胶布、治疗盘（温开水、棉签、纱布 1 块、听诊器、手电筒、水温计、橡皮筋），鼻饲盘（50mL 或 20mL 注射器 1 支、小量杯、鼻饲液）。

（2）插管前应检查口、鼻腔、食管有无阻塞，有阻塞或食管静脉曲张者不宜插管，有活动义齿应取出。

（3）插管动作应轻柔，避免损伤食管黏膜。插管速度不宜过快，若出现恶心，应暂停片刻，嘱其做深呼吸或吞咽动作，随后迅速插入以减轻不适。

（4）胃管插至咽喉部时嘱清醒患者做吞咽动作，以防胃管误入气管。为昏迷患者插管时，先将患者头部后仰，当插入 14 ~ 16cm 时，将患者头部向前曲，使下颌靠近胸骨柄，以增大咽喉部通道的弧度，导管可顺利通过食管口。

（5）插管过程中若患者发生呛咳、呼吸困难、发绀等则表示插入了气管内，应立即拔出，待患者休息片刻后重新插入。

（6）若插入的是带导丝胃管，确认胃管在胃内后再将导丝拔出。

（7）每次注入食物前，需检查判断胃管是否在胃内，并观察食物滞留情况。
（8）鼻饲后尽量不要搬动患者，以免引起呕吐。
（9）鼻饲盘内用物每餐用后清洗，每日消毒一次。
（10）长期鼻饲患者根据胃管使用说明书更换胃管。
（11）在胃管末端用胶布注明插入胃管时间和长度。
（12）每日清洁鼻翼，更换胶布。

## 第三节 灌肠技术

### 一、灌肠技术规范

**（一）工作目标**

（1）遵照医嘱准确、安全地为患者实施不同治疗需要的方案。
（2）清洁肠道、解除便秘及肠胀气。
（3）降温。
（4）为诊断性检查及手术做准备。

**（二）规范要点**

（1）评估患者的年龄、意识、情绪及配合程度，有无灌肠禁忌证。对急腹症、妊娠早期、消化道出血的患者禁止灌肠；肝性脑病患者禁止使用肥皂水灌肠；伤寒患者灌肠溶液量不能超过500mL. 液面距肛门不得超过30cm。
（2）告知患者及家属灌肠的目的及注意事项，指导患者配合。
（3）核对医嘱，做好准备，保证灌肠溶液的浓度、剂量、温度适宜。
（4）协助患者取仰卧位或左侧位，注意保暖，保护患者隐私。阿米巴痢疾患者取右侧
（5）按照要求置入肛管，置入合适长度后固定肛管，使灌肠溶液缓慢流入并观察患者反应。
（6）灌肠过程中，患者有便意，指导患者做深呼吸，同时适当调低灌肠筒的高度，减慢流速；患者如有心悸、气促等不适症状，立即平卧，避免发生意外。
（7）对患者进行降温灌肠时，灌肠后保留30分钟后再排便，排便后30分钟测体温。
（8）清洁灌肠应反复多次，首先用肥皂水，再用生理盐水，直至排出液澄清、无粪便为止。
（9）灌肠完毕，嘱患者平卧，根据灌肠目的保持适当时间再排便，并观察大便性状。
（10）操作结束后，做好肛周清洁，整理床单位。
（11）观察排出大便的量、颜色、性质及排便次数并做好记录。

**（三）标准**

（1）患者或家属能够知晓护士告知的事项，对服务满意。
（2）护士操作过程规范、准确。
（3）达到各种灌肠治疗的效果，无并发症发生。

### 二、操作流程

**（一）操作准备**

（1）按规定着装、洗手、戴口罩。
（2）了解病情，掌握操作注意事项，用物准备齐全。
（3）环境符合操作要求，按要求遮挡患者。

**（二）配置灌肠液**

（1）按照医嘱配制灌肠液。

（2）用前将其加温到 39 ～ 41℃。

**（三）解释评估**

（1）查对，解释操作目的，嘱患者排尿。关闭门窗，拉上隔帘。

（2）协助患者取左侧卧位，脱裤暴露臀部，臀下垫一次性尿垫。

**（四）插管灌肠**

（1）戴好手套，调节输液架的高度，将灌肠袋挂于输液架上，弯盘置于臀边，润滑肛管前端，排尽空气，夹管。

（2）一手分开肛门，嘱患者深呼吸，另一手将肛管轻轻插入直肠 7 ～ 10cm 固定肛管，开放夹管，调节流速。

（3）观察询问患者反应。

**（五）拔管**

（1）灌肠液即将流尽时夹管，用卫生纸包住肛管拔出，擦净肛门，将一次性灌肠袋扔进医疗垃圾袋内，脱手套。

（2）协助患者平卧，嘱其保留 5 ～ 10 分钟后再排便。

**（六）整理、解释**

（1）撤用物于治疗车下，取出垫巾，整理患者床单位。

（2）观察询问排便情况，交代注意事项，拉开隔帘。

（3）整理用物，洗手。查对并记录。

## 三、流程说明

灌肠法是将一定量的溶液，借助灌肠器具，由肛门经直肠灌入结肠，帮助患者清洁肠道、排便、排气或由肠道供给药物，达到诊疗目的。

（1）用物准备：按照医嘱准备灌肠液，弯盘，一次性灌肠袋，量杯，液状石蜡，止血钳，手纸，水温计，一次性尿布，输液架，便盆，手套。灌肠前先将药液摇匀。

（2）注意为患者保暖，维护患者隐私。根据灌肠目的及病变部位，采取合适的卧位。

（3）灌肠袋液面高度要适宜，一般高于肛门 40 ～ 60cm，伤寒患者不得高于肛门 30cm。

（4）充分润滑肛管，插管动作轻柔，嘱患者深呼吸，对肛门疾病患者更应小心，以免损伤肠黏膜。成人插入直肠深度为 7 ～ 10cm，儿童 4 ～ 7cm，婴儿可用导尿管代替肛管。

（5）灌肠过程中要注意观察患者的反应，速度不可过快，如出现脉速、面色苍白、出冷汗、剧烈腹痛、心悸气促，应立即停止灌肠并报告医师及时处理。

（6）灌肠后嘱患者平卧 10 分钟后排便，必要时采取俯卧位；降温灌肠后保留 30 分钟后排便，排便后 30 分钟测体温并记录。

（7）灌肠液的温度一般为 39 ～ 41℃，降温时用 28 ～ 32℃，中暑者用 4℃。

（8）肝性脑病患者禁用肥皂水灌肠，充血性心力衰竭和水钠潴留患者禁用生理盐水灌肠。

# 第四节　氧气吸入技术

## 一、氧气吸入技术规范

**（一）工作目标**

遵照医嘱给予患者氧气治疗，改善患者缺氧状态，确保用氧安全。

**（二）规范要点**

（1）评估患者病情、呼吸状态、缺氧程度、鼻腔情况。

（2）告知患者安全用氧的目的及注意事项，强调不能自行调节氧流量，做好“四防”，即防震、防火、防热、防油。

（3）遵照医嘱，选择合适的氧疗方法：根据病情调节合适的氧流量。

（4）使用氧气时，应先调节氧流量后使用。停用氧气时，应先拔出导管或面罩，再关闭氧气开关。

（5）密切观察患者氧气治疗的效果，发现异常及时报告医师处理。

（6）严格遵守操作规程，注意用氧安全。

**（三）标准**

（1）患者或家属知晓护士告知的事项，对服务满意。

（2）确保吸氧过程安全。

## 二、操作流程

**（一）操作准备**

（1）按规定着装，洗手、戴口罩。

（2）用物准备齐全。

（3）核对医嘱，二人进行查对。

**（二）准备氧气装置**

氧气瓶式：

（1）冲气门，接氧气表，接湿化瓶。

（2）查流量开关是否关闭，开总开关检查有无漏气。

（3）开流量开关，检查氧气流出是否通畅。

（4）关流量开关待用，洗手。

中心供氧式：

（1）取下氧气活塞，擦拭气源接头，接湿化瓶。

（2）将氧气吸入器进气插头插入与其配套的医用气源接头内。

**（三）解释评估**

（1）携用物至床旁，查对患者床号、姓名。

（2）评估患者，告知氧气吸入的目的，取得配合，协助患者取舒适体位。

**（四）清洁鼻腔、接吸氧管**

（1）再次查对床号、姓名。选择、清洁鼻腔。

（2）查一次性吸氧管密封效果、有效期。

（3）将吸氧管与吸氧装置连接。

（4）调节氧流量，将鼻塞置入患者鼻腔内。

**（五）记录、解释、观察**

（1）记录用氧开始时间，解释注意事项。

（2）观察缺氧改善情况。

**（六）停氧**

中心供氧式：取下鼻导管，关闭流量开关，清拭鼻腔，卸下湿化瓶吸氧装置，盖好墙壁氧气活塞。

氧气瓶式：取下鼻导管，关闭流量开关，清拭鼻腔，关总开关，开流量开关放出余气，关流量开关，备用。

**（七）清理记录**

（1）洗手，查对床头牌，整理床单位。

（2）在医嘱本上签名，记录停氧时间。

## 三、流程说明

**（一）中心供氧鼻塞吸氧**

（1）取下墙壁氧气活塞，用湿棉签擦拭气源接头内尘土。

（2）接湿化瓶前，向湿化瓶内注入蒸馏水 1/2 ～ 2/3，并将湿化瓶拧紧。

（3）氧气吸入器插入气源接头前必须关闭流量调节阀，将氧气吸入器插头插入与其配套的医用气源接头内，当听到“咔嚓”声响，说明接头已锁住。

（4）逆时针缓慢转动流量调节阀手轮，根据病情调节流量，成人轻度缺氧或小儿 1 ～ 2/min；中度缺氧 2 ～ 4L/min; 严重缺氧者 4 ～ 6L/min。调节至所需流量，将吸氧连接管鼻塞置入治疗碗中，检查其是否通畅。

（5）卸下湿化器吸氧装置时，用右手夹住氧气表及湿化瓶，左手拇指和食指夹住气源接头锁套并向后拉动，使气源接头解锁，将吸入器向后退出，此时气源接头自动关闭。

**（二）氧气瓶鼻导管吸氧**

（1）装表：先打开氧气筒上总开关，放出少量氧气，以冲掉气门上的灰尘，立即关好。接上氧气袭，并旋紧（拧时先用手，后用扳手）使氧气表直立于氧气筒旁。

（2）接湿化瓶前，向湿化瓶内注入蒸馏水 1/2 ～ 2/3，并将湿化瓶拧紧。

（3）先检查流量开关是否关闭，开总开关检查有无漏气；再开流量开关，检查氧气流出是否通畅；然后检查全部装置是否合适、有无漏气，关流量开关待用，洗手。

（4）连接鼻导管，开流量开关，调节氧流量，检查导管是否通畅。根据病情调节流量，成人轻度缺氧或小儿 1 ～ 2/min; 中孔轻轻插至鼻咽部，插入深度为鼻尖至耳垂的 2/3 。如无呛咳，将鼻导管固定于患者上唇或鼻翼上及耳颊部（两条胶布），用安全别针固定橡胶管（或用一条长胶布固定）。

（6）停氧时先去掉胶布，然后拔除鼻导管。先关闭流量开关，用棉签清拭鼻腔然后关总开关，再开流量开关放出余气，关流量开关，备用。可用乙醇拭去胶布痕迹，擦净面部。

# 第五节 雾化吸入疗法

## 一、雾化吸入疗法规范

**（一）工作目标**

遵照医嘱为患者提供剂量准确、安全、雾量适宜的雾化吸入。

**（二）规范要点**

（1）遵循查对制度，符合标准预防、安全给药的原则。

（2）遵照医嘱准备药物和雾化装置，并检查装置性能。

（3）了解患者过敏史、用药史、用药目的、患者呼吸状况及配合能力。

（4）告知患者治疗目的、药物名称，指导患者配合。协助患者取得合适体位。

（5）调节适宜的雾量，给患者戴上面罩或口含嘴，指导患者吸入。气管切开的患者，可直接将面罩置于气管切开造口处。

（6）观察患者吸入药物后的反应及效果。

（7）雾化吸入的面罩、口含嘴一人一套，防止交叉感染。

**（三）标准**

（1）患者或家属能够知晓护士告知的事项，对服务满意。

（2）操作过程规范、安全，达到预期目的。

## 二、操作流程

### （一）超声波雾化吸入疗法

1. 操作准备　如下所述：

（1）按规定着装，洗手、戴口罩。

（2）备好雾化装置，检查其性能。

（3）按医嘱配制药液。

（4）水槽内加热蒸馏水 250 mL 或至浮标浮到所需位置，水深应该浸没雾化罐底部的透声膜。

（5）将雾化罐放入水槽，注入配制好的药液到雾化罐内。二人进行查对。

2. 解释评估　如下所述：

（1）查对床号、姓名。

（2）解释并告知治疗目的和配合要求。

（3）协助患者取合适体位，把毛巾铺于患者颌下。

3. 调节雾量　如下所述：

（1）接通电源，开启电源开关，预热 3 ~ 5 分钟。

（2）连接好螺纹管，把口含嘴或而罩接于螺纹管上。

（3）调节定时器 15 ~ 20 分钟。

（4）根据病情需要调节雾量调节器，药液呈雾状喷出。

4. 吸入药液并注意观察　如下所述：

（1）将口含嘴放入患者口中或给患者戴上而罩。

（2）协助患者固定口含嘴或而罩。

（3）指导患者吸入药液。

（4）观察患者吸入药液后的反应及效果。

5. 整理用物和清理记录　如下所述：

（1）治疗完毕，取下口含嘴或面罩。

（2）先关雾化开关，再关电源开关。

（3）擦去患者面部雾珠，协助患者取舒适体位。

（4）拔下电源线；整理用物，放掉水槽内的水，擦干水槽，将螺纹管浸泡于消毒液中 1 小时，再洗净晾干备用。

（5）洗手，查对床头牌，并在医嘱本上签名，记录执行时间。

### （二）氧气雾化吸入疗法

1. 操作准备　如下所述：

（1）按规定着装，洗手、戴口罩。

（2）备好雾化装置，检查其性能。

（3）按医嘱配制药液。

（4）二人进行查对。

2. 解释评估　如下所述：

（1）查对床号、姓名。

（2）解释并告知治疗目的和配合要求。

（3）协助患者取合适体位，把毛巾铺于患者颌下。

3. 调节雾量　如下所述：

（1）接好氧气湿化瓶。

（2）将配制好的药液注入雾化器内。

（3）将雾化器与湿化瓶相连，打开氧气流量开关。

（4）根据病情需要调节氧气流量（6 ~ 10L/min），药液呈雾状喷出。

4. 吸入药液并注意观察　如下所述：

（1）协助患者固定雾化器。

（2）将口含嘴放入患者口中或给患者戴上面罩。

（3）指导患者吸入药液（演示呼吸）。

（4）观察患者吸入药液后的反应及效果。

（5）吸入药液时间 10 ~ 15 分钟。

5. 整理用物和清理记录　如下所述：

（1）治疗完毕，取下口含嘴或面罩。

（2）关氧气流量开关，再取下雾化器。

（3）擦去患者面部雾珠，协助患者取舒适体位。

（4）整理用物；洗手，查对床头牌，并在医嘱本上签名，记录执行时间。

## 三、流程说明

### （一）超声波雾化吸入疗法

雾化吸入疗法是指使用专门的雾化装置将药物溶液雾化成微小的颗粒，通过吸入的方法进入呼吸道及肺叶并沉积，从而达到预防、治疗呼吸道感染，湿化呼吸道，改善通气功能的目的。超声波雾化吸入疗法是应用超声波声能，使药液变成细微的气雾，再由呼吸道吸入。

1. 物品准备　超声波雾化器 1 套、蒸馏水 250mL、药液（按医嘱配制）、生理盐水、水温计、多头电插板、口含嘴或面罩、纱布。

2. 操作步骤及注意事项　如下所述：

（1）检查超声雾化装置的性能，确认机器各部分无松动、脱落情况。

（2）水槽内无水时，不可开机工作，以免烧毁机芯。

（3）雾化罐内注入配制好的药液 30 ~ 50mL。

（4）水槽和雾化罐内一定不要加入温水或热水。

（5）操作前要询问患者过敏史、用药史，了解患者呼吸状况及配合能力。

（6）每次雾化吸入时间为 15 ~ 20 分钟，若要连续使用，中间需间隔 30 分钟。

（7）根据病情需要调节适宜的雾量，气管切开的患者，可直接将面罩置于气管切开造口处。

（8）雾化吸入的面罩、口含嘴一人一套，防止交叉感染。

### （二）氧气雾化吸入疗法

氧气雾化吸入疗法是利用高速氧气气流，使药液形成雾状，随吸气进入呼吸道，达到治疗的目的。

1. 物品准备　氧气湿化瓶、药液（按医嘱配制）、生理盐水、水温计、口含嘴或面罩、纱布。

2. 操作步骤及注意事项　如下所述：

（1）严格执行查对制度。

（2）检查氧气雾化装置的性能。

（3）操作前要询问患者过敏史、用药史，了解患者呼吸状况及配合能力。

（4）指导、演示患者正确呼吸，使药液吸入呼吸道。

（5）每次雾化吸入时间为 15 ~ 20 分钟，若要连续使用，中间需间隔 30 分钟。

（6）根据病情需要调节适宜的雾量，气管切开的患者，可直接将面罩置于气管切开造口处。

（7）雾化吸入的面罩、口含嘴一人一套，防止交叉感染。

（8）严禁接触烟火和易燃品，防止发生意外。

（9）湿化瓶内勿加水，否则水易入雾化器内而使药液被稀释。

# 第二章　急诊科护理

## 第一节　急腹症的急救护理

### 一、疾病介绍

急腹症（acute abdomen）是以急性腹痛为突出表现，需要早期诊断和紧急处理的急性腹部疾患的总称，包括内、外、妇、儿、神经、精神等多学科或各系统的疾病。外科急腹症具有起病急、变化多、进展快、病因复杂的特点，因此，及时、准确地对急腹症做出诊断和救护是非常重要的，一旦延误诊断，抢救不及时，就会给患者带来严重的危害，甚至危及生命。

1. 定义　急腹症（acute abdomen）是指腹腔内、盆腔和腹膜后组织和脏器发生了急剧的病理变化，从而产生以腹部的症状和体征为主，严重时伴有全身反应的腹部疾患的总称。

2. 病因

（1）功能紊乱：是指神经－体液调节失常而出现的脏器功能紊乱，临床表现为急性腹痛，但往往查不到形态学的改变。

（2）炎症病变：炎症是机体对于损伤的一种以防御保护为主的生物学反应，常有较明显的局部症状，全身则出现发热、白细胞计数增加以及随之而来的各系统功能变化。常见病包括：急性阑尾炎、急性腹膜炎、急性胆囊炎、输卵管炎、盆腔炎等。

（3）梗阻性疾病：梗阻是指空腔脏器及管道系统的通过障碍。急腹症中，以梗阻为主要病理变化的疾病如肠梗阻、胆管梗阻、尿路梗阻等。

（4）穿孔病变：穿孔是指空腔脏器穿破。常见的有急性胃十二指肠溃疡穿孔，肠穿孔、异位妊娠和卵巢破裂等。

（5）出血性疾病：腹内各脏器破裂出血。其机制主要是血管破裂，或毛细血管损伤而发生的渗血等。

3. 发病机制　腹痛的主要发病机制包括腹内空腔脏器阻塞、腹膜刺激、血管功能不全、黏膜溃疡、胃肠蠕动改变、包膜牵张、代谢异常、神经损伤、腹壁损伤或腹外脏器病变等。按病理生理机制主要分为3大类：内脏性腹痛、躯体性腹痛、牵涉痛，前两者是腹痛的基本原因。

（1）内脏性腹痛：大多由于空腔脏器或实质性脏器的包膜受牵张所致，其神经冲动由内脏传入纤维传入大脑中枢，产生痛感。内脏传入纤维为很细的无髓神经细胞纤维，传导速度慢，定位不准确，多为钝痛，伴反射性恶心、呕吐等特点。早期轻重不一，轻者可仅表现为含糊的不适感，重者可表现为剧痛或绞痛，可为持续性疼痛，也可为阵发性或间断性疼痛。如受累脏器与运动有关，疼痛多为间断性或阵发性、绞痛或痉挛性疼痛。为大多数内科疾病所致的急性腹痛的发病机制。

（2）躯体性腹痛：是由壁层腹膜受到缺血、炎症或伸缩刺激产生的痛感。由脊髓传入纤维传导疼痛刺激至同一脊神经节段，与体表分布区相一致。因此，躯体性腹痛多可定位疼痛刺激的部位，疼痛剧烈，主要是锐痛、刀割样痛、持续性疼痛，咳嗽或活动可能会引起疼痛加重，疼痛持续时间较长。躯体性原因引起的腹痛体检时可出现压痛或触痛、反跳痛、肌紧张。阑尾炎的典型表现涉及内脏和躯体痛，早期表现为脐周痛（内脏性疼痛），但当炎症扩展至腹膜（躯体性疼痛）时，疼痛可准确定位在右下腹部。

（3）牵涉痛：又称放射痛或感应痛，是由于有些内脏传入纤维和躯体传入纤维共同使用同一神经元，使2个似乎不相干的部位同时感觉有疼痛。如胆管疾病（如胆囊炎）引起右肩背部牵涉痛；膈肌刺激（如脾破裂）产生肩痛；胸内疾病如急性下壁心肌梗死可伴上腹痛、恶心、呕吐等症状。

4. 临床表现

（1）腹痛：是急腹症的主要临床症状，其临床表现、特点和程度随病因或诱因、发生时间、始发部位、性质、转归而不同。

①炎性腹痛：起病慢，腹痛由轻逐渐加重，以后呈持续性疼痛，有固定的压痛点，有的伴有全身症状，如体温升高，白细胞计数升高。主要是炎性物质渗出，刺激腹膜引起。此类多见于急性阑尾炎、急性胆囊炎和急性胆管炎、急性胰腺炎等疾病。

②穿孔性腹痛：起病急，腹痛突然加重，呈持续性疼痛。同时伴有压痛、反跳痛、腹肌紧张等腹膜刺激征，肠鸣音减弱。全身症状有体温升高，脉搏增快，白细胞升高。临床上以急性阑尾炎、胃十二直肠穿孔最重，肠穿孔中毒症状较重，而疼痛较轻，更要重视。

③腹腔内出血：常见于外伤性肝、脾及宫外孕破裂等病。特点是病情急而重，危及生命，以失血性休克为主，表现为头晕、烦躁、面色苍白、脉搏细速，血压下降甚至血细胞检查示急性贫血。若腹穿抽出不凝血，则为实质性脏器破裂出血，应该立即准备急诊手术。

④急性梗阻：呈阵发性腹痛，间歇期仍有隐痛，伴有频繁呕吐。腹部检查主诉明显，但体征不明显。早期体温、血常规一般无变化。胆管梗阻伴有黄疸、发热，尿路梗阻伴有血尿，肠梗阻肛门停止排便、排气。

⑤缺血性腹痛：内脏急性缺血可产生剧烈腹痛，一般为持续性绞痛，阵发性加剧，有明显的腹膜刺激征，有时还可以扪及腹部包块。缺血性腹痛的原因主要有2类：a. 血管栓塞：如肠系膜动脉急性栓塞；b. 内脏急性扭转造成缺血：多见于肠扭转、肠套叠、卵巢囊肿蒂扭转等。

（2）伴随症状

①恶心、呕吐：早期为反射性，是内脏神经受刺激所致。如阑尾炎早期，胃、十二指肠溃疡穿孔等。由于胃肠道通过障碍导致呕吐，称为逆流性呕吐，一般表现较晚、较重，如晚期肠梗阻。也有因毒素吸收，刺激中枢所致，晚期出现呕吐。呕吐物的性质对诊断有重要参考价值。

②大便情况：询问有无排气及大便，大便性状及颜色。如腹痛发作后停止排气、排便，多为机械性肠梗阻。反之，若出现腹泻或里急后重，可能是肠炎或痢疾。柏油样便常为上消化道出血，小儿果酱样便应考虑肠套叠。

③其他：绞痛伴有尿频、尿急、尿痛或血尿，多考虑泌尿系统感染或结石；腹痛伴有胸闷、咳嗽、血痰或伴有心律失常，应考虑胸膜、肺部炎症或心绞痛等；伴寒战、高热，可见于急性化脓性胆管炎症、腹腔脏器脓肿、大叶性肺炎、化脓性心包炎等；伴黄疸，可见于急性肝、胆管疾病，胰腺疾病，急性溶血等；伴休克，常见于急性腹腔内出血、急性梗阻性化脓性胆管炎症、绞窄性肠梗阻、消化性溃疡急性穿孔、急性胰腺炎、急性心肌梗死等；伴肛门坠胀感、阴道不规则流血、停经等见于妇科急腹症。

（3）辅助检查：如超声波，胸腹X线检查，心电图，血、尿、便三大常规检查，将结果综合分析，做出鉴别，以达到分诊准确，同时为医生的进一步诊断奠定基础。

①血、尿、便的常规检查有助于诊断：是每个腹痛患者皆需检查的项目。血白细胞总数及中性粒细胞增高提示炎症病变，尿中出现大量红细胞提示泌尿系统结石、肿瘤或外伤，有蛋白尿和白细胞则提示泌尿系统感染，脓血便提示肠道感染，血便提示狭窄性肠梗阻、肠系膜血栓栓塞、出血性肠炎等。

②血液生化检查：血清淀粉酶增高提示为胰腺炎，是腹痛鉴别诊断中最常用的血生化检查。血糖与血酮的测定可用于排除糖尿病酮症酸中毒引起的腹痛。血清胆红素增高提示胆管疾病。肝、肾功能及电解质的检查对判断病情亦有帮助。

③X线检查：腹部X线平片检查在腹痛的诊断中应用最广。膈下发现游离气体，胃肠道穿孔几乎可以确定。肠腔积气扩张、肠中多处液平面则可诊断肠梗阻。输尿管部位的钙化影可提示输尿管结石。腰大肌影模糊或消失的提示后腹膜炎症或出血。X线钡餐造影或钡灌肠检查可以发现胃、十二指肠溃疡，肿瘤等，但疑有肠梗阻时应禁忌钡餐造影。胆囊、胆管造影，内镜下的逆行胰胆管造影及经皮穿刺胆管

造影对胆系及胰腺疾病的鉴别诊断甚有帮助。

④ B 超检查：主要用于检查胆管和泌尿系结石、胆管扩张、胰腺及肝脾肿大等。对腹腔少量积液、腹内囊肿及炎性肿物也有较好的诊断价值。

⑤内镜检查：可用于胃肠道疾病的鉴别诊断，在慢性腹痛的患者中常有此需要。

⑥ CT 检查：CT 对急腹症的诊断与 B 超相似，且不受肠内气体干扰，常应用于某些急腹症的诊断和鉴别诊断。

⑦腹腔穿刺：腹痛诊断未明而发现腹腔积液时，可考虑做腹腔穿刺检查。穿刺所得液体应送常规及生化检查，必要时还需做细菌培养。

⑧心电图：对年龄较大者，应做心电图检查，以了解心肌供血情况，排除心肌梗死和心绞痛。

5. 治疗要点根据患者病情的轻重缓急而采取不同的救治方法。通过检查探明病因，标本兼治（表 2-1）。

表 2-1　各类急腹症临床特点及处理原则比较

| 疾病原因 | 临床特点 | 处理原则 |
|---|---|---|
| 血管堵塞、腹腔大出血、脏器穿孔、急性胰腺炎 | 突然发作的剧烈持续性疼痛、腹肌紧张迅速出现休克 | 积极液体复苏，支持治疗，纠正休克尽快手术（急性胰腺炎多采用非手术治疗） |
| 梗阻类疾（肠梗阻、胆管梗阻、尿路结石梗阻） | 剧烈的阵发性疼痛，伴有胃肠道症状 | 积极配合诊断，可允许一定时间的观察治疗。但是梗阻如果血运受到影响，则很快发展到坏死、休克（绞窄性梗阻），需尽快手术胆管、尿路结石可先给予止痛剂、解痉剂等保守治疗，观察 |
| 腹腔各部位炎症 | 炎症变化从几小时至几天，没有治疗，腹痛会逐渐加剧，部位更加局限，并有发热白细胞计数升高，进一步发展出现腹膜炎 | 在诊断明确之前，或决定手术之前，不要给予止痛剂。积极抗感染治疗，根据病情发展情况决定是否手术 |
| 糖尿病酮症酸中毒、铅中毒等 | 有时会有腹痛 | 对症病因治疗而无须手术 |

（1）一般处理

①体位：在无休克的情况下，急腹症患者宜采用半卧位或斜坡卧位，可使腹肌松弛，改善呼吸、循环，减轻腹胀，控制感染等。并发休克者需采用休克卧位。

②饮食：未明确诊断的患者，应当禁食。对病情较轻，确定采用非手术治疗者，可给流质或易消化的半流质饮食，但需要严格控制进食量。对于胃肠穿孔，已出现肠麻痹等病情较重者，必须禁食。有空腔脏器穿孔、破裂或腹胀明显者，应禁食水并放置胃肠减压管。

③纠正水、电解质紊乱和酸碱失衡：防止休克，建立静脉通路，补充血容量，并应用抗生素防治感染，为手术治疗创造条件。

④观察期间应避免使用掩盖病情变化的药物和处置：严禁使用麻醉类镇痛药物。禁用泻药及做灌肠处理，以免刺激肠蠕动，使炎症扩散或诱发穿孔。必要时可用解痉剂来缓解疼痛。

⑤对症治疗：根据不同病因、病情，采用相应的对症处理。

（2）非手术治疗适应证

①急性腹痛好转或疼痛 >3d 而无恶化。

②腹膜刺激征不明显或已局限。

③有手术指征但患者不能耐受手术者，在积极采用非手术治疗的同时，尽量创造条件，争取尽早手术。

非手术治疗必须在严密观察病情及做好手术准备的情况下进行，若经短期非手术治疗后急腹症的症状、体征未见缓解反而加重者，应及时采用手术疗法。

（3）手术治疗的适应证

①诊断明确，需立即处理者。如急性化脓性阑尾炎、异位妊娠破裂等。

②诊断不明，但腹痛和腹膜炎体征加剧，全身中毒症状加剧者。

③腹腔内脏器大出血。

④急性肠梗阻疑有绞窄坏死者。

## 二、护理评估及观察要点

1. 护理评估

（1）病史

①年龄与性别：儿童腹痛，常见的病因是蛔虫症、肠系膜淋巴结炎与肠套叠等。青壮年则多见溃疡病、肠胃炎、胰腺炎。中老年则多胆囊炎、胆结石，此外还需注意胃肠道疾病、肝癌与心肌梗死的可能性。肾绞痛较多见于男性，而卵巢囊肿扭转、黄体囊肿破裂则是妇女急腹症的常见病因，如系育龄期妇女，则宫外孕应予以考虑。

②既往史：有些急腹症与过去疾病密切相关。如胃、十二指肠溃疡穿孔史，腹部手术、外伤史，胆管疾病，泌尿道结石，阑尾炎，女性患者月经史、生育史等。

③腹痛：询问过往有无腹痛的经历，此次腹痛有无前驱或伴随症状，如发热、呕吐等，起病的缓急、症状出现的先后；腹痛的最明显的部位有无转移和放射；腹痛的性质为持续性、阵发性或者持续疼痛伴有阵发性加重；疼痛的程度；诱发和缓解因素。

④起病急剧而一般情况迅速恶化者，多见于实质性脏器破裂、空腔脏器穿孔或急性梗阻、急性出血坏死性胰腺炎、卵巢囊肿蒂扭转、宫外孕破裂等；开始腹痛较轻而后逐渐加剧者多为炎症病变，如阑尾炎、胆囊炎等。

（2）身体评估

①全身状况：有无痛苦表情，生命体征是否平稳。

②腹部检查：触诊时从不痛部位逐渐检查至疼痛部位，手法要轻柔（冬季手要温暖）以免引起腹肌紧张，而影响判断，同时了解腹部有无压痛、反跳痛、肌紧张及有无移动性浊音，肠鸣音等，观察患者面色，精神和意识的变化。

2. 观察要点

（1）生命体征的变化：定时测量体温、脉搏、呼吸、血压，观察神志变化。注意有无脱水、电解质失衡及休克表现。

（2）消化道功能状态：如饮食、呕吐、腹泻、排气、排便，以及腹痛的部位、性质和范围的变化。

（3）腹部体征的变化：如腹胀、肠蠕动、压痛、反跳痛、肌紧张、肝浊音界以及移动性浊音等。

（4）重要脏器：如心、肝、肺、肾、脑等功能的变化。

（5）加强病情的动态观察，注意新的症状和体征。

（6）保持输液管道及各导管的通畅，准确记录出入量。

## 三、急诊救治流程

急腹症急诊救治流程详见图 2–1。

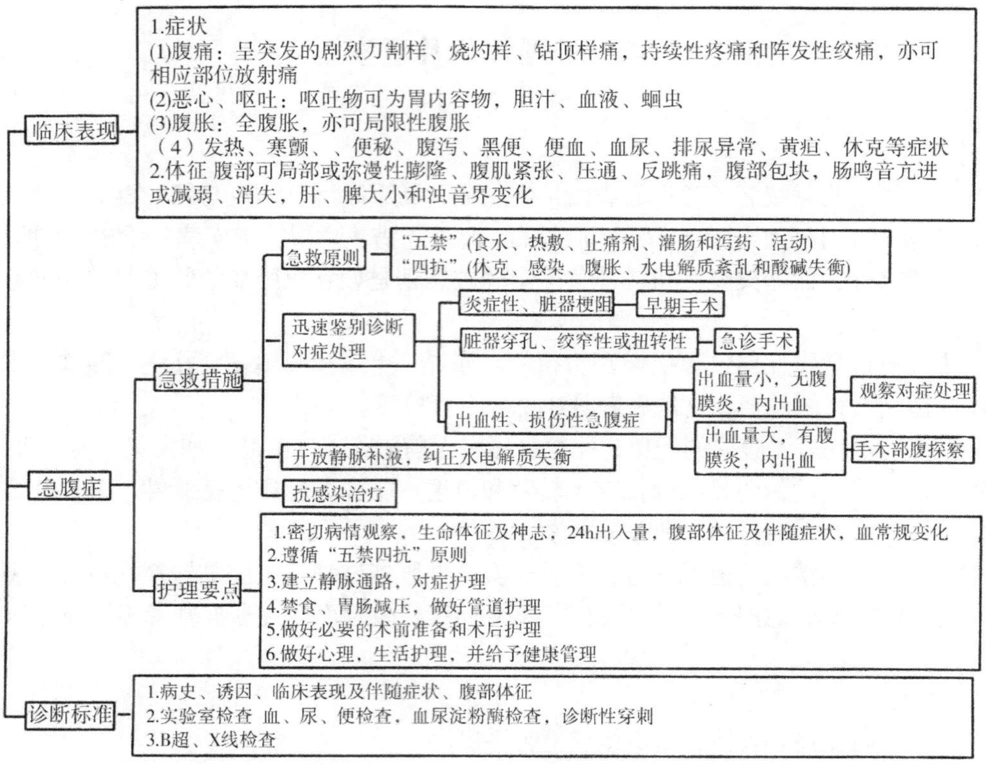


图 2-1 急腹症急诊救治流程

## 第二节 颅脑损伤的急救护理

### 一、疾病介绍

**（一）颅脑创伤**

颅脑创伤（craniocerebral trauma，head injury）的定义：指暴力作用于头颅引起的创伤。占全身损伤的 15% ~ 20%，常与其他部位的损伤并发存在，包括头皮损伤、颅骨损伤和脑损伤。其中脑损伤后果最为严重，应特别警惕。

**（二）颅脑创伤的病因**

颅脑创伤的病因主要是意外交通事故、工矿作业伤，其他如火器操作、爆炸、锐器、高空坠落等也是其病因所在。

**（三）颅脑创伤的发病机制**

颅脑创伤始于致伤外力作用于头部所导致的颅骨、脑膜、脑血管和脑组织的机械形变（mechanical-distortion）。损伤类型则取决于机械形变发生的部位和严重程度。原发性脑损伤主要是神经组织和脑血管的损伤，表现为神经纤维的断裂和传出功能障碍，不同类型的神经细胞功能障碍甚至细胞的死亡。继发性脑损伤包括脑缺血、脑血肿、脑肿胀、脑水肿、颅内压升高等，这些病理生理学变化是由原发性损伤所导致的，反过来又可以加重原发性脑损伤的病理改变。

**（四）临床表现**

临床主要表现为意识障碍、瞳孔及生命体征变化、颅内高压等。

（1）头皮损伤：主要为头皮血肿、头皮裂伤和头皮撕脱伤，其头皮撕脱伤最为严重，表现为剧烈疼痛及大量出血，可引发疼痛性休克及失血性休克。

（2）颅骨骨折：主要为颅盖骨折和颅底骨折。

①颅盖骨折：表现为线性骨折和凹陷性骨折，其线性骨折发生率最高，局部压痛、肿胀；凹陷性骨

折多为全层凹陷，局部可扪及局限性下陷区，损伤严重者可出现偏瘫、失语等。

②颅底骨折：可出现脑脊液鼻漏和耳漏，据骨折部位不同可分为颅前窝骨折、颅中窝骨折和颅后窝骨折。

（3）脑损伤：主要为脑震荡、脑挫裂伤和颅内血肿等。

①脑震荡：表现为伤后立即出现短暂的意识障碍、持续数秒或数分钟，一般不超过30min。同时患者可出现皮肤苍白、出汗、血压下降和呼吸微弱等，常表现为逆行性遗忘，出现头痛、头昏、恶心和呕吐等症状，清醒后，大多忘记受伤前及受伤时的情况。

②脑挫裂伤：常表现为意识障碍、头痛、呕吐、抽搐、偏瘫、颅内压增高和脑疝等，其意识障碍是最突出的表现。

③颅内血肿：包括硬脑膜外血肿、硬脑膜下血肿和脑内血肿，其硬脑膜外血肿表现为意识障碍、颅内压增高（头痛、恶心、呕吐）及脑疝表现；硬膜下血肿表现为中间清醒期及颅内压增高的表现；脑内血肿主要表现为进行性加重的意识障碍，严重者可出现偏瘫、失语、癫痫等症状。

**（五）治疗要点**

（1）现场急救

①迅速将伤员脱离危险环境。

②保持呼吸道通畅，及时清除口腔及呼吸道分泌物、血块等，必要时行气管插管或气管切开术。

③妥善处理伤口，进行止血包扎，外露的脑组织用优拓覆盖，严禁回纳，以免加重损伤及污染伤口。

④呼吸、心跳停止者，应立即行心肺复苏。

（2）急诊治疗

①迅速建立静脉通路。

②气道管理：吸氧，保持呼吸道通畅，必要时行气管插管、气管切开，进行机械通气。

③体位：头高位，抬高15°，避免颈部扭曲，以利于颅内静脉回流，从而减轻脑水肿，降低颅内压。

④手术治疗：开放性颅脑创伤，应行清创缝合术，如患者伤后迅速出现再昏迷加深，一侧或两侧瞳孔散大者，应立即行手术减压，一般常用的手术方式有开颅清除血肿术、去骨瓣减压术及钻孔引流术。

⑤控制脑水肿，应用20%甘露醇250mL快速静脉滴注，必要时也可加用呋塞米20～40mg静脉推注；激素治疗，用地塞米松5～10mg静脉推注；应用冰帽，以降低脑组织代谢、减少耗氧量、减轻脑细胞损害，以预防及控制脑水肿。

⑥预防并发症：加强呼吸道、泌尿系统及皮肤等护理。

## 二、护理评估与观察要点

**（一）护理评估**

（1）患者一般情况：年龄、性别、婚姻、职业、饮食及睡眠等。

（2）受伤史：评估患者意识、瞳孔，了解患者受伤过程，如受伤原因和暴力大小、方向、性质、速度、受伤时间、患者当时有无意识障碍，其程度及持续时间，有无逆行性遗忘，受伤当时有无口鼻、外耳道流血或脑脊液鼻漏、耳漏现象，以及是否出现头痛、恶心、呕吐，现场是否采取急救措施，效果如何，转运途中情况等。

（3）既往史：了解患者有无呼吸系统疾病、营养不良等疾病，有无吸烟及酗酒史等。

（4）身体状况：头部有无破损、出血；患者有无颅内压增高的表现，如头痛、呕吐等，生命体征、意识、瞳孔及神经系统体征的表现。

（5）了解头颅CT、头颅MRI的检查结果，以判断脑损伤的严重程度及类型。

（6）心理和社会支持情况：了解患者及家属的心理反应，如有无焦虑、恐惧、担心颅脑损伤后遗症及是否会影响日常工作、生活等，另外，还要了解家属对于患者的关心、支持能力和程度。

**（二）观察要点**

（1）现存问题观察：观察患者神志、瞳孔、生命体征、神经系统病征、有无脑脊液耳漏、鼻漏、头痛、呕吐、呕吐物的性质、量及血氧饱和度等变化，如发现患者伤后一侧瞳孔进行性散大，对侧肢体瘫痪，意识障碍，提示脑疝发生；如患者突然出现呼吸停止，提示可能发生枕骨大孔疝。

（2）其他并发症的观察

①蛛网膜下隙出血：多因脑挫裂伤所致，患者表现为头痛、脑膜刺激征等。

②癫痫：表现为抽搐发作，以局限性发作和全身性发作最为多见。

③肺部感染：观察患者有无咳嗽、咳痰，血常规及 X 线摄片。

④泌尿系统感染：观察患者有无尿频、尿急、尿痛，尿常规检查等。

⑤压疮：观察患者皮肤情况，尤其是尾骶部、足跟等骨隆突部位。

⑥废用综合征：脑损伤患者因神志不清或肢体功能障碍，可发生关节挛缩和肌萎缩。因此，应保持患者肢体处于功能位，防止足下垂。

## 三、急诊救治流程

颅脑创伤急诊救治流程详见图 2–2。

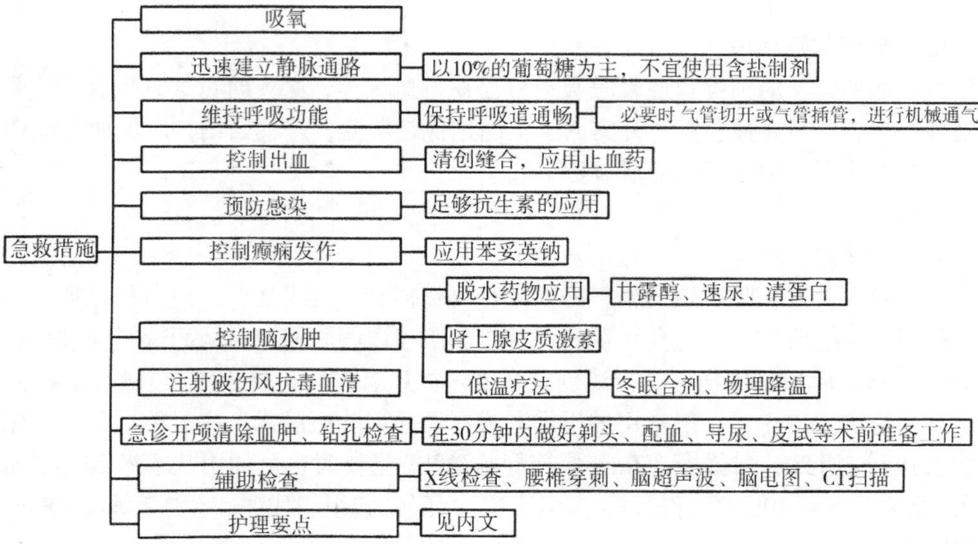


**图 2–2　颅脑创伤急诊救治流程**

颅脑创伤护理要点详见图 2–3。

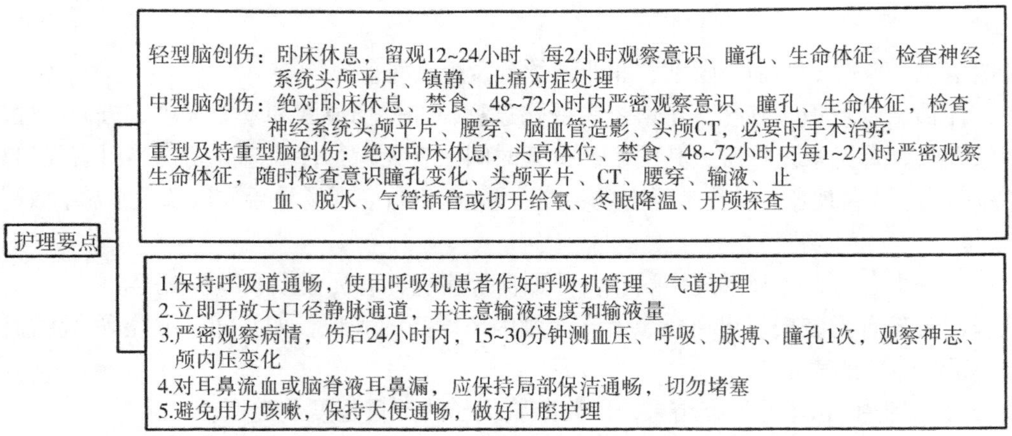


**图 2–3　颅脑创伤护理要点**

# 第三节　急性脑出血的急救护理

## 一、疾病介绍

1. 定义　脑出血是指脑内动脉、静脉、毛细血管破裂引起的脑实质内的一种自发性脑血管病。是中、老年人常见的急性脑血管病，亦称急性脑出血，具有发病急、变化快、死亡率高等特点。脑出血在50～60岁人群发病最多，死亡率高，严重地影响着人类的健康。高血压和动脉硬化是脑出血最常见、最重要的原因。

2. 病因　因长期慢性高血压使脑内小动脉发生动脉硬化和透明样病变，尤其老年人血管本身就脆性强，当遇到外界刺激时，血压骤然升高，血管壁难以承受升高的压力，发生破裂出血。

3. 发病机制　比较公认的是微动脉瘤学说，一般认为单纯的血压升高不足以引起脑出血，脑出血常在并发脑血管病变的基础上发生。

（1）微动脉瘤破裂：因脑内小动脉壁长期受高血压引起的张力影响，使血管壁薄弱部位形成动脉瘤，其直径一般为500μm。高血压患者的脑内穿通动脉上形成许多微动脉瘤，多分布在基底核的纹状动脉、脑桥、大脑白质和小脑中直径为100～300μm的动脉上，这种动脉瘤是在血管壁薄弱部位形成囊状，当血压突然升高时，这种囊性血管容易破裂，造成脑出血。

（2）脂肪玻璃样变或纤维坏死：长期高血压对脑实质内直径为100～300μm小穿通动脉管壁内膜起到损害作用，血浆内的脂质经损害的内膜进入内膜下，使管壁增厚和血浆细胞浸润，形成脂肪玻璃样变，最后导致管壁坏死，当血压或血流急剧变化时容易破裂出血。

（3）脑动脉粥样硬化：多数高血压患者的动脉内膜同时存在多样病变，包括局部脂肪和复合糖类积聚出血或血栓形成，纤维组织增长和钙沉着，脑动脉粥样硬化患者易发生脑梗死，在大块脑缺血软化区内的动脉易破裂出血，形成出血性坏死病灶。

（4）脑动脉的外膜和中层在结构上薄弱：大脑中动脉与其所发生的深穿支——豆纹动脉呈直角，在用力、激动等因素使血压骤然升高的情况下，这种解剖结构使该血管容易破裂出血。

4. 临床表现

（1）突然神志丧失：突然神志丧失是脑出血最主要的症状。多数患者起病急骤，一般在数分钟至数小时内达到高峰；一些患者昏迷往往一开始即非常严重；少数患者可渐进发展，逐渐加深，提示预后不良。

（2）头痛、呕吐：患者因颅内压增高导致剧烈头痛、频频呕吐，呕吐物可以是胃内容物，也可以是咖啡样液体，是胃内发生应激性黏膜破溃出血所致。

（3）血压增高：绝大多数脑出血发作时面色红润、血压增高，收缩压超过26.7kPa，典型的脑出血患者舒张压也升高。

（4）鼾声大作：患者软腭麻痹，舌向后拉，引起呼吸道不畅，导致打呼噜。此时如将头部后仰，下颚向前推，鼾声呼吸即可明显减轻。

（5）其他症状：猝然倒地，很快出现言语不清、唾液外流；昏睡、昏迷、大小便失禁、人事不省、脉搏缓慢、充实有力；四肢肌肉迟缓，半身不遂。

5. 诊断要点

（1）常于体力活动或情绪激动时发病。

（2）气候骤变、用力排便、饮酒、洗澡常为发病的诱因。

（3）发作时首先感到剧烈的头痛、反复呕吐和血压升高。

（4）病情进展迅速，常出现意识障碍、偏瘫和其他神经系统局灶性体征。

（5）多有高血压病和动脉硬化或糖尿病史。

（6）腰穿脑脊液多为血性，并且压力增高。

（7）头颅CT或MRI检查可明确诊断。

（8）预后白色团块显示出血灶脑出血死亡率和致残率相当高，预后不良。

6. 治疗要点

（1）现场急救：到达现场后，快速询问病史，并配合医师立即进行必要的体格检查，密切监测生命体征及病情变化情况，注意有无头痛、呕吐、颅内血压增高等症状。脑出血患者易因体位的变化致颅内出血而压迫心脑血管、呼吸中枢引起心跳呼吸突然骤停，因此对急性脑出血患者可以取平卧位、头偏向一侧或头部抬高 30° ，有利于减轻脑水肿和防止窒息，保持呼吸道通畅，并由专人保护和固定头部。

（2）内科治疗

①一般治疗：①安静卧床，床头抬高，保持呼吸道通畅，定时翻身、拍背，防止肺炎、压疮。②对头痛、烦躁者应用镇静、止痛药物，癫痫发作者给予抗惊厥药。③头部降温，用冰帽或冰水以降低脑部温度，降低脑代谢，有利于减轻脑水肿。

②调整血压：血压过度升高者可口服或鼻饲降压药物，紧急情况下可静脉点滴降压药，同时监测血压，使血压维持在（20 ~ 21.3）/（12 ~ 13.3）kPa[（150 ~ 160）/（90 ~ 100）mmHg] 为宜。降低颅内压：约有 2/3 的脑出血患者发生颅内压增高，积极降低颅内压极为重要。

（3）脱水、利尿治疗迅速建立静脉通道，遵医嘱用药

①脱水剂：20% 甘露醇 125 ~ 250mL 快速静脉滴注，视病情每 6 ~ 8h1 次，应用 7 ~ 15d。心、肾功能不全者可选 10% 甘油果糖 125 ~ 250mL 缓慢静脉滴注，每 8 ~ 12h1 次。

②利尿剂：呋塞米（速尿）20 ~ 40mg 静脉注射，每 8 ~ 12h1 次。若有凝血机制障碍或并发消化道出血，可应用止血药。

（4）做好急诊监护：严密观察患者的脉搏、呼吸、血压、体温、神志、瞳孔等的变化，其中瞳孔的变化尤为重要，它是观察脑出血患者病情、出血部位的一项重要指征。对伴有上消化道出血的患者，每半小时或 1h 测生命体征一次。对疑有休克的患者，应留置导尿管，测每小时的尿量，应保持每小时尿量 >30mL，还应定时查血分析，以了解出血是否停止。

（5）手术治疗：年龄 < 65 周岁、有明确血肿形成、脑疝发生前期或 CT 证实血肿直径在 3cm 以上的脑出血患者，常被列为手术适应证，对此类患者应做好急诊手术准备。

## 二、护理评估与观察要点

1. 护理评估

（1）意识状态意识改变往往提示病情变化，应定时观察和判断意识情况。出现以下征象应警惕病情恶化：①神志清醒转变为嗜睡状态。②对疼痛反应趋向迟钝。③原躁动不安突然转向安静昏睡或昏睡中出现鼻鼾声。④在清醒状态下出现小便失禁。

（2）生命体征

①体温：发病早期体温正常，数日逐渐升高。常提示并发感染。

②脉搏和心率：注意观察脉搏的速率、节律、强弱等。脉搏缓慢是颅内压增高的表现；脉搏增强提示血压升高；脉搏细弱有循环衰竭的趋势。

③呼吸：观察呼吸频率、节律和深浅等。脑桥、中脑受损时可出现中枢性过度呼吸，呼吸可加快至 70 ~ 80 次 / 分；颅内压增高可导致脑疝而使呼吸减慢或突然停止；呼吸不规则或出现叹息样呼吸、潮式呼吸提示病情危重。

④血压：颅内压增高时常引起血压增高。特点是收缩压增高。

（3）瞳孔：观察患者双侧瞳孔是否等大及对光反应的灵敏度。双侧瞳孔大小不等，对光反应迟钝或消失，提示脑干损伤；双侧瞳孔缩小呈针尖样，并伴有高热，是原发性脑桥出血特征之一；一侧瞳孔进行性散大伴对光反应消失，意识障碍加重，频繁呕吐，颈项强直，则揭示小脑幕裂孔疝形成。

（4）癫痫：脑出血可引起癫痫发作。注意观察抽搐发生的部位、次数、持续及间隔的时间、发作时有无大小便失禁及瞳孔对光反应是否存在等。

（5）出入量的观察及记录：脑出血患者多应用脱水药降颅压，减轻脑水肿。因此，正确记录出入量

尤为重要，可以及时反映患者的肾功能情况和脱水效果。

2. 观察要点

（1）现存问题观察：脑出血的患者多半伴有头痛、呕吐、血压升高、突然神志丧失等症状，病情严重者将严重危及患者的生命，因此密切观察患者神志、瞳孔、生命体征的变化，并每 15 ~ 30min 记录一次，意识和瞳孔的变化是提示病情轻重的重要指标。血压越高，越会加重脑出血，必须及时观察血压。详细记录 24h 的出入量。

（2）并发症的观察

①脑疝：脑疝是指颅内疾病引起颅内压增高以及颅内压增高加剧的一种严重危象。急性期患者绝对卧床休息，床头抬高 15° ~ 30° 以利于静脉回流，减少脑血流量，降低颅内压。也可根据病情，将首次翻身时间延长到 12h 后进行。除呼吸、进食、排泄外，其他活动需严格禁止。严密观察患者有无剧烈头痛、喷射性呕吐、躁动不安、血压升高、脉搏减慢、呼吸不规律、一侧瞳孔散大、意识障碍加重等脑疝的先兆表现，一旦出现，应立即报告医生，配合抢救。

②上消化道出血：消化道出血是脑出血常见并发症，多发生于脑出血后 5 ~ 7d。应密切监测血压和脉搏，观察血压的动态变化，必要时记录出入水量。监测大便性质、颜色、量，进行大便隐血试验检查，及时发现有无隐血。观察患者有无头晕、黑便、呕血等失血性休克表现。胃管鼻饲患者应注意回抽胃液。

③肺部感染：有意识障碍的患者或因偏瘫卧床的患者，因为不能及时地清理呼吸道分泌物或者呕吐物，易引发肺部的感染。要保持室内空气的清新，给患者持续吸氧或间断吸氧；还要及时吸痰，保持呼吸道的通畅；密切监测体温的变化；预防性使用抗生素。

④应激性溃疡：脑出血患者颅内高压状态影响下丘脑及脑干功能，导致自主神经功能紊乱和肾上腺皮质激素分泌增多，增强迷走神经兴奋性，使胃酸分泌增多，导致胃黏膜糜烂、坏死，溃疡形成，引起消化道出血。应预防性使用西咪替丁，它能有效减少胃酸分泌，减轻胃黏膜损害，降低应激性溃疡的发生率。并发应激性溃疡时应禁食，给予止血药。

⑤泌尿系感染：多见于女性和留置导尿管者。对尿失禁的患者应及时更换尿垫，保持会阴及床单的整洁和干燥。定时检查尿常规，必要时做中段尿培养。留置导尿者应做好导尿管的护理。

## 一、急诊救治流程

脑出血急诊救治流程图详见图 2–4。

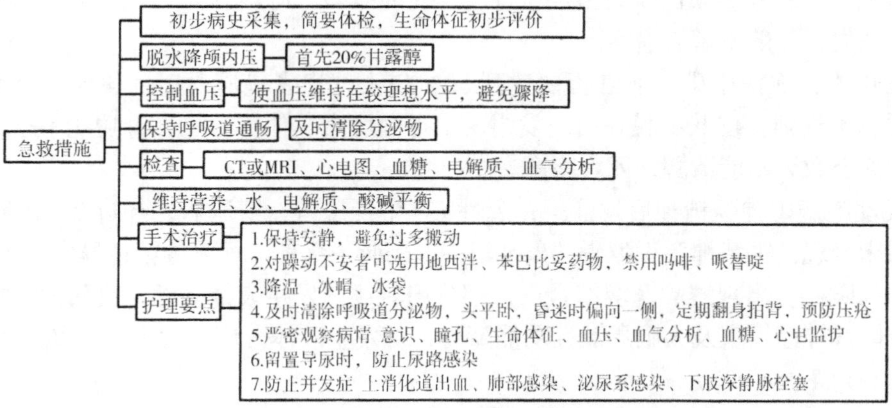


图 2–4 脑出血急诊救治流程

# 第四节　急性一氧化碳中毒的急救护理

## 一、疾病介绍

### （一）定义

急性一氧化碳中毒（acute carbon monoxide poisoning）是指人体短时间内吸入过量 CO 所造成的脑及全身其他组织缺氧性疾病，严重者可引起死亡。

### （二）病因

（1）职业性中毒：如矿山采掘放炮、煤矿瓦斯爆炸、火灾现场、钢铁冶炼、化肥生产、制造甲醇、丙酮等都可产生大量的一氧化碳，若通风防护不当，吸入可致中毒。

（2）生活性中毒：日常生活中，煤炉产生的气体中一氧化碳含量达 6% ~ 30%，室内门窗紧闭，火炉无烟囱或烟囱堵塞、漏气都可引起一氧化碳中毒。

### （三）发病机制

一氧化碳被人体吸入进入血液后，85% 与血红蛋白（Hb）结合形成稳定的碳氧血红蛋白。由于碳氧血红蛋白的亲和力是氧合血红蛋白比氧大 240 倍，而碳氧血红蛋白解离却比正常 Hb 慢 3 600 倍，因此，血液中一氧化碳与氧竞争 Hb 时，大部分血红蛋白成为碳氧血红蛋白。碳氧血红蛋白携氧能力差，引起组织缺氧，而碳氧血红蛋白解离曲线左移，血氧不易释放更加重组织缺氧。此外，一氧化碳还可与还原型细胞色素氧化酶的二价铁结合，抑制该酶活性，影响组织细胞呼吸与氧化过程，阻碍对氧利用。脑和心脏（对缺氧最敏感的器官）最易遭受损害。脑内小血管迅速麻痹扩张。脑内 ATP 无氧情况下耗尽，钠泵运转不灵，钠离子蓄积于细胞内而诱发脑细胞内水肿。

### （四）临床表现

一般有明确的一氧化碳吸入史，中毒的程度与吸入时间的长短、吸入的浓度、机体对一氧化碳的敏感性、耐受性密切相关。一氧化碳急性中毒的临床表现根据碳合血红蛋白形成的程度可分为 3 级：

（1）轻度中毒：血液中碳合血红蛋白占 10% ~ 20%，患者有头痛、眩晕、心悸、恶心、呕吐、四肢无力，可有短暂的晕厥，还可诱发心绞痛发生，及时吸入新鲜空气后症状会迅速消失。

（2）中度中毒：血液中碳合血红蛋白占 30% ~ 40%，除上述症状外，患者还可昏睡或浅昏迷，瞳孔对光反应迟钝，皮肤和黏膜出现典型樱桃红色，及时抢救，呼吸新鲜空气或氧气后可较快清醒，各种症状数小时内消失，一般不留后遗症。

（3）重度中毒：血液中碳合血红蛋白达到 50% 以上，患者呈深昏迷，各种反射消失，瞳孔散大，血压下降，呼吸不规则，皮肤黏膜苍白或发绀，中毒性肝炎、休克、急性肾功能不全，最终呼吸空气，患者可数小时甚至数天不能清醒，死亡率高。

（4）迟发性脑病（神经精神后发症）：急性 CO 中毒患者在清醒后，经过 2 ~ 60d 的“假愈期”，可出现下列临床表现：①精神意识障碍，出现幻视、幻听、忧郁、烦躁等精神异常，少数可发展为痴呆。②锥体外系神经障碍，出现震颤麻痹综合征，部分患者逐渐发生表情缺乏，肌张力增加，肢体震颤及运动迟缓。③锥体系神经损害及大脑局灶性功能障碍，可发生肢体瘫痪、大小便失禁，失语，失明等。

### （五）治疗要点

（1）现场急救

①迅速脱离中毒现场：迅速将患者转移到空气新鲜的地方，卧床休息，保暖；保持呼吸道通畅。

②转运：清醒的患者，保持无障碍呼吸，有条件者应持续吸氧；昏迷中的患者，除持续吸氧外，应注意呼吸道护理，避免呼吸道异物阻塞。

（2）院内救护：纠正缺氧：迅速纠正缺氧状态。吸入高浓度氧气可加速 CO Hb 解离，增加一氧化碳的排出。目前高压氧舱治疗效果最好。呼吸停止时，应及早进行人工呼吸，或用呼吸机维持呼吸。危重患者可考虑血浆置换。

（3）进一步治疗：首先建立静脉通道，遵医嘱用药，防止并发症的发生。

① 20% 甘露醇：严重中毒后，脑水肿可在 24 ~ 48h 发展到高峰。脱水疗法很重要。目前最常用的是 2090 甘露醇静脉快速滴注，也可注射呋塞米脱水。

②能量合剂：常用药物有三磷酸腺苷、辅酶 A、细胞色素 C 和大量维生素 C 等，促进脑细胞功能恢复。

③血管扩张剂：常用的有 1% 普鲁卡因 500mL 静脉滴注，川芎嗪注射液 80mg 溶于 250mL 液体内静脉滴注等，防治迟发性脑病。

（4）做好急诊监护

①应密切观察患者的生命体征，包括体温、脉搏、呼吸、血压、面色、神志、瞳孔的变化，尤其是中、重度中毒以呼吸困难、呼吸肌麻痹为主者，所以需要密切观察患者呼吸的频率、深浅度的变化；严密观察患者有无呕吐现象，观察患者的血压、神志意识及瞳孔的变化，监测水、电解质平衡，纠正酸中毒，并预防吸入性肺炎或肺部继发感染。

②防治并发症和后发症，加强昏迷期间的护理。保持呼吸道通畅，必要时行气管切开。定时翻身以防发生压疮和肺炎。注意营养，必要时鼻饲。高热者可采用物理降温方法，如头部用冰帽，体表用冰袋，使体温保持在 32℃左右。如降温过程中出现寒战或体温下降困难时，可用冬眠药物；严重中毒患者清醒后应继续高压氧治疗，绝对卧床休息，密切监护 2 ~ 3 周，直至脑电图恢复正常为主，预防迟发性脑病。

## 二、护理评估与观察要点

### （一）护理评估

（1）病史评估：一氧化碳接触史。

（2）身体评估：生命体征、意识状态、瞳孔大小、头痛程度。

（3）实验室及其他检查：脑电图可见弥漫性低波幅慢波，与缺氧性脑病进展相平行。

（4）高压氧治疗的效果。

（5）有无焦虑等心理改变。

### （二）观察要点

（1）现存问题观察：CO 中毒的后果是严重的低氧血症，从而引起组织缺氧，吸入氧气可加速 Hb-CO 解离，增加 CO 的排出。严密观察患者意识、瞳孔变化，生命体征，重点是呼吸和体温，缺氧情况，尿量改变，准确记录出入量。氧浓度过高肺表面活性物质相对减少，易出现肺不张。应严格执行给氧浓度和给氧时间，根据病情随时调整用氧流量，清醒者可间歇给氧。CO 中毒 6h 内给予高压氧治疗，可减少迟发性病的发生，并能促进昏迷患者觉醒。

（2）并发症的观察

①吸入性肺炎及肺水肿：常于中毒 2 ~ 4d 发生肺水肿、肺炎、清除呼吸道分泌物及呕吐物，严密观察体温、心率、血压等变化，应用抗生素控制感染，并发肺水肿时，控制液体滴速，给予强心利尿，准确记录出入液量。

②脑水肿：中毒严重者，脑水肿一般在 24 ~ 48h 发展到高峰，应密切观察患者有无呕吐现象，呕吐时是否为喷射状，并及时认真听取患者的主诉，一旦发现患者瞳孔不等大，呼吸不规则，抽搐等提示脑疝形成，应给予及时抢救处理。输液过程中密切观察体液的速度和量，观察是否有药液外渗，避免输液量过快、过多、防止发生急性脑水肿。应用脱水剂后观察膀胱充盈情况，对于昏迷不能自行排尿者，给予留置导尿，并要准确记录出入量，注意尿量及颜色的变化。

③心律失常：保证持续氧气吸入，纠正缺氧状态，应用抗心律失常药及营养心肌药物，严密监测心率（律）、血压变化，迅速处理危急情况。

④急性肾衰竭：严密观察尿量及液体出入量，纠正休克及缺氧，必要时给予利尿药，血液透析时做好相应护理。

## 三、急诊救治流程

急性一氧化碳中毒急诊救治流程详见图 2–5。

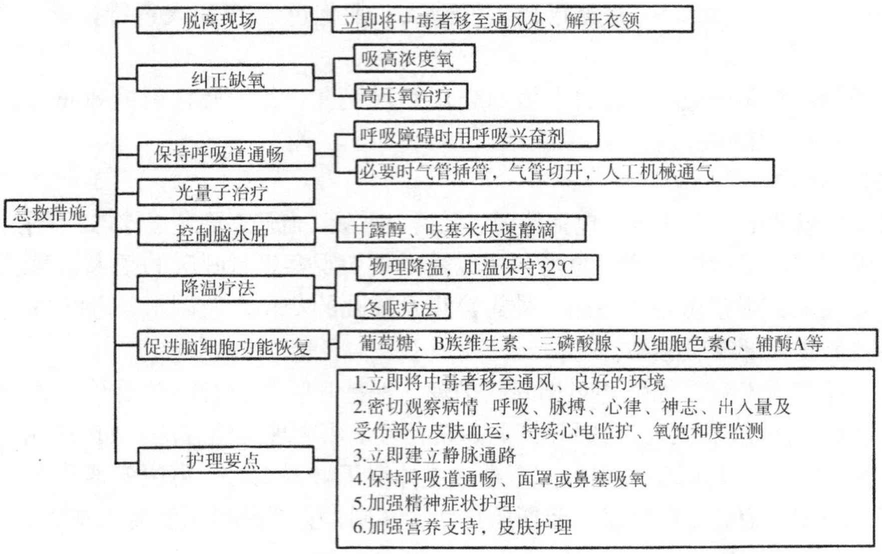


图 2–5　急性一氧化碳中毒急诊救治流程

# 第五节　有机磷农药中毒的急救护理

## 一、疾病介绍

有机磷杀虫药是一种被广泛地应用于农、林业的主要农药之一，工作中防护不当、农作物残留、污染食物和意外服用均可导致急性中毒。我国每年农药中毒患者在 5 万 ~ 10 万之间，其中有机磷农药中毒占 70%，死亡率在 10% 左右。有机磷农药中毒是医院急诊科的一种常见急症，病情危重、变化快、并发症多、死亡率高。

### （一）定义

有机磷农药中毒是短期内大量有机磷农药进入人体，抑制了胆碱酯酶的活性，造成组织中乙酰胆碱大量积聚，出现以毒蕈碱样、烟碱样和中枢神经系统症状为主要表现的全身性疾病。按有机磷农药对人体的毒性可分四类：①剧毒类：如甲拌磷（3911）、对硫磷（1605）、内吸磷（1059）等。②高毒类：如敌敌畏、甲基对硫磷、氧乐果、甲胺磷等。③中毒类：如乐果、敌百虫、碘依可酯等。④低毒类：如马拉硫磷、辛硫磷等。

有机磷农药是目前农业使用最广的杀虫药，对人畜具有一定毒性，大多呈油状（敌百虫为白色结晶），淡黄或棕色，有大蒜味，不溶于水而易溶于有机溶剂中，在碱性或高温条件下易分解失效。但敌百虫易溶于水，在碱性溶液中则变为毒性更强的敌敌畏。

### （二）病因

（1）生产性中毒：生产过程中，操作者手套破损，衣服和口罩污染，或生产设备密闭不严，化学物质泄露，杀虫药经皮肤或呼吸道进入人体引起中毒。

（2）使用性中毒：喷洒杀虫药时，防护措施不当致使药液污染皮肤或吸入空气中杀虫药而引起中毒。另外，配药浓度过高或用手直接接触杀虫药原液也可引起中毒。

（3）生活性中毒：主要由于误服或自服杀虫药，饮用被杀虫药污染的水源或食入污染的食品所致。滥用有机磷杀虫药治疗皮肤病或驱虫也可发生中毒。

### （三）发病机制

有机磷农药主要是抑制神经系统胆碱酯酶活性，使乙酰胆碱大量堆积，作用于效应细胞的胆碱能受体，产生相应的临床表现。此外，有机磷农药亦直接作用于胆碱能受体。有的毒物经氧化后毒性增强，如对硫磷（1605）氧化为对氧磷，其抑制胆碱酯酶的活性增强300倍，内吸磷氧化为亚砜，其抑制胆碱酯酶的活性增强5倍；敌百虫侧链脱氧化后为敌敌畏。毒物及其代谢产物排泄较快，多在24h内排泄。主要经尿液以代谢产物排出，少数以原药排出。

### （四）临床表现

（1）病史：生产性中毒，接触史较明确，非生产性中毒有的隐瞒服农药史，有的为误服，有的间接接触或摄入，要注意询问陪伴人员：患者近来情绪、生活、工作情况，现场有无药瓶、呕吐物气味等。

（2）症状和体征：有机磷的毒性强，吸收后6 ~ 12h血浓度达最高峰，病情发展迅速，表现复杂。

①毒蕈碱样症状：主要是副交感神经末梢兴奋所致，表现为平滑肌收缩和腺体分泌增加。临床表现有恶心、呕吐、腹痛、多汗，尚有流泪、流涕、流涎、腹泻、尿频、大小便失禁、心跳减慢和瞳孔缩小。支气管痉挛和分泌物增加，咳嗽、气急，严重患者出现肺水肿。

②烟碱样症状：又称N样症状，是由于乙酰胆碱在横纹肌神经肌肉接头处过度蓄积，持续刺激突触后膜上烟碱受体所致。临床表现为：颜面、眼睑、舌、四肢和全身横纹肌发生肌纤维颤动，甚至强直性痉挛，伴全身紧缩和压迫感。后期出现肌力减退和瘫痪，严重时并发呼吸肌麻痹，引起周围性呼吸衰竭。乙酰胆碱还可刺激交感神经节，促使节后神经纤维末梢释放儿茶酚胺，引起血压增高、心跳加快和心律失常。

③中枢神经系统表现：中枢神经系统受乙酰胆碱刺激后可出现头晕、头痛、疲乏、共济失调、烦躁不安、谵妄、抽搐、昏迷等症状。

④中毒程度分级可分为：①轻度中毒：有头痛、头晕、恶心、呕吐、腹痛、胸闷、乏力、出汗、视力障碍。全血胆碱酯酶活力降低至正常值的50% ~ 70%。②中度中毒：除上述症状外，尚有肌束颤动、瞳孔中度缩小、呼吸困难、精神恍惚、语言不清。血胆碱酯酶活力降低至正常值的30% ~ 50%。③重度中毒：瞳孔极度缩小、心率快、呼吸困难、口唇发绀、肺水肿、呼吸衰竭、二便失禁、血压下降、抽搐、昏迷。血中胆碱酯酶活力在30%以上。为便于掌握上述分度的重点，一般以只有轻度副交感神经兴奋症状和中枢神经症状者列为轻度中毒，有肌肉束颤动即属中度中毒；出现肺水肿、昏迷或呼吸抑制时则属重度中毒。若诊断有困难，可用阿托品作诊断性治疗；阿托品1mg加于50%葡萄糖液20mL静脉注射。若是有机磷农药中毒，症状有所好转；若不是，则出现颜面潮红、口干、口渴等不适感觉。

### （五）治疗要点

（1）现场急救：迅速协助患者迅速脱离中毒环境，脱去被污染的衣服，如病情及条件许可时，抢救人员可用肥皂水或清水清洗被污染的皮肤、毛发、指（趾）甲，忌用热水。如是敌百虫中毒者禁用肥皂水，眼部污染者可用2%碳酸氢钠（敌百虫除外）或生理盐水或清水连续冲洗日。现场还应注意搜查患者周围有无药瓶及其药物名称。对于神志不清的患者，在抢救的同时，应向第一个发现患者的人了解当时的情况，主要是了解中毒情况。

（2）院内急救

①洗胃：洗胃是有机磷农药中毒患者抢救的关键。洗胃时应注意的几个问题：①洗胃的时间和原则：急性有机磷口服中毒者，洗胃必须遵循及早洗、充分洗、彻底洗的原则。不应该受洗胃4 ~ 6h排空时间的限制。超过洗胃时间者，仍应争取洗胃。因有机磷农药中毒后，使胃排空时间延缓，但由于吸收入血的有机磷农药仍不断弥散到胃肠道，故洗胃仍有效。②胃管的选择及插管方法：插管前应清除口腔内异物，采用经口插粗胃管，以利于灌洗。此方法减少痛苦，同时防止了鼻黏膜出血。在确认胃管在胃内以后，首先抽净高浓度毒液，然后灌洗。③洗胃液的选择：先采用温清水洗胃，待确认毒物后再选择合适的洗胃液。但要注意，服用敌百虫的患者不能用碳酸氢钠溶液洗胃，会增强毒性。乐果、1059、1650等中毒禁用高锰酸钾溶液洗胃，因可被氧化成毒性更强的物质。④体位与灌洗胃：洗胃采用左侧头低位，以利于毒物排出，每次灌洗胃以300 ~ 500mL为限，如灌入量过多，液体可以从口、鼻腔内涌出，有引起窒息的危险。同时还易产生胃扩张，使胃内压上升，增加毒物的吸收。突然胃扩张又易兴奋迷走神经，

引起反射性心搏骤停的危险。因此要掌握好每次的灌入量。最后以洗出液无色、无有机磷气味和进出液颜色一致为标准。

②对所有中毒的患者尽早建立静脉通道，遵医嘱尽早使用解毒剂：①抗胆碱药：阿托品是目前最常使用的抗胆碱药，具有阻断乙酰胆碱对副交感神经和中枢神经系统毒蕈碱受体的作用，能缓解毒蕈碱样症状，对抗呼吸中枢抑制有效。及早、适量、反复、正确使用阿托品是抢救成功的另一关键。用量应根据患者病情和个体差异。原则是早期、足量、反复和快速达阿托品化。②胆碱酯酶复能剂：临床常用解磷定、氯解磷定，足量重复使用复能剂是逆转呼吸肌麻痹的关键，早期用药，抢救过程中应边洗胃边应用，24h 内给药为黄金时间。复能剂与阿托品有协同作用，合用时阿托品用量减少，同时要警惕过量中毒的问题。

（3）血液灌流的护理对服毒量大，而且时间长者，经过一般抢救处理后仍昏迷或清醒后再度出现嗜睡甚至昏迷者，应尽早进行血液灌流。血液灌流除了可吸附毒素外，还可通过对炎症介质的清除作用，起到有效防治急性有机磷农药中毒的目的。血液灌流时，护理应加强生命体征监测，监测水、电解质、酸碱平衡状态和血糖等变化，合理应用肝素，观察有无出血征象，监测凝血功能，同时要防止空气栓塞发生。

（4）做好急诊监护

①抗休克补液：密切监测血压、心率等生命体征变化及周围循环状态。严格记录液体出入量，动态监测中心静脉压。对低血容量患者，使用输液泵保持匀速。观察患者的尿量、颜色，对意识障碍患者，监测意识、呼吸、瞳孔、定向力及情绪变化。

②肺水肿的预防及处理：中毒患者需要输液，在输液过程中要观察患者的各种生命体征是否发生变化，注意患者的呼吸节律变化，控制输液的流速，防止肺水肿等并发症的发生。

## 二、护理评估与观察要点

### （一）护理评估

（1）意识状况，生命体征，皮肤黏膜，瞳孔，循环，泌尿，血液，呼吸系统等症状。

（2）毒物的接触史：详细询问患者及陪同人员，明确毒物的种类、剂量、中毒的途径及时间。对意识障碍的患者，应询问陪同人员发现时间、当时情况以及身边有无其他异常情况（如药瓶等）。

（3）中毒的相应症状，有无出现中毒综合征：毒蕈碱样症状，烟碱样症状，中枢神经系统症状。

（4）各项检查及化验结果：如血常规、电解质、动脉血气分析、凝血功能检测等。

（5）药物治疗的效果及不良反应。

（6）洗胃的效果及不良反应。

（7）心理及社会支持状况。

### （二）观察要点

（1）现存问题观察：有机磷农药可通过皮肤、黏膜、消化道、呼吸道侵入人体，中毒机制是抑制胆碱酯酶活性，造成组织中乙酰胆碱积聚，而产生中毒症状，有机磷农药中毒病情变化极快。因此，严密观察病情和生命体征，特别是要注意患者的神志、瞳孔、心率、呼吸、血压的变化，保持呼吸道通畅，注意观察患者颜面、皮肤、口唇的颜色变化，加强口腔、皮肤的护理，严密观察有无阿托品化和阿托品中毒的现象。

（2）并发症的观察

①阿托品中毒：急性有机磷农药中毒在治疗过程中容易出现阿托品中毒，尤其是从基层医院转运来的急性有机磷农药中毒患者多见。均因阿托品用药不合理所至。有机磷农药中毒致死有 60% 是阿托品中毒引起的，所以护理人员严密观察托品化指标和中毒症状。阿托品化指标为口干、皮肤干燥、心率 80 ~ 100 次 / 分。如出心动过速（≥ 120 次 / 分）、烦躁、谵妄、手有抓空感、高热，重者甚至昏迷，应考虑有阿托品中毒。在护理作中要注意阿托品注射后症状、体征的观察，并详细记录。

注：阿托品化：患者瞳孔较前散大，皮肤干燥、口干、颜面潮红、肺部湿啰音消失及心率加快。

阿托品中毒：患者出现瞳孔散大、神志不清、烦躁不安、抽搐、昏迷和尿潴留等症状。

②中间综合征（IMS）：患者出现以呼吸肌麻痹致呼吸衰竭为主的综合征，称为中间综合征。中间综合征患者往往在短时间内出现呼吸衰竭、呼吸骤停而死亡。因此一旦出观中间综合征，应立即报告医生，及时准确给药、呼吸气囊手法通气或人工呼吸，做好气管插管、连接呼吸机等准备。观察痰液的颜色、量，吸痰时严格执行无菌技术。同时要注意观察患者的一般情况，如生命体征、血气分析、通气指标改变的影响。

③反跳现象：患者病情好转，神志清醒后，因某种原因使患者病情忽然加重，神志再次转为昏迷、心率降低、出汗、瞳孔缩小，即出现反跳现象。在治疗过程中，应观察患者的皮肤湿润度、瞳孔及心牢的变化。

④急性呼吸衰竭：重度有机磷农药中毒者出现口唇发绀、呼吸浅短或牙关紧闭，即出现了急性呼吸衰竭中毒。要及时应用抗胆碱药和复能剂，在洗胃中严密观察患者生命体征，心率、呼吸、经皮血氧饱和度等情况，若出现呼吸浅短，应停止洗胃，立即应用特效解毒剂阿托品和复能剂，待心率、呼吸平稳后再洗。如果呼吸已停止，应立即行气管插管、机械通气后再用小型胃管经鼻腔插胃管洗胃。

⑤肺部感染：急性有机磷农药中毒患者因腺体分泌物增多致坠积、洗胃时造成误吸，可导致肺部感染。因此洗胃时灌入胃的洗胃液不超过 300mL，以免引起呕吐，吸尽胃管内液体后再拔出胃管，以免将胃内容物漏出于口腔及咽部。吸痰时，吸口腔、咽喉部、气管的吸痰管分开。定期给患者翻身拍背，对清醒患者鼓励咳嗽、排痰，防止肺部再感染。

## 三、急诊救治流程

有机磷农药中毒的急诊救治流程详见图 2–6

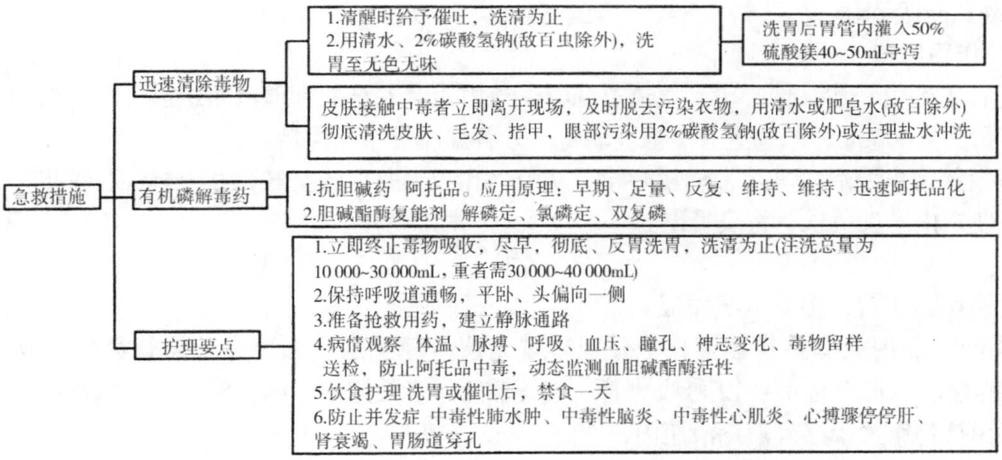


图 2–6 有机磷农药中毒的急诊救治流程

# 第三章 呼吸内科疾病护理

## 第一节 呼吸内科专科诊疗技术与护理

呼吸是人的基本需要。无论是急性突发性呼吸困难，还是慢性持续性呼吸困难，都会导致机体缺氧而危及生命和健康。护士有责任采取有效措施，掌握改善呼吸功能的护理技术，以解除患者的痛苦，满足患者的需要。

### 一、吸痰法

吸痰法（aspiration）是指经口、鼻腔、人工气道将呼吸道的分泌物吸出，以保持呼吸道通畅，预防吸入性肺炎、肺不张、窒息等并发症的一种方法。临床上主要用于年老体弱、危重、昏迷及麻醉未清醒前等各种原因引起的不能有效咳嗽排痰者。

临床有电动负压吸引器吸痰法和中心吸引装置吸痰法。

**（一）电动负压吸引器**

1. 构造及作用原理

（1）构造：主要由马达、偏心轮、气体过滤器、压力表及安全瓶和储液瓶组成。安全瓶和储液瓶是两个容器，容量为 1 000mL，瓶塞上有 2 根玻璃管，并有橡胶管相互连接。

（2）原理：接通电源后，马达带动偏心轮，从吸气孔吸出瓶内的空气，并由排气孔排出，这样不断地循环转动，使瓶内产生负压，将痰吸出。

2. 用物

（1）电动吸引器 1 台，多头电源插板。

（2）无菌治疗盘内放有盖容器 2 只（分别盛有无菌生理盐水. 和消毒吸痰管数根，成年人使用 12 ~ 14 号吸痰管，小儿使涌 8 ~ 12 号吸痰管，气管插管患者使用 6 号吸痰管），无菌纱布，无菌止血钳或镊子，无菌持物钳置于盛有消毒液瓶内，弯盘。

（3）必要时备压舌板，开口器，拉舌钳，盛有消毒液的玻璃瓶（系于床栏）。

3. 操作方法

（1）检查吸引器各部连接是否完善，有无漏气：接通电源，打开开关，检查吸引器性能，调节负压。一般成年人吸痰负压 0.3 ~ 0.4mmHg（0.040 ~ 0.053kPa），小儿吸痰 0.25 ~ 0.3mmHg（0.033 ~ 0.040kPa），将吸痰管置于水中，试验吸引力，并冲洗皮管。

（2）将患者头部转向护士，并略有后仰：夹取纱布，吸痰管与玻璃接管另一侧连接。

（3）插入吸痰管，其顺序是由口腔前庭 - 颊部 - 咽部，将各部吸尽。如口腔吸痰有困难时，可由鼻腔插入（颅底骨折患者禁用），其顺序由鼻腔前庭→下鼻道→鼻后孔→咽部→气管（20 ~ 25cm），将分泌物逐段吸尽。若有气管插管或气管切开时，可由插管或套管内插入，将痰液吸出。昏迷患者可用压舌板或开口器先将口启开. 再行吸引。

（4）吸痰时：吸痰管应自下向上，并左右旋转，以吸尽痰液，防止固定一处吸引而损伤黏膜，吸痰管取出后，吸水冲洗管内痰液，以免阻塞。

（5）吸痰中：随时擦净喷出的分泌物，注意观察患者呼吸频率的改变。在吸引过程中，如患者咳嗽厉害，应稍等片刻后再行吸出。

（6）吸毕：关闭吸引器开关，弃吸痰导管于小桶内，吸引胶管玻璃接头插入床栏上盛有消毒液瓶内备用，将患者口腔周围擦净。观察吸出液的量、颜色及性状，必要时做好记录。

4. 注意事项

（1）吸痰前，检查电动吸引器性能是否良好，连接是否正确。

（2）严格执行无菌操作：需分别由鼻、口腔、气管插管或气管套管内吸痰时，应各用 1 根吸痰管，防止上呼吸道感染播散到下呼吸道。每吸痰 1 次，更换 1 次吸痰管。

（3）插管时不可带负压，即反折吸痰管，吸痰动作轻柔，不可上下提插，避免损伤呼吸道黏膜。

（4）一次吸痰时间不应超过 15s，吸引器连续使用时间不超过 3min。

（5）痰液黏稠时，可使用蒸汽吸入，也可向气管插管或气管套管内滴入生理盐水或化痰药物，使痰稀释便于吸出。所用的吸痰管，其外径不得超过套管口径的 1/2。

（6）储液瓶内的吸出液应及时倾倒，不应超过瓶的 2/3，以免痰液吸入马达，损坏机器，储液瓶洗净后，应盛少量的水，以防痰液黏附于瓶底，妨碍清洗。

### （二）中心吸引装置

利用管道通路到达各病室床单位，替代电动吸引器，较为普遍。中心吸引装置吸痰法操作方法如下。

1. 用物

（1）壁挂式吸引器。

（2）治疗盘内放：一次性带盖治疗碗 3 个（分别盛放试吸液、冲管液和无菌纱布），一次性 PE 手套，一次性吸痰管。

2. 操作方法

（1）备齐用物，携至床旁，检查壁挂式吸引器各管连接是否正确，吸气管和排气管是否接错。

（2）将吸引器后盖的两个挂孔对准固定在墙上的真空管路插孔挂牢，玻璃接管与吸引器导管连接。

（3）按增加的方向旋动调节手轮，仪器即可接通真空管路的负压。调节负压，一般成人吸痰负压 0.04 ~ 0.05 kPa，小儿 0.03 ~ 0.04kPa。

（4）向患者解释，以取得合作，将患者的头侧转，面向护士，并略有后仰。戴上 PE 手套，吸痰管与玻璃接管另一侧连接。

（5）抽吸生理盐水润滑导管前端检查是否通畅，有无漏气，左手反折导管，右手拿取导管前端缓慢插入口、鼻腔，由深部向上提拉，左右旋转，吸净痰液。每次吸痰时间不超过 15s，痰多者应间隔 3 ~ 5min 再吸。

（6）每次吸痰完毕，应用无菌生理盐水抽吸冲洗，以防导管被痰液阻塞。

（7）吸毕，关吸引管，按减少的方向把调节手柄旋转，切断瓶内及吸管的负压。

3. 注意事项

（1）吸痰前应检查吸引器效能是否良好，各种连接管连接是否严密、正确。

（2）吸痰时要遵守无菌操作的原则，各种无菌物、导管及无菌水均应定时更换，以防污染呼吸道。

（3）插入导管动作应轻稳，不可用力，减少导管在呼吸道黏膜上拖、拉，采取间断吸引，以保护呼吸道黏膜。

（4）两次吸引之间应重新给患者吸氧，以防血氧过低。发现阵发性咳嗽及心律失常应立即停止吸引。

## 二、氧气吸入疗法

氧是生命活动所必需的物质，如果组织得不到足够的氧或不能充分利用氧，组织的代谢、功能，甚至形态结构都有可能发生异常改变，这一过程称为缺氧。氧气吸入疗法（oxygen therapy）是指通过给氧，提高动脉氧分压（$PaO_2$）和动脉血氧饱和度（$SaO_2$），增加动脉血氧含量（$CaO_2$），纠正各种原因造成的缺氧状态，促进组织的新陈代谢，维持机体生命活动的一种治疗方法。

**（一）供氧装置**

现在临床常用的供氧装置是中心供氧装置。供应站总开关控制，各用氧单位配氧气表，打开流量表即可使用。此法迅速、方便。

目前，也有一些基层医院或室外临时救护所不具备中心供氧的条件，可以选择氧气筒供氧，配备氧气压力装置表。

**（二）供氧方法**

1. 双侧鼻导管给氧法　将双侧鼻导管插入鼻孔内约1cm，导管环固定稳妥即可。此法比较简单，患者感觉比较舒服，容易接受，因而是目前临床上常用的给氧方法之一。

2. 面罩法　将面罩置于患者的口鼻部供氧，用松紧带固定，再将氧气接管连接于面罩的氧气进孔上，呼出的气体从面罩两侧孔排出。由于口、鼻部都能吸入氧气，效果较好。调节氧流量每分钟6 ~ 8L。可用于病情较重、氧分压明显下降者。

3. 头罩法　将患者头部置于头罩里，罩面上有多个孔，可以保持罩内一定的氧浓度、温度和湿度。头罩与颈部之间要保持适当的空隙，防止二氧化碳潴留及重复吸入。此法主要用于小儿。

4. 氧气枕法　氧气枕是一长方形橡胶枕，枕的一角有一橡胶管，上有调节器可调节氧流量，氧气枕充入氧气，接上湿化瓶即可使用。此法可用于家庭氧疗、危重患者的抢救或转运途中，以枕代替氧气装置。

**（三）供氧浓度**

空气中的氧含量为20.93%，为达到治疗效果，吸入氧气的浓度必须高于空气中的氧气浓度。吸氧浓度可通过以下公式换算：

吸入氧浓度%=21+4×氧流量（L/min）

氧气用量依病情而定，给氧浓度取决于缺氧状态，用鼻导管，成人轻度缺氧者，一般每分钟1 ~ 2L;中度缺氧者每分钟2 ~ 4L;重度缺氧者每分钟4 ~ 6L。对于缺氧伴有二氧化碳潴留的患者，应控制氧流量每分钟1 ~ 2L，以改善缺氧，同时又可避免二氧化碳潴留加重。对重度缺氧，不伴有二氧化碳潴留的患者，吸入氧浓度不需加以控制，通常达35%以上。高浓度吸氧时，常用间断给氧，如持续给氧的时间超过24h，则浓度不超过60%为宜，以防发生氧中毒。

**（四）注意事项**

（1）用氧前，检查氧气装置有无漏气，是否通畅。

（2）严格遵守操作规程，注意用氧安全，切实做好“四防”，即防震、防火、防热、防油。

（3）使用氧气时，应先调节流量后应用。停用氧时，应先拔出导管，再关闭氧气开关。中途改变流量，先分离鼻导管与湿化瓶连接处，调节好流量再接上。以免一旦开关出错，大量氧气进入呼吸道而损伤肺部组织。

（4）用氧过程中，注意观察患者脉搏、血压、精神状态、皮肤颜色、呼吸方式等情况有无改善，衡量氧疗效果，同时可监测动脉血气分析判断疗效，根据变化及时调整用氧浓度。

（5）常用湿化液有蒸馏水：急性肺水肿用20% ~ 30%酒精，具有降低肺泡内泡沫的表面张力，使肺泡泡沫破裂、消散，改善肺部气体交换，减轻缺氧症状的作用。

## 三、吸入疗法

**（一）氧气驱动雾化吸入**

氧气驱动雾化吸入疗法是临床上一种较好的祛痰、消炎、局部用药手段。具有操作简单、药物直达病灶、局部病灶药物浓度高、安全性好、不良反应小等优点。

1. 原理　基本原理是利用高速氧气流通过毛细管口并在管口产生负压，将药液由相邻的管口吸出，所吸出的药液又被毛细管口高速的氧气流撞击成细小的雾滴，成气雾状喷出，随患者呼吸进入呼吸道而达到治疗的作用。

2. 目的

（1）治疗呼吸道感染，消除炎症，稀释痰液以有利于痰液的排出，治疗急、慢性呼吸道炎症。

（2）解痉平喘，改善通气功能，用于治疗哮喘。

3. 用物准备

（1）必备物品

①雾化吸入器 1 套。

②吸氧装置 1 套：吸氧装置和湿化瓶（不装水）。

③ 10mL 注射器：用于抽吸药液。

④药品：按医嘱备药。

（2）常用药物及其作用

①湿化祛痰药：如 α－糜蛋白酶 2.5 ～ 5.0mg 加生理盐水 10mL 稀释后应用。

②支气管扩张药：如异丙肾上腺素 0.25 ～ 0.50mg 加生理盐水 5 ～ 10mL；0.5% 非布丙醇加生理盐水 10mL；地塞米松 2 ～ 5mg 加生理盐水 5 ～ 10mL。

③抗生素类药：常用药物有青霉素和庆大霉素。青霉素每次 5 万～ 10 万 IU，加生理盐水 5 ～ 10mL，注意应在皮试阴性的情况下应用；庆大霉素每次 4 万～ 8 万 IU，加生理盐水 10mL，以达到控制炎症的功效。

4. 操作方法

（1）按医嘱抽取药液，用蒸馏水稀释或溶解药物在 10mL 以内，注入雾化器的储液罐内。

（2）将雾化器储液罐与入管口旋紧连接，然后下端再与氧气装置的延长导管相连，注意连接应紧密，防止漏气。

（3）将洁净的口含嘴取出，与雾化器的吸入管口相连。

（4）调节氧气装置，储液罐有雾化液气体出现，下端无药液漏出，即雾化器安装完毕。

5. 注意事项

（1）在治疗前护士应详细介绍雾化吸入疗法的意义和方法、时间、效果及如何正确地配合，以达到最佳的治疗效果。

（2）操作时先检查雾化器各部件连接是否良好，有雾气出现时再让患者吸入。初次做此治疗，应教会患者使用方法：嘱患者漱口以清洁口腔，取舒适体位，最好采用半坐位或坐位，患者手持雾化器，用口完全含住雾化器吸嘴，紧闭口唇，用持雾化器的手堵住雾化器的开放端口，同时深吸气，可使药液充分达到支气管和肺内，吸入雾化液气后再屏气 1 ～ 2s，效果更好。

（3）吸入时间不宜过长，一般为 15 ～ 20min，氧流量不宜过大。

（4）治疗完毕，取下雾化器，关闭氧气，清理用物，协助患者漱口。每次要将储液罐、吸入管口、口含嘴冲洗干净，消毒后再用冷开水洗净，使患者能得到更好的休息。

**（二）超声雾化吸入**

超声波雾化器是应用超声波声能，将药液变成细微的气雾，由呼吸道吸入，达到治疗目的，其特点是雾量大小可以调节，雾滴小而均匀，药液随着深而慢的吸气被吸入终末支气管及肺泡。又因雾化器电子部分能产热，对雾化液有加温作用，使患者吸入温暖、舒适的气雾。

1. 超声波雾化器的结构

（1）超声波发生器：通电后输出高频电能。雾化器面板上操纵调节器有电源开关、雾化开关、雾量调节旋钮、指示灯及定时器。

（2）水槽与晶体换能器：水槽盛冷蒸馏水，其底部有一晶体换能器，接收发生器输出的高频电能，将其转化为超声波声能。

（3）雾化罐（杯）与透声膜：雾化罐盛药液，其底部是一半透明的透声膜，声能可透过此膜与罐内药液作用，产生雾滴喷出。

（4）螺纹管和口含嘴（或面罩）。

2. 原理　当超声波发生器输出高频电能，使水槽底部晶体换能器转换为超声波声能，声能振动并透过雾化罐底部的透声膜，作用于雾化罐内的液体，破坏了药液的表面张力和惯性，使药液成为微细的雾滴，通过导管随患者吸气而进入呼吸道。

3. 目的

（1）消炎、镇咳、祛痰。

（2）解除支气管痉挛，使气道通畅，改善通气功能。

（3）在胸部手术前后，预防呼吸道感染。

（4）配合人工呼吸做呼吸道湿化或间歇雾化吸入药物。

（5）应用抗癌药物治疗肺癌。

4. 使用方法

（1）接上电源，雾化储液罐与雾化器连接。

（2）将待吸入的药物放人储液罐。

（3）打开雾化器上的开关，嘱患者深呼气至残气位，张开口腔，张口咬住喷嘴，缓慢深吸气到肺总量时可屏气 4 ~ 10s，注意吸气时盖住储液罐上端开口，呼气时打开。

（4）持续雾化时间 10 ~ 15min。

5. 注意事项

（1）使用前，先检查机器各部有无松动、脱落等异常情况。机器和雾化罐编号要一致。

（2）水槽底部的晶体换能器和雾化罐底部的透声膜薄而质脆，易破碎，应轻按，不能用力过猛。

（3）水槽和雾化罐切忌加温水或热水。

（4）特殊情况需连续使用，中间须间歇 30min。

（5）每次使用完毕，将雾化罐和“口含嘴”浸泡于消毒溶液内 60min。

## 四、胸腔穿刺术

胸腔穿刺的目的是抽取胸腔积液送检，明确胸腔积液的性质，协助诊断；排除胸腔积液或积气，缓解压迫症状，避免胸膜粘连增厚；胸腔内注射药物，辅助治疗。适用于胸腔积液性质不明者；大量胸腔积液或气胸者；脓胸抽脓灌洗治疗或恶性胸腔积液者。

### （一）术前准备

1. 患者准备　向患者解释操作的目的、术中可能产生的不适及注意事项。消除患者的紧张情绪，使其积极配合。穿刺部位经直接叩诊，或结合 X 线、超声检查确定。胸腔积液者，其穿刺点在患侧肩胛下第 7 ~ 9 肋间隙或腋中线 6 ~ 7 肋间隙；气胸者，取患侧锁骨中线第 2 肋间隙进针。

2. 用物准备　常规消毒治疗盘一套，无菌胸腔穿刺包（内有胸腔穿刺针或气胸针和与之相连的胶管、5mL 和 50mL 的注射器、7 号针头、血管钳、洞巾、纱布），1% 普鲁卡因或 20% 利多卡因针剂，1:1 000 肾上腺素，无菌手套，无菌试管，量杯等。

### （二）术中配合

1. 体位　协助患者反坐靠背椅上，双臂平放于椅背上缘；危重患者取半卧位，上臂支撑头颈部，使肋间隙增宽。

2. 方法　常规消毒穿刺点皮肤，术者戴手套、铺洞巾，护士用胶布固定洞巾两上角，以防滑脱；打开利多卡因，供医生抽吸药液，进行逐层浸润麻醉直达胸膜。术者左手食指和拇指固定穿刺部位的皮肤和肋间，右手持穿刺针（将与之相连的胶管用血管钳夹紧），沿局麻处肋骨上缘缓慢刺他胸壁直到胸膜，将 50mL 注射器接上胶管，松开止血钳，抽取胸腔积液或气体，针筒抽满后再次用血管钳夹紧胶管，然后取下注射器，将液体注入弯盘中。术毕拔出穿刺针，穿刺点消毒后覆盖无菌纱布，稍用力压迫穿刺部位片刻，用胶布固定。

3. 术中的护理要点　操作中密切观察患者的脉搏、面色等变化，以判断患者对穿刺的耐受性。注意询问患者有无异常的感觉，如患者有任何不适，应减慢或立即停止抽吸。抽吸时，若患者突觉头晕、心悸、面色苍白、脉细、四肢发凉，提示患者可能出现“胸膜反应”，应立即停止抽吸，协助患者平卧，密切观察血压，防止休克。

### （三）术后护理

（1）嘱患者半卧位或平卧位休息，观察呼吸、脉搏、血压等；注意观察穿刺点有无渗血或液体流出；注入药物者，嘱患者转动体位，以便药液在胸腔内混匀，并观察患者对注入药物的反应。

（2）记录抽出液体的色、质、量，及时送检标本。

### （四）注意事项

（1）每次抽液、抽气时不宜过快、过多，以防胸腔内压骤然下降，发生肺水肿、循环障碍或纵隔移位等意外。首次抽液量不宜超过600mL，之后每次抽液量不宜超过1 000mL，诊断性抽液50 ~ 100mL即可。

（2）按需要留取胸腔积液标本，如需要，再注射药物。

（3）严格无菌操作。

## 五、胸腔闭式引流术

胸腔闭式引流指将胸膜腔内的气体或液体引流到体外，且引流系统与大气不相通。其主要目的是将胸膜腔内的气体或液体排出；重建胸膜腔内负压，促使肺复张；平衡胸腔两侧压力，预防纵隔移位及肺萎陷。

### （一）适应证

无严格量化指标，近年来指征已放宽，其适应原则主要有：

（1）自发性气胸，肺压缩 >50% 者。

（2）外伤性血、气胸，尤其外伤较重者便于连续观察引流情况，以便及时处理。

（3）大量或持续胸腔积液，需要彻底引流，便于诊断治疗者。

（4）脓胸早期彻底引流，以利于炎症消散、肺复张。

（5）胸内手术后的引流。

### （二）禁忌证

（1）非胸腔内积气或积液肺大疱、肺囊肿等。

（2）出血性疾病、接受抗凝治疗者。

（3）精神疾病或不合作者。

（4）局部皮肤感染者。

### （三）并发症

（1）麻醉药过敏严重时可引起休克。

（2）胸膜反应头晕、面色苍白、出汗、心悸、胸部压迫感或剧痛、昏厥等。

（3）切口感染可导致胸腔感染。

（4）出血可能导致血胸。

### （四）胸腔引流管的安置部位

插管部位通常选择在患侧胸部锁骨中线第2肋间或腋前线第4 ~ 5肋间。可依据体征及胸部X线检查结果确定。如果为局限性气胸则需经X线检查定位后选择最佳插管部位。对于并发胸腔积液较多的气胸，插管的部位应选择在气液交界面，以利于排气同时排液。

### （五）胸腔引流的装置

传统的胸腔闭式引流装置有3种，即单瓶、双瓶、三瓶。目前，各种一次性使用的塑料胸腔引流装置已被临床广泛应用。

单瓶水封系统：胸腔闭式引流瓶内装无菌生理盐水500mL。“水封”是指瓶内的水封绝了空气，使空气不能穿透水面，只能将空气从胸膜腔内引出而不能使空气由长管进入胸膜腔。瓶盖上有2个孔，其中一个插有长管上连胸腔引流管、下端插至水面下1 ~ 2cm，将胸膜腔压力维持在10 ~ 20Pa以下；另一个孔保持瓶内空间与大气相通作为空气通路，由胸膜腔引流出的气体浮出水面后经此孔排出。一般情况下，瓶内长管中的水柱高出水平面8 ~ 10cm，并随呼吸上下波动。

### （六）护理

1. 引流　如下所述。

（1）用物准备：治疗盘 1 套、胸腔穿刺包、胸腔穿刺针、引流瓶、无菌手套、5mL 注射器 1 支、垫巾、缝线、碘附、药品（2% 利多卡因 10mL，0.9% 盐水 500mL，遵医嘱准备药物）、止血钳 2 把。

（2）操作过程

①向患者解释引流的目的和注意事项。

②配合医生，严格执行无菌操作。

③皮肤切口处要求缝合严密并固定，以免发生漏气或引流管脱出。

④打开无菌胸腔引流瓶，倒入无菌生理盐水，使长管在液面下 3 ~ 4cm，妥善固定。并在引流瓶的水位线上注明日期、时间和液量。

⑤完善护理记录：核对患者→说明目的→备齐用物→摆好体位→置入胸管→连接引流瓶→保持通畅→妥善固定→注意观察。

（3）注意事项

①保持管道密闭，任何一处有空气进入胸膜腔都会产生正压导致肺萎陷或纵隔移位，因此要确保引流系统的密闭性。胸腔置管处以无菌敷料包盖严密。

②引流系统所有接头要连接紧密、固定妥善，随时检查引流装置是否密闭及引流管有无脱落，患者每一次改变体位时都要查看。

③若引流管自胸腔滑脱，立即用手封闭伤处皮肤，消毒处理后以凡士林纱布封闭伤口，并协助医师进一步处理。

④若引流管连接处脱落或引流瓶损坏，应立即用两把止血钳双重夹闭胸腔闭式引流管，更换引流装置。

⑤搬动患者或更换引流瓶时，双重夹闭引流管以防空气进入胸腔。

⑥瓶内长管浸入水下 3 ~ 4cm，引流瓶始终保持直立。

⑦自胸膜腔内引流出的气体进入引流瓶会产生气泡，间歇性气泡是正常的，若呼气及吸气时均产生持续性气泡，提示可能有空气渗入引流系统或胸膜腔，应立即找出渗漏点并修补，若引流系统无渗漏点但却有快速的气泡，提示发生了相当大的空气漏失（如支气管胸膜瘘），立即通知医师采取措施预防肺萎陷、纵隔偏移及皮下气肿。

2. 保持引流管通畅　胸腔闭式引流主要靠重力引流，有效保持引流通畅的方法有以下几种：

（1）患者通常取半卧位，使胸腔容积增大，有利于呼吸及引流。若患者能躺向插管一侧，应密切观察勿躺在引流管上，以防压迫或扭曲胸管；侧躺时可在胸管两侧垫以折叠的毛巾以防胸管受压。

（2）经常查看引流管路是否通畅，保证胸管无扭曲或受到压迫、无血凝块堵塞等情况。观察引流管是否通畅的最简单方法是观察引流瓶内是否有气体排出及水封瓶中水柱波动情况。术后初期，水柱波动范围较大，但随着胸膜腔内气体或液体的排出，残腔缩小，水封瓶中水柱波动范围也逐渐缩小。当水封瓶中水柱停止波动时，应根据患者情况及体征，必要时可行胸透和胸部拍摄 X 线片，以确定引流管是否被血块、脓块等堵塞，是否被胸带、敷料或缝线压迫扭曲。怀疑引流管有梗阻时，可通过挤压、旋转等方法解除梗阻，并嘱患者咳嗽、深呼吸，如以上方法均不能恢复其波动，应及时通知医师处理。

（3）使用胸腔闭式引流时，应鼓励患者深呼吸和咳嗽，不仅能清除支气管分泌物，还能促进肺扩张、促使胸膜腔内气体或液体排出。患者早期下床活动时，要妥善携带胸腔闭式引流装置。

3. 严格无菌操作，防止逆行感染　如下所述：

（1）引流装置应保持无菌，水封瓶内装无菌生理盐水，更换引流瓶或其他连接管时应遵守无菌原则。

（2）保持胸壁引流口处敷料清洁、干燥，一旦渗湿，及时更换。

（3）引流瓶应低于胸壁引流口平面 60 ~ 100cm，搬运患者时应夹闭管路，以防瓶内液体反流回胸膜腔。

（4）按规定时间更换引流瓶及引流瓶内的液体（液体最长不超过 24h），更换时严格无菌操作。

4. 观察记录 如下所述：

（1）注意观察长管中水柱波动，因为水柱波动的幅度反映无效腔及胸膜腔内负压的大小。一般情况下，水柱上下波动 4 ~ 6cm。若波动过高可能存在肺不张；若无波动提示引流管不畅或肺已完全扩张；若患者出现胸闷气促、气管向健侧偏移等肺受压的症状，应怀疑为引流管被血块阻塞，立即通知医生处理。

（2）观察引流液体的量、性质、颜色等，准确记录：胸腔手术后第一个 24h 的引流量通常为 200 ~ 500mL。术后引流液多为血性，但若数小时后引流液仍为血性或血性引流液停止后再次出现，应考虑患者胸腔内可能发生快速的出血，要立即通知医师处理。

5. 拔管 如下所述。

（1）一般置管引流 48 ~ 72h 后，临床观察无气体溢出或引流量明显减少且颜色变浅，24h 引流液 < 50mL，脓液 < 10mL，患者无呼吸困难，听诊患侧呼吸音正常（肺叶切除术后例外），X 线胸片示肺膨胀良好、胸膜腔内无积液积气，即可拔管。

（2）拔管时患者可坐在床边或躺在健侧，嘱患者先深吸一口气，在吸气末迅速拔除引流管，立即用凡士林纱布和厚敷料封闭胸部伤口，外加包扎固定。

（3）拔管后观察患者有无胸闷、呼吸困难、伤口漏气、渗液、出血、皮下气肿等，如有异常及时通知医师处理。

## 六、纤维支气管镜检查

纤维支气管镜是一种由光导玻璃纤维束制成的可以弯曲的支气管内镜，它具有管径细、视镜弯曲度可调节和视野范围大等优点，能够直接观察气管、支气管、肺段及亚肺段支气管，便于做支气管黏膜的刷检和活检、经支气管肺活检和肺泡灌洗，目前已成为呼吸系统疾病诊断及治疗的重要工具。纤维支气管镜检查的目的是为了确定侵犯气管、支气管病变的部位和范围，明确肺部疾病的病理和细胞学诊断；清除阻塞气道的分泌物或气管内异物，也可进行气管、支气管内的介入治疗等。

### （一）术前准备

1. 患者准备 向患者说明检查的目的，操作过程及有关配合注意事项，消除紧张情绪，取得配合。拍摄胸片，检测肝功能、血小板出凝血时间，行心电图检查。术前禁食水 4h，术前 30min 肌内注射阿托品 0.5mg，地西泮 10mg。有活动义齿者应取下。检查前要询问有无药物过敏史。

2. 用物准备 纤维支气管镜、冷光源、活检钳、细胞刷、负压吸引器、吸氧装置、氧气、鼻导管、注射器、纱布、治疗巾、防护眼罩、防护服、无菌手套、标本瓶、玻璃刷片、2% 利多卡因、肾上腺素、生理盐水。

### （二）术中配合

（1）麻醉：先以 2% 利多卡因 5mL 雾化吸人和咽喉部喷雾局麻。以 2% 利多卡因喷入一侧鼻孔，然后以 1% ~ 2% 麻黄素溶液浸泡的棉签收缩该侧的鼻甲黏膜，充分麻醉鼻腔黏膜和收缩鼻黏膜血管。

（2）嘱患者全身放松，平静呼吸，检查者在直视下循腔插入，先检查健侧，后检查患侧。

（3）根据需要配合医生做好吸引、活检、治疗等，标本采集后立即固定送检。

（4）术中严密观察病情变化。

### （三）术后护理

（1）术后禁食水 2h，2h 后进温凉流质或半流质饮食为宜。

（2）术后 0.5h 内减少说话，使声带得到休息。鼓励患者咳出痰液或血液，术后少量咯血属正常现象，应向患者解释勿使其产生紧张心理。

（3）检查后如有声嘶或咽喉部疼痛，给予雾化吸入。

（4）密切观察患者有无发热、胸痛，观察呼吸道出血情况，若为痰中带血丝，不需特殊处理，当出血较多时，及时通知医生，发生大咯血时配合抢救。

（5）及时留取痰标本送检。

**（四）注意事项**

（1）患者因麻醉术后咽喉部可能有不适感，2h 后如需进食水，应逐渐尝试进行，可先小口饮水，吞咽顺利、无呛咳方能进食。

（2）经气管镜活检的患者应注意咯血及气胸等并发症出现，如咯血不止或有胸闷，气短、呼吸困难等症状，应及时报告医生，立即处理。

（3）少数患者在做完纤维支气管镜后，可能出现继发感染、发热、咳嗽、痰多等情况，可酌情应用抗生素治疗。

（4）严格无菌操作。

### 七、动脉血气分析

动脉血气分析能客观反映呼吸衰竭的性质和程度，是判断有无缺氧和二氧化碳潴留的最可靠方法。对指导氧疗、机械通气各种参数的调节以及酸碱和电解质失衡均有重要意义。适用于各种疾病、创伤或

手术发生呼吸功能衰竭、心肺复苏后、急慢性呼吸衰竭，以及机械通气的患者。

**（一）术前准备**

1. 患者准备　向患者说明穿刺的目的和注意事项。让患者取坐位或卧位，以方便采血和舒适为宜。充分暴露采血部位。

2. 物品准备　一次性血气针（无须备肝素溶液）或 2mL 无菌注射器，皮肤消毒液，无菌消毒棉签，橡皮塞，肝素钠稀释液等。

**（二）术中配合**

（1）用 2mL 无菌注射器抽吸肝素钠稀释溶液 1 ~ 2mL，来回抽动针芯，使肝素钠溶液与注射器充分接触，然后排净注射器内的肝素钠溶液和空气（如一次性血气针则无须抽吸肝素钠溶液）。

（2）选择动脉血管，一般选择股动脉、桡动脉或肱动脉为穿刺部位，先用手指摸清动脉的搏动、走向和深度；常规消毒穿刺部位皮肤及操作者触摸动脉的手指（一般为左手中指和食指）；用左手示指和中指固定动脉，右手持注射器与皮肤呈 30° ~ 45° 角穿刺为宜，若取股动脉等深动脉穿刺，则需垂直进针，当见有血液自动流入针管内则穿刺成功，采血 1 ~ 2mL 即可。

（3）拔出针头后，立即用消毒干棉签压迫穿刺处，操作者迅速将针头斜面刺入橡皮塞，用手旋转注射器数次，使血液和肝素钠溶液充分混匀。

**（三）术后护理**

（1）采集后立即送检，详细填写化验单，注明采血时间、吸氧方法及浓度、患者体温、机械通气参数等。

（2）拔出针头后，立即用消毒干棉签压迫穿刺处，请第二人继续按压 5min 以上。

**（四）注意事项**

（1）采血前了解患者诊断，如有经血液传染的传染病患者，操作人员要做好保护措施。

（2）尽量保持患者情绪稳定，因为患者紧张、恐惧、剧烈活动或明显气喘均可影响检查结果。

（3）防止空气进入标本中，如有气泡立即排出，以免影响检查结果。

（4）避免反复穿刺引起局部皮下瘀血。如抽出血液为暗红色，应警惕为静脉血。

（5）如有凝血机制障碍者，应延长按压时间。

（6）严格无菌操作。

## 第二节　呼吸内科常见症状的护理

### 一、咳嗽与咳痰（cough，expectoration）

**（一）定义**

咳嗽是呼吸系统最常见的症状之一。咳嗽是一种反射性防御动作，通过咳嗽可以有效清除呼吸道内

分泌物和进入气道内的异物。咳嗽是由于延髓咳嗽中枢受刺激引起的。但咳嗽也有不利的一面，它可使呼吸道内感染扩散，剧烈的咳嗽可导致呼吸道出血，甚至诱发自发性气胸等。因此若长期、频繁、剧烈咳嗽影响工作、休息，则为病理状态。

咳痰是气管、支气管的分泌物或肺泡内的渗出液，借助咳嗽将其排出称为咳痰。

**（二）护理评估**

1. 病因评估

（1）呼吸道疾病：从鼻咽部至小支气管整个呼吸道黏膜受到刺激时，可引起咳嗽。咽喉炎、喉结核、喉癌等可引起干咳，气管－支气管炎、支气管扩张、支气管哮喘、支气管内膜结核及各种物理（包括异物）、化学、过敏因素对气管、支气管的刺激以及肺部细菌、结核菌、真菌、病毒、支原体或寄生虫感染以及肺部肿瘤均可引起咳嗽和（或）咳痰。呼吸道感染是引起咳嗽、咳痰最常见的原因。

（2）胸膜疾病：如各种原因所致的胸膜炎、胸膜间皮瘤、自发性气胸或胸腔穿刺等均可引起咳嗽。

（3）心血管疾病：当二尖瓣狭窄或其他原因所致左心衰竭引起肺瘀血、肺水肿，或因右心及体循环静脉栓子脱落引起肺栓塞时，肺泡及支气管内漏出物或血性渗出物，刺激肺泡壁及支气管黏膜，引起咳嗽。

（4）中枢神经因素：从大脑皮质发出冲动传至延髓咳嗽中枢，可随意引致咳嗽或抑制咳嗽反射，脑炎、脑膜炎时也可出现咳嗽。

2. 症状评估

（1）咳嗽的性质：咳嗽无痰或痰量甚少，称干性咳嗽，见于急性或慢性咽喉炎、急性支气管炎初期、喉癌、气管受压、支气管异物、支气管肿瘤、原发性肺动脉高压、二尖瓣狭窄以及胸膜炎等；咳嗽伴有痰液称湿性咳嗽，见于慢性支气管炎、肺炎、支气管扩张、肺脓肿和空洞型肺结核等。

（2）咳嗽的时间和节律：突然出现的发作性咳嗽，常见于吸入刺激性气体所致急性咽喉炎、气管与支气管异物、百日咳、气管或支气管分叉部受压迫等，少数支气管哮喘也可表现为发作性咳嗽。长期慢性咳嗽，多见于慢性呼吸道疾病，如慢性支气管炎、支气管扩张、慢性肺脓肿、肺结核等。此外，慢性支气管炎、支气管扩张和肺脓肿等病，咳嗽往往于清晨或夜间变动体位时加剧，并伴咳痰。左心衰竭、肺结核夜间咳嗽明显。

（3）咳嗽的音色：指咳嗽声音的特点。咳嗽声音嘶哑，多见于声带炎、喉炎、喉结核、喉癌和喉返神经麻痹等；金属音调咳嗽，见于纵隔肿瘤、主动脉瘤或支气管癌压迫气管；鸡鸣样咳嗽，表现为连续阵发性剧咳伴有高调吸气回声，多见于百日咳、会厌、喉部疾患或气管受压；咳嗽声音低微或无声，见于严重肺气肿、极度衰弱或声带麻痹患者。

（4）痰的性质和量：痰的性质可分为黏液性、浆液性、脓性和血性等。黏液性痰多见于急性支气管炎、支气管哮喘及大叶性肺炎的初期，也可见于慢性支气管炎、肺结核等。浆液性痰见于肺水肿。脓性痰见于化脓性细菌性下呼吸道感染。血性痰是由于呼吸道黏膜受侵害、损害毛细血管或血液渗入肺泡所致。急性呼吸道炎症时痰量较少，痰量增多常见于支气管扩张、肺脓肿和支气管胸膜瘘，且排痰与体位有关，痰量多时静置后出现分层现象：上层为泡沫、中层为浆液或浆液脓性、下层为坏死组织。恶臭痰提示有厌氧菌感染。铁锈色痰为典型肺炎球菌肺炎的特征；黄绿色或翠绿色痰，提示铜绿假单胞菌感染；痰白黏稠且牵拉成丝难以咳出，提示有真菌感染；大量稀薄浆液性痰中含粉皮样物，提示棘球蚴病（包虫病）；粉红色泡沫痰是肺水肿的特征。日咳数百或上千毫升浆液泡沫样痰，应考虑弥漫性肺泡癌的可能。

3. 心理－社会状况　评估患者的精神状况、情绪状态，有无疲乏、失眠、焦虑、抑郁、情绪不稳、注意力不集中等，以及患病以来对生活、学习、工作的影响及程度。

**（三）护理措施**

1. 环境　提供整洁、舒适的病房环境，减少不良刺激，尤其避免尘埃和烟雾的刺激。保持室内空气新鲜、洁净，经常开窗通风，保持室内适宜的温度（18 ~ 22℃）和湿度（50% ~ 70%）。

2. 饮食　给予高蛋白、高维生素饮食，避免油腻辛辣等刺激性食物。适当补充水分，一般饮水 1 500mL/d 以上，使呼吸道黏膜湿润和修复，利于痰液稀释和排出。

3. 促进有效排痰

（1）指导患者有效咳嗽：适用于神志清醒能咳嗽的患者，有效咳嗽的方法为患者取舒适的坐位或卧位，先行 5 ～ 6 次深而慢的呼吸，于深吸气末屏气，身体前倾，做 2 ～ 3 次短促咳嗽，将痰液咳至咽部，再迅速用力将痰咳出。或用自己的手按压上腹部，帮助咳嗽。或患者取仰卧屈膝位，可借助膈肌、腹肌收缩增加腹压，有效咳出痰液。

（2）湿化和雾化疗法：适用于痰液黏稠不易咳出者，目的是湿化气道、稀释痰液。常用的湿化剂有蒸馏水、生理盐水、低渗盐水。临床上常在湿化剂中加入药物（如痰溶解剂、支气管舒张剂、激素等）以雾化的方式吸入，以达到祛痰、消炎、止咳、平喘的作用。但在气道湿化时应注意：

①防止窒息：干结的分泌物湿化后膨胀易阻塞支气管，应帮助患者翻身、拍背、及时排痰，尤其是体弱、无力咳嗽者。

②避免湿化过度：过度湿化有利于细菌生长，加重呼吸道感染，还可引起气道黏膜水肿、狭窄、阻力增加，甚至诱发支气管痉挛，严重时可导致体内水潴留，加重心脏负荷。要注意观察患者的情况，湿化时间不宜过长，一般以 10 ～ 20min 为宜。

③控制湿化温度：温度过高引起呼吸道灼伤，温度过低可致气道痉挛、寒战反应，一般应控制湿化温度在 35 ～ 37℃。

④防止感染：定期进行装置、病房环境消毒，严格无菌操作。

⑤观察各种吸入药物的不良反应，激素类药物吸入后应指导患者漱口，避免霉菌性口腔炎发生。

（3）胸部叩击与胸壁震荡：适用于久病体弱、长期卧床、排痰无力的患者，禁用于未经引流的气胸、肋骨骨折及有病理性骨折史、咯血、低血压及肺水肿等患者。

①胸壁叩击法：患者取侧卧位或在他人协助下取坐位，叩击者右手的手指指腹并拢，使掌侧呈杯状，以手腕力量，由肺底自下向上、由外向内、迅速而有节律的叩击胸壁，震动气道，每一肺叶叩击 1 ～ 3min 或 120 ～ 180 次 /min，叩击时发出一种空而深的拍击音则表明手法正确。

②胸壁震荡法：操作者双手掌重叠，并将手掌置于欲引流的胸廓部位，吸气时，手掌随胸廓扩张慢慢抬起，不施加任何压力，从吸气末开始，在整个呼气期手掌紧贴胸壁，施加一定压力并做轻柔的上下抖动即快速收缩和松弛手臂和肩膀（肘部伸直），以震荡患者胸壁 5 ～ 7 次，每一部位重复 6 ～ 7 个呼吸周期。震荡法只在呼气末进行，且紧跟叩击后进行。操作力度、时间和病情观察：力量适中，以患者不感到疼痛为宜，每次叩击和（或）震荡时间以 5 ～ 15min 为宜，应安排在餐后 2h 至餐前 30min 完成，操作时要注意观察患者的反应。操作后护理：在患者休息时，协助患者排痰；做好口腔护理，祛除痰液气味；询问患者的感受，观察痰液情况，复查生命体征、肺部呼吸音及湿啰音变化。

（4）体位引流：是利用重力作用使肺、支气管内分泌物排出体外，又称重力引流。适用于支气管扩张、肺脓肿、慢性支气管炎等痰液较多者。禁用于呼吸衰竭、有明显呼吸困难和发绀者、近 1 ～ 2 周内曾有大咯血史、严重心血管疾病或年老体弱不能耐受者。具体方法见支气管扩张患者的护理。

（5）机械吸痰：适用于无力咳出黏稠痰液、意识不清或排痰困难者。经患者的口、鼻腔、气管插管或气管切开处进行负压吸痰。注意事项：每次吸引时间少于 15s，两次抽吸间隔时间大于 3min；吸痰动作要迅速、轻柔，将不适感降至最低；在吸痰前、中、后适当提高吸入氧的浓度，避免吸痰引起低氧血症；严格无菌操作，避免呼吸道交叉感染。

4. 正确留取痰标本

（1）一般检查应以清晨第一口痰为宜，采集时应先漱口，然后用力咳出气管深处痰液，盛于清洁容器内送检。

（2）细菌培养，需用无菌容器留取并及时送检。

（3）做 24h 痰量和分层检查时，应嘱患者将痰吐在无色广口瓶内，需要时可加少许石炭酸以防腐。

（4）做浓集结核杆菌检查时，需留 12 ～ 24h 痰液送检。

5. 健康教育

（1）病情缓解、咳嗽症状消失后，应向患者讲解预防原发病复发的具体措施。

（2）指导患者加强身体锻炼，增加机体所需营养，提高自身的抗病能力，预防疾病。

（3）如原发病复发应及时就诊治疗。

## 二、咯血（hemoptysis）

### （一）定义

咯血是指喉及喉以下呼吸道任何部位的出血，经口腔排出。咯血须与口腔、鼻、咽部出血及上消化道出血引起的呕血相鉴别。

### （二）护理评估

1. 病因评估

（1）支气管疾病：常见的有支气管扩张症、支气管肺癌、支气管结核和慢性支气管炎等；较少见的有支气管结石、支气管腺瘤、支气管非特异性溃疡等。

（2）肺部疾病：常见的有肺结核、肺炎、肺脓肿；较少见的有肺瘀血、肺梗死、肺真菌病、肺吸虫病、肺泡炎等。

（3）心血管疾病：较常见的是二尖瓣狭窄。某些先天性心脏病如房间隔缺损、动脉导管未闭等引起的肺动脉高压时，亦可发生咯血。

（4）其他：血液病（如血小板减少性紫癜、白血病、血友病、再生障碍性贫血等），急性传染病（如流行性出血热、肺出血型钩端螺旋体病等），风湿病（如结节性动脉周围炎、系统性红斑狼疮、Wegener 肉芽肿、白塞病）或气管、支气管子宫内膜异位症等均可引起咯血。

2. 症状评估

（1）年龄：青壮年咯血多见于肺结核、支气管扩张症、风湿性心瓣膜病（二尖瓣狭窄）等。40 岁以上，有长期吸烟史者，要高度警惕支气管肺癌。

（2）咯血量：每天咯血量在 100mL 以内为小量，100 ~ 500mL 为中等量，500mL 以上（或一次咯血 100 ~ 500mL）为大量。大量咯血主要见于空洞性肺结核、支气管扩张症和慢性肺脓肿。支气管肺癌咯血主要表现为持续或间断痰中带血，少有大咯血。慢性支气管炎和支原体肺炎咳嗽剧烈时，可偶见痰中带血或血性痰。

（3）颜色和性状：肺结核、支气管扩张症、肺脓肿、支气管结核、出血性疾病，咯血颜色鲜红；铁锈色血痰主要见于肺炎球菌（大叶）性肺炎、肺吸虫病和肺泡出血；砖红色胶冻样血痰主要见于克雷白杆菌肺炎。二尖瓣狭窄肺瘀血咯血一般为暗红色，左心衰竭肺水肿时咯浆液性粉红色泡沫样血痰，并发肺梗死时常咯黏稠暗红色血痰。

（4）伴随症状：常伴有发热、胸痛、咳嗽、脓痰、皮肤黏膜出血、黄疸等。

（5）大咯血窒息先兆：患者出现情绪紧张、面色灰暗、喉头痰鸣、咯血不畅。

（6）大咯血窒息的表现：患者表情恐怖、张口瞠目、大汗淋漓、唇指发绀、意识丧失等。

3. 心理—社会状况　患者一旦咯血，不论咯血量多少，都会情绪紧张、呼吸心跳加快，反复咯血者常有烦躁不安、焦虑、恐惧等心理反应。

### （三）护理措施

1. 环境　保持病室安静，减少不良刺激。

2. 休息避免不必要的谈话，减少肺部活动。小量咯血者静卧休息，大量咯血者绝对卧床休息，不宜随意搬动。协助患者取患侧卧位或平卧位头偏向一侧，嘱其尽量将血轻轻咯出，绝对不要屏气，以免诱发喉头痉挛，造成呼吸道阻塞而发生窒息。

3. 饮食　大量咯血者暂禁食，小量咯血者宜进少量凉或温的饮食。多饮水及多食含纤维素食物，保持大便通畅。

4. 用药护理　遵医嘱应用止血药物，如垂体后叶素，并注意观察疗效及不良反应。垂体后叶素有收缩小动脉的作用，故高血压、冠心病及孕妇忌用。注射过快可引起恶心、便意、心悸、面色苍白等不良反应。

5. 防止窒息的护理　发现窒息先兆时，立即通知医生，置患者于侧卧头低足高位，轻拍背部以利血块排出，并尽快用吸引器吸出或用手指套上纱布清除口、咽、鼻部血块，必要时用舌钳将舌牵出，清除积血。及时为患者漱口，擦净血迹，保持口腔清洁、舒适，以免因口腔异味刺激引起再度咯血。床边备好吸痰器、鼻导管、气管插管和气管切开包等急救用品，以便协助医生及时抢救。

6. 心理护理　大咯血患者易产生恐惧、焦虑的心情，应守护在患者身边，安慰患者，轻声、简要解释病情，减轻患者的紧张情绪，消除恐惧感，告知患者心情放松有利止血，并配合治疗。

## 三、胸痛（chest pain）

### （一）定义

胸痛是由于胸内脏器或胸壁组织病变引起的胸部疼痛。因痛阈个体差异性大，故胸痛的程度与原发疾病的病情轻重并不完全一致。

### （二）护理评估

1. 病因评估

（1）胸壁疾病：急性皮炎、皮下蜂窝织炎、带状疱疹等。

（2）心血管疾病：心绞痛、急性心肌梗死、肺梗死等。

（3）呼吸系统疾病：胸膜炎、胸膜肿瘤、自发性气胸、肺炎、急性气管－支气管炎、肺癌等。

（4）纵隔疾病：纵隔炎、纵隔肿瘤等。

（5）其他：膈下脓肿、肝脓肿、脾梗死等。

2. 症状评估

（1）发病年龄：青壮年胸痛，多为胸膜炎、自发性气胸、心肌病、风湿性心脏病。老年人则应注意心绞痛与心肌梗死。

（2）胸痛部位：胸壁的炎症性病变，局部可有红、肿、热、痛表现；带状疱疹是成簇的水疱沿一侧肋间神经分布伴神经痛，疱疹不超过体表中线。非化脓性肋骨软骨炎多侵犯第一、二肋软骨，呈单个或多个隆起，有疼痛但局部皮肤无红肿表现。食管及纵隔病变，胸痛多在胸骨后。心绞痛及心肌梗死的疼痛多在心前区及胸骨后或剑突下。自发性气胸、胸膜炎及肺梗死的胸痛多位于患侧的腋前线及腋中线附近。

（3）胸痛性质：带状疱疹呈刀割样痛或灼痛。食管炎则多为烧灼痛。心绞痛呈绞窄性并有窒息感。心肌梗死则疼痛更剧烈而持久并向左肩和左臂内侧放射。干性胸膜炎常呈尖锐刺痛或撕裂痛。肺癌常有胸部闷痛。肺梗死则表现突然的剧烈刺痛、绞痛，并伴有呼吸困难与发绀。

（4）持续时间：平滑肌痉挛或血管狭窄缺血所导致疼痛为阵发性；炎症、肿瘤、栓塞或梗死所导致疼痛呈持续性。如心绞痛发作时间短暂，而心肌梗死疼痛持续时间很长且不易缓解。

（5）影响疼痛的因素：包括发生诱因、加重与缓解因素。劳累、体力活动、精神紧张可诱发心绞痛。休息、含服硝酸甘油可使心绞痛缓解，而对心肌梗死则无效。胸膜炎和心包炎的胸痛则可因深呼吸与咳嗽而加剧。

（6）伴随症状：胸痛伴吞咽困难者提示食管疾病（如反流性食管炎）。伴有咳嗽或咯血者提示为肺部疾病，可能为肺炎、肺结核或肺癌。伴随呼吸困难者提示肺部较大面积病变，如大叶性肺炎或自发性气胸、渗出性胸膜炎，以及过度换气综合征。

3. 心理—社会评估　胸痛发作时，患者常烦躁不安、坐卧不宁，因对疾病的担心而情绪抑郁、焦虑甚至恐惧，而影响休息和睡眠。

### （三）护理措施

1. 一般护理　保持病房环境安静、舒适，协助患者采取舒适的体位，部分患者采取患侧卧位，以减少胸壁与肺的活动，缓解疼痛。

2. 对症护理　指导患者在咳嗽、深呼吸或活动时，用手按压疼痛的部位制动，用以减轻疼痛。对疼痛剧烈者，遵医嘱使用镇痛药物，观察并记录疗效及不良反应。教会患者采用减轻疼痛的方法，如放松技术、局部按摩、穴位按压及欣赏音乐等，以转移对疼痛的注意力，延长镇痛药用药的间隔时间，减少对药物的依赖和成瘾。

3. 心理护理　及时向患者说明胸痛的原因及治疗护理措施，取得患者的信任。与患者及家属讨论疼痛发作时分散注意力的方法，保持情绪稳定，注意休息，配合治疗。

## 四、肺源性呼吸困难

### （一）定义

呼吸困难（dyspnea）是指患者主观感觉空气不足、呼吸费力，客观表现为呼吸活动用力，并伴有呼吸频率、深度与节律异常。肺源性呼吸困难是由于呼吸系统疾病引起肺通气和（或）肺换气功能障碍，导致缺氧和（或）二氧化碳潴留。

### （二）护理评估

1. 病因评估

（1）呼吸道和肺部疾病：有感染、气道炎症、气道阻塞或狭窄、肿瘤、肺动脉栓塞等，如肺炎、慢性阻塞性肺部疾病、支气管哮喘、支气管肺癌等。

（2）胸廓疾患：气胸、大量胸腔积液、严重胸廓、脊柱畸形和胸膜肥厚等。

2. 症状评估

（1）吸气性呼吸困难：特点是吸气显著困难，重者由于呼吸肌极度用力，胸腔负压增大，吸气时胸骨上窝、锁骨上窝和肋间隙明显凹陷，称“三凹征”，常伴有干咳及高调吸气性喉鸣。

（2）呼气性呼吸困难：特点是呼气费力，呼气时间延长而缓慢，常伴有哮鸣音。

（3）混合性呼吸困难：特点是吸气与呼气均感费力，呼吸频率增快、变浅，常伴有呼吸音异常（减弱或消失），可有病理性呼吸音。

（4）伴随症状：发作性呼吸困难伴哮鸣音，伴一侧胸痛、发热、咳嗽、咳脓痰、意识障碍等。

3. 心理—社会状况　了解患者的心理反应，如有无紧张、疲乏、注意力不集中、焦虑、抑郁或恐惧，以及睡眠障碍和行为改变。

### （三）护理措施

1. 环境　提供安静舒适、空气洁净的病房环境，温度、湿度适宜，避免刺激性的气体吸入。

2. 休息　协助患者采取舒适的体位，如抬高床头或半卧位。严重呼吸困难者应尽量减少活动和不必要的谈话，减少耗氧量。

3. 饮食　保证每日摄入足够的热量，给予富含维生素、易消化的食物。张口呼吸者给予足够的水分，摄入量在 1 500 ～ 2 000mL/d，做口腔护理 2 ～ 3 次 /d。

4. 对症护理

（1）遵医嘱给予抗感染药物、支气管扩张药、祛痰药等。气道分泌物较多者，协助患者有效排痰，保证气道通畅。

（2）遵医嘱给予合理氧疗，纠正缺氧，缓解呼吸困难。

（3）指导患者采取有效的呼吸技巧，如教会慢性阻塞性肺气肿患者做缓慢深呼吸、缩唇呼吸、腹式呼吸等，训练呼吸肌，增加肺活量。

5. 心理护理　医护人员应陪护患者，适当安慰患者，做好心理疏导，增强患者安全感，减轻紧张、焦虑情绪，缓解症状，有利于休息和睡眠。

# 第三节　睡眠呼吸暂停综合征护理

睡眠呼吸暂停低通气综合征（sleep apnea hypopnea syndrome，SAHS）是指各种原因导致睡眠状态下反复出现呼吸暂停和（或）低通气，引起低氧血症、高碳酸血症，睡眠中断，从而使机体发生一系列病理生理改变的临床综合征。病情逐渐发展可出现肺动脉高压、肺心病、呼吸衰竭、高血压、心律失常、脑血管意外等严重并发症。

在40岁以上人群中，男性多于女性，老年人患病率更高。阻塞型睡眠呼吸暂停低通气综合征在美国的患病率为2% ~ 4%，西班牙1.2% ~ 3.9%，澳大利亚高达6.5%，日本约1.3% ~ 4.2%，我国香港地区4.1%，上海市3.62%，长春市为4.81%。

睡眠呼吸暂停低通气综合征是指每晚睡眠过程中呼吸暂停反复发作30次以上或睡眠呼吸暂停低通气指数（apnea hypopnea index，AHI）≥ 5次/小时并伴有嗜睡等临床症状。呼吸暂停是指在睡眠过程中口鼻呼吸气流完全停止10秒以上。低通气是指睡眠过程中呼吸气流强度（幅度）比基础水平降低50%以上，并伴有血氧饱和度比基础水平下降≥ 4%或微醒觉，（它包括三个特点：气流明显减少大于50%；气流中度减少小于50%并伴有氧去饱和度大于40%；或气流中度减少小于50%，伴有脑电图出现微觉醒）睡眠呼吸暂停低通气指数是指每小时睡眠时间内呼吸暂停加低通气的次数。

## 一、病因及发病机制

1. 中枢型睡眠呼吸暂停综合征（central sleep apnea syndrome，CSAS） 单纯CSAS较少见，一般少于呼吸暂停患者的10%，也有报道只有4%。通常可进一步分为高碳酸血症和正常碳酸血症两大类。可与阻塞型睡眠呼吸暂停低通气综合征并存，多数有运动系统或神经系统的病变。神经系统的病变，如血管栓塞或变性疾病引起的脊髓病变、脑炎、枕骨大孔发育畸形、脊髓灰质炎、家族性自主神经异常等；或有肌肉疾患，肌强直性营养不良、膈肌的病变、肌病。部分充血性心力衰竭经常出现称为Cheyne-Stokes呼吸的中枢性呼吸暂停，其发病机制可能与以下因素有关：①睡眠时呼吸中枢对各种不同刺激的反应性减低；②中枢神经系统对低氧血症特别是$CO_2$浓度改变引起的呼吸反馈调节的不稳定性；③呼气与吸气转换机制异常等。

2. 阻塞型睡眠呼吸暂停低通气综合征（obstructive sleep apnea hypopnea syndrome，OSAHS）

（1）解剖学因素：多数有上呼吸道特别是鼻、咽部位狭窄的病理基础，如肥胖、变应性鼻炎、鼻息肉、扁桃体肥大、咽壁肥厚、软腭松弛、悬雍垂过长、肢端肥大症、巨舌、舌根后坠、先天性小颌畸形等。

（2）体液、内分泌因素：OSAHS多见于男性以及绝经后的妇女，肥胖、肢端肥大症、甲状腺功能减低症或注射睾酮的患者也有一定的发病率。其发病机制可能与睡眠状态下上气道软组织、肌肉的塌陷性增加。睡眠期间上气道肌肉对低氧和二氧化碳的刺激反应性降低有关，此外还与神经因素有关。

## 二、临床表现

1. 白天临床表现

（1）嗜睡是最常见的症状，轻者可表现为日间工作或学习时间困倦、瞌睡，严重时吃饭、与人谈话时即可入睡，甚至发生更为严重的后果，如驾车时打瞌睡导致交通事故等。

（2）头晕乏力由于夜间反复呼吸暂停、低氧血症，使睡眠连续性中断，醒觉次数增多，睡眠质量下降，常有轻重不同的疲倦、头晕、乏力。

（3）精神行为异常、注意力不集中、记忆力和判断力下降、精细操作能力下降，症状严重时不能胜任工作，老年人可表现为痴呆。夜间低氧血症对大脑的损害以及睡眠结构的改变，尤其是深睡眠时相减少是主要的原因。

（4）头痛常在清晨或夜间出现，隐痛多见，不剧烈，可持续1 ~ 2h，有时需服止痛药才能缓解。与血压升高、颅内压及脑血流的变化有关。

（5）个性变化烦躁、焦虑、易激动等，家庭和社会生活均会受一定影响，由于与家庭成员和朋友情感逐渐疏远，可出现抑郁症。

（6）有10%的患者可出现性欲减退，甚至阳痿。

2. 夜间临床表现

（1）打鼾是主要症状，鼾声不规则，高低不等，往往是鼾声气流停止－喘气鼾声交替出现，一般气流中断时间为20 ~ 30s，个别长达2min以上，此时患者可出现明显的发绀症状。

（2）呼吸暂停 75% 的同室或同床睡眠者发现患者有呼吸暂停，常常担心呼吸不能恢复而推醒患者，呼吸暂停多随着喘气、憋醒或响亮的鼾声而终止。OSAHS 患者有明显的胸腹矛盾呼吸。

（3）憋醒呼吸暂停后突然憋醒，常伴有翻身，四肢不自主运动甚至抽搐，或突然坐起，感觉心慌、胸闷或心前区不适。

（4）多动不安因低氧血症，患者夜间翻身、转动较频繁。

（5）多汗出汗较多，以颈部、上胸部明显，与气道阻塞后呼吸用力和呼吸暂停导致的高碳酸血症有关。

（6）夜尿部分患者诉夜间小便次数增多，个别出现遗尿。

（7）睡眠行为异常表现为恐惧、惊叫、呓语、夜游、幻听等。

3. 全身器官损害的表现　OSAHS 患者常以心血管系统异常表现为首发症状和体征，可以是高血压、冠心病的独立危险因素。

（1）高血压病 OSAHS 患者高血压的发生率为 45%，且降压药物的治疗效果不佳。

（2）冠心病表现为各种类型心律失常、夜间心绞痛和心肌梗死。这是由于缺氧引起冠状动脉内皮损伤，脂质在血管内膜沉积，以及红细胞增多血黏度增加所致。

（3）各种类型的心律失常。

（4）肺心病和呼吸衰竭。

（5）缺血性或出血性脑血管病。

（6）精神异常如躁狂性精神病或抑郁症。

（7）糖尿病。

## 三、辅助检查

1. 血液检查　病情时间长，低氧血症严重者，血红细胞计数和血红蛋白可有不同程的度增加。

2. 动脉血气分析　病情严重或已并发肺心病、呼吸衰竭者，可有低氧血症、高碳酸血症和呼吸性酸中毒。

3. 胸部 X 线检查　并发肺动脉高压、高血压、冠心病时，可有心影增大，肺动脉段突出等相应表现。

4. 肺功能检查　病情严重有肺心病、呼吸衰竭时，有不同程度的通气功能障碍。

5. 心电图　有高血压、冠心病时，出现心室肥厚、心肌缺血或心律失常等变化。

## 四、诊断要点

根据患者睡眠时打鼾伴呼吸暂停、白天嗜睡、身体肥胖、颈围粗及其他临床症状可做出初步诊断。确诊有赖于多导睡眠图监测。

## 五、治疗要点

1. 一般治疗　对引起上呼吸道阻塞的原发病进行治疗。

2. 减肥治疗　减肥能明显降低呼吸暂停和低通气的发生。

3. 药物治疗　鼻塞的患者睡前用血管收缩剂滴鼻，有呼吸道感染着给予抗感染治疗。

4. 气道正压通气（positive airway pressure，PAP）　适应证：① AHI ≥ 15 次 / 小时的患者；② AHI < 15 次 / 小时，但白天嗜睡等症状明显的患者；③手术治疗失败或复发者；④不能耐受其他方法治疗者，禁忌证为昏迷、咯血、肺大疱、血压不稳定等。

（1）经鼻持续气道正压通气：是治疗中重度 OSAHS 患者的首选方法，可以有效地消除夜间打鼾、呼吸暂停和通气等，也可显著改善白天嗜睡、头痛及记忆力减退等症状。可用于不适合手术和经手术、减肥等治疗效果不佳者。

（2）双水平气道内正压通气（bilevel positive airway pressure，BiPAP），在 CPAP 机的基础上发展起来的小型、可携型、使用简便的无创人工呼吸机，吸气、呼气正压可分别调节，同步性能好，较 CPAP 易于被患者接受。

（3）自动调压智能（auto-CPAP）呼吸机治疗：根据患者睡眠时气道阻塞所致血氧饱和度降低程度不同，呼吸机送气压力自行随时调节，患者耐受性好，但价格昂贵。

5. 外科手术治疗

（1）腭垂软咽成型术（uvulopalatopharyngoplasty，UPPP）：为目前最常用的手术方法，适用于咽腔狭窄的患者。手术复发较常见（50% ~ 70%）。术后鼾声消失并不意味着呼吸暂停和低氧血症的改善，术后仍应随访和监测患者。

（2）正颌手术：少数 OSAHS 患者有不同程度的下颌畸形。

（3）气管切开造口术：用于严重的 OSAHS 伴严重的低氧血症，导致昏迷、心力衰竭、肺心病或心律失常者，是防止气道阻塞、解除窒息最有效的急救措施。

6. 口腔内矫治器　可使睡眠时的呼吸暂停或低通气有一定程度的减少，改善血氧饱和度并提高睡眠质量。

## 六、护理诊断、护理措施及依据

1. 气体交换受损　与睡眠时呼吸暂停和低通气有关。

（1）体位：协助患者采取有效措施维持侧卧位睡眠，可使用安眠枕或睡衣后缝制小球的方法，有利于保证患者头向一侧或保持侧卧位。

（2）戒烟酒：吸烟可引起咽喉炎，增加上呼吸道狭窄。饮酒可加重打鼾及睡眠呼吸暂停，患者睡前 3 ~ 5h 应避免饮酒。

（3）减少危险因素：避免服用安眠药，适当减肥，防治上呼吸道感染等。

（4）PAP 治疗的护理

①保证夜间治疗时间：指导患者 PAP 治疗的关键在于长期佩戴 PAP 呼吸机，经常（≥ 70%）夜晚使用 PAP 机，每晚使用≥ 4h。当患者体型肥胖、病情重，需要的 PAP 压力较高时，有些患者在睡梦中将鼻罩扯掉中断治疗，应调整合适的 PAP 压力，或使用 BiPAP 呼吸机增加舒适度。

②选择合适的面罩：鼻罩比口鼻全罩更为舒适，可选择鼻枕来进行 PAP 治疗，其不良反应小、漏气少、对睡眠干扰小，经口漏气者可采用全面罩治疗。

③气道湿化：PAP 治疗时使用湿化器可减轻口咽鼻部的不适症状（鼻塞、鼻内干燥、通气不畅），从而提高患者对 PAP 治疗的依从性。

④防止皮肤破损：在每次用鼻罩之前，应先洗脸，清洗鼻罩，可防止皮肤过敏。使用气泡型鼻罩、额部垫海绵等防止鼻背溃疡。

⑤心理护理：PAP 呼吸机只是一种呼吸辅助装置，呼吸的节律完全由患者自己控制，尽力加深加快呼吸与其配合，反而会加重不适感觉，患者应努力调整自己的心态，心情平静、按平时的节律呼吸。

⑥减少噪音：采取带耳塞、隔音玻璃罩或将 PAP 呼吸机置于壁橱内等方法可减少噪音的影响。

⑦病情观察：注意观察患者是否因通气障碍出现憋醒、精神行为异常、惊恐，以及 PAP 治疗过程的适应于配合情况。

2. 睡眠型态紊乱　与睡眠中出现打鼾、呼吸暂停和憋醒有关。

## 七、健康指导

1. 疾病知识指导　使患者了解 OSAHS 的相关知识，识别病情的因素，指导戒烟戒酒。通过讲座、宣传手册和个别指导，帮助患者学会正确使用 PAP 呼吸机，并定期随访评价和提高 PAP 治疗的依从性，保证治疗效果。

2. 运动指导　肥胖是引起睡眠呼吸暂停的原因之一，鼓励患者进行有效的体育锻炼，减轻体重，增加有效通气。

# 第四节　急性呼吸窘迫综合征护理

急性呼吸窘迫综合征（acute respiratory distress syndrome，ARDS）是急性肺损伤（acute lung injury，ALI）的严重阶段，两者为同一疾病过程的两个阶段。ALI 和（或）ARDS 是指由心源性以外的各种肺内、外致病因素导致的急性、进行性呼吸衰竭。其主要病理特征为由于肺微血管通透性增高，肺泡渗出富含蛋白质的液体，进而导致肺水肿及透明膜形成，可伴有肺间质纤维化。病理生理改变以肺容积减少、肺顺应性降低和严重通气 / 血流比例失调为主。临床表现为呼吸窘迫和顽固性低氧血症，肺部影像学表现为非均一性的渗出性病变。

## 一、病因及发病机制

1. 病因　ARDS 的病因尚不清楚。与 ARDS 发病相关的危险因素包括肺内因素（直接因素）和肺外因素（间接因素）。

（1）肺内因素：是指对肺的直接损伤，包括：①化学性因素，如吸入毒气、烟尘、胃内容物及氧中毒等；②物理性因素，如肺挫伤、咽放射性损伤等；③生物性因素，如重症肺炎。国外报道，误吸胃内容物是发生 ARDS 的最常见的危险因素，当吸入物的 pH 小于 2.5 时，尤其容易发生，而国内以重症肺炎为主要原因。

（2）肺外因素：包括严重休克、感染中毒症、严重非胸部创伤、大面积烧伤、大量输血、急性胰腺炎、药物或麻醉品中毒等。

2. 发病机制　ALI 和 ARDS 的发病机制尚未完全阐明。除有些致病因素对肺泡膜的直接损伤外，更重要的是多种炎症细胞（巨噬细胞、中性粒细胞、血小板）及其释放的炎性介质和细胞因子间接介导的肺炎症反应，激发机体产生系统性炎症反应综合征（systemic inflammatory response syndrome，SIRS），即机体失控的自我持续放大和自我破坏的炎症反应，导致一系列病理生理改变。

（1）细胞学机制：①中性粒细胞在 ALI 和（或）ARDS 的发生发展过程中起着十分重要的作用。损伤因素一方面可以使中性粒细胞在肺内聚集、激活，并通过“呼吸爆发”释放氧自由基、蛋白酶和炎性介质，导致炎症反应和肺组织损伤；另一方面可以延迟中性粒细胞的凋亡，引起过度和失控的炎症反应和肺组织损伤。②巨噬细胞、肺毛细血管内皮细胞：可分泌肿瘤坏死因子 α 和白细胞介 -1 等炎性介质，对启动早期炎症反应和维持炎症反应起重要作用。

（2）肺内炎性介质和抗炎介质的平衡失调：新近研究表明，在发生系统性炎症反应综合征的同时，机体启动了一系列内源性抗炎介质和抗炎性内分泌激素，出现抗炎反应，称为代偿性抗炎症反应综合征（compensatory anti-inflammatory response syndrome，CARS），对机体产生保护作用。在 ALI 和（或）ARDS 时，除炎性介质增加外，还有 11-4、11-10、IL-13 等抗炎介质释放不足，造成肺内炎症反应和抗炎反应的失衡。

（3）对机体的影响：在炎性细胞和炎症介质的作用下，导致肺毛细血管内皮细胞和肺泡上皮细胞损伤，肺泡膜通透性增加，使毛细血管内液体和蛋白质漏入肺间质和肺泡，引起肺间质和肺泡水肿。肺泡大量积水又可使肺泡肺表面活性物质减少，导致小气道陷闭和肺泡萎陷不张，使功能残气量和有效参与气体交换的肺泡数量减少，因而称 AU/ARDS 肺为“婴儿肺（baby lung）”或“小肺（small lung）”，导致弥散和通气功能障碍、通气 / 血流比例失调和肺顺应性下降。另外，由于病变不均，重力依赖区（dependent regions），仰卧位时靠近背部的肺区，出现严重肺水肿和肺不张，通气功能极差；而在非重力依赖区（non-dependent regions），仰卧位时靠近胸前壁的肺区的肺泡通气功能基本正常，从而进一步加重肺内分流，造成严重的低氧血症和呼吸窘迫。

3. 病理　ARDS 的主要病理改变是肺广泛性充血水肿和肺泡内透明膜形成。病理过程可分为三个阶段：渗出期、增生期和纤维化期，三个阶段常重叠存在。ARDS 肺组织的大体表现为肺呈暗红或暗紫红的肝样变，可见水肿、出血，重量明显增加，切面有液体渗出，故有“湿肺”之称。显微镜下早期可见肺微血管充血、出血、微血栓形成，肺间质和肺泡内有富含蛋白质的水肿液及炎症细胞浸润；72h 后，由凝结的血浆蛋白、细胞碎片、纤维素及残余的肺表面活性物质混合形成透明膜，伴灶性或大片肺泡萎陷。可见Ⅰ型肺泡上皮受损坏死；1 ~ 3周以后，逐渐过渡到增生期和纤维化期，可见Ⅱ型肺泡上皮、成纤维细胞增生和胶原沉积。部分肺泡的透明膜经吸收消散而修复，亦可有部分形成纤维化。ARDS患者容易并发肺部继发感染，可形成肺小脓肿等炎症改变。

## 二、临床表现

除原发病的表现外，常在受到发病因素攻击（严重创伤、休克、误吸胃内容物等）后12 ~ 48h内（偶有长达5天）突然出现进行性加重的呼吸困难、发绀、常伴有烦躁、焦虑、出汗，患者常感到胸廓紧束、严重憋气，即呼吸窘迫，不能用通常的吸氧疗法改善，也不能用其他原发心肺疾病（气胸、肺气肿、肺不张、肺炎、心力衰竭）解释。咳嗽、咳痰，甚至出现咳血水样痰或小量咯血。早期体征可无异常，或仅在双肺闻及少量细湿啰音，后期多闻及水泡音，可有管状呼吸音。

## 三、辅助检查

1. X线胸片　X线胸片的表现以演变快速多变为特点。早期可无异常或呈轻度间质改变，表现为边缘模糊的肺纹理增多。继之出现斑片状以至融合成大片状的浸润阴影，大片阴影中可见支气管充气征。后期可出现肺间质纤维化的改变。

2. 动脉血气分析　典型的改变为$PaO_2$降低，$PaCO_2$降低，pH升高。肺氧合功能指标包括肺泡一动脉氧分压差[（A–a）$O_2$]、肺内分流（Qs/QT）、呼吸指数[P（A–a）/$O_2PaO_2$]、氧合指数（$PaO_2/FiO_2$，以$PaO_2$的mmHg值除以吸入氧分数$FiO_2$获得）等，其中$PaO_2/FiO_2$最为常用，是诊断AU或ARDS的必要条件，正常值为400 ~ 500，ALI时≤ 300，ARDS时≤ 200。

3. 床边肺功能监测　肺顺应性降低，无效腔通气量比例（VD/VT）增加，但无呼气流速受限。

4. 血流动力学监测　通常仅用于与左心衰竭鉴别有困难时，一般肺毛细血管楔压（PCWP）< 12mmHg，若 >18mmHg则支持左心衰竭的诊断。

## 四、诊断要点

中华医学会呼吸病学分会1999年制定的诊断标准如下：①有ALI/ARDS的高危因素。②急性起病、呼吸频数和（或）呼吸窘迫。③低氧血症：ALI时动脉血氧分压（$PaO_2$）/吸入氧分数值（$FiO_2$）≤ 300; ARDS时$PaO_2/FiO_2$ ≤ 200。④胸部X线检查显示两肺浸润阴影。⑤ PCWP ≤ 18mmHg或临床上能除外心源性肺水肿。符合以上5项条件者，可以诊断AU或ARDS。

## 五、治疗要点

ARDS的治疗原则与一般急性呼吸衰竭相同。主要治疗措施包括：积极治疗原发病，氧疗，机械通气以及调节液体平衡等。

1. 治疗原发病　是治疗ALI/ARDS首要原则和基础，应积极寻找原发病灶并予以彻底治疗。原因不明确时，都应怀疑感染的可能，治疗上应选择广谱抗生素。

2. 纠正缺氧　采取有效措施，尽快提高$PaO_2$。一般需高浓度给氧使$PaO_2$ ≥ 60mmHg或$SaO_2$ ≥ 90%。轻症者可使用面罩给氧，但多数患者需使用机械通气。

3. 机械通气　ALI阶段的患者可试用无创正压通气，无效或病情加重时尽快气管插管或切开行有创机械通气。机械通气的目的是提供充分的通气和氧合，以支持器官功能。但由于ARDS肺病变的不均匀性，传统的机械通气潮气量可以使顺应性较好、位于非重力依赖区的肺泡过度充气而造成肺泡破坏，加重肺损伤；而萎陷的肺泡在通气过程中仍维持于萎陷状态，造成局部扩张肺泡和萎陷肺泡之间产生剪切力，进一步加重肺损伤。目前ARDS机械通气的关键在于：①复张萎陷的肺泡并使其维持在开放状态，以增加肺容积和改善氧合；②避免肺泡随呼吸周期反复开闭所造成的损伤。因此，ARDS的机械通气采用肺保护性通气（lung–protective ventilation），主要措施如下。

（1）呼吸末正压（positive end-expiratory pressure，PEEP）：适当的 PEEP 可使萎陷的小气道和肺泡再开放，防止肺泡随呼吸周期反复开闭，使呼气末肺容量增加，并可减轻肺损伤和肺泡水肿，从而改善肺泡弥散功能和通气 / 血流比例，减少肺内分流，达到改善氧合和肺顺应性的目的。但 PEEP 可增加胸内正压，减少回心血量，从而降低心排出量，并有加重肺损伤的潜在危险。因此在应用 PEEP 时应注意：①对血容量不足的患者，应补充足够的血容量以代偿回心血量的不足；同时不能过量，以免加重肺水肿。②从低水平开始，先用 5cm$H_2O$，逐渐增加至合适的水平，争取维持 $PaO_2$ 大于 60mmHg 而 $FiO_2$ 小于 0.6。一般 PEEP 水平为 8 ~ 18cm$H_2O$。

（2）小潮气量（low tidal volume）：由于 ARDS 导致肺泡萎陷和功能性残气量减少，有效参与气体交换的肺泡数减少，因此，要求机械通气采用小潮气量，防止肺泡过度扩张。通气量为 6 ~ 8mL/kg，使吸气平台压控制在 30 ~ 35cm$H_2O$ 以下，可允许一定程度的 $CO_2$ 潴留和呼吸性酸中毒（pH7.25 ~ 7.30）。并发代谢性酸中毒时需适当补碱。

（3）通气模式的选择：目前尚无统一的标准，压力控制通气可以保证气道吸气压不超过预设水平，避免呼吸机相关肺损伤，因而较容量控制通气更常用。反比通气的吸气相长于呼气相，与正常吸呼比相反，可以改善氧合，当与压力控制通气联合使用时，延长的吸气时间可以产生一延长的低压气流，从而改善气体的弥散功能。联合使用肺复张法（recruitment maneuver）、俯卧位通气等以进一步改善氧合。

4. 液体管理　为减轻肺水肿，应合理限制液体入量，以可允许的较低循环容量来维持有效循环，保持肺脏于相对“干”的状态。在血压稳定和保证组织器官灌注前提下，液体出入量宜轻度负平衡，可使用利尿药促进水肿的消退。必要时需放置肺动脉导管监测 PAWP，指导液体管理。由于毛细血管通透性增加，胶体物质可渗至肺间质，所以在 ARDS 早期，不宜输注胶体液。对于创伤出血多者，最好输新鲜血。用库存 1 周以上的血时，应加用微过滤器，以免发生微栓塞而加重 ARDS。

5. 营养支持与监护　ARDS 时机体处于高代谢状态，应补充足够的营养。全静脉营养可引起感染和血栓形成等并发症，应提倡早期给予胃肠营养，不仅可避免静脉营养的不足，而且能够保护胃肠黏膜，防止肠道菌群异位。ARDS 患者应安置在 ICU，动态监测呼吸、循环、水电解质、酸碱平衡及其他重要脏器的功能，以便及时调整治疗方案。

6. 其他　治疗糖皮质激素、表面活性物质替代治疗、吸入一氧化二氮等可能有一定的价值。

## 六、预后

尽管现代复苏技术和危重疾病早期抢救水平提高，并在 ARDS 的发病机制、病理生理和呼吸支持等方面有显著进展，但其病死率仍高达 30% ~ 70%，仍有 49% 的患者死于多器官功能障碍综合征，单纯由于呼吸衰竭导致的死亡仅占所有死亡患者的 16%。存活者大部分在 1 年内能完全恢复接近正常，部分遗留肺纤维化，但多不影响生活质量。

## 七、护理诊断 / 合作性问题

1. 潜在并发症　重要器官缺氧性损伤。

（1）体位、休息与活动：帮助患者取舒适且有利于改善呼吸状态的体位，一般呼吸衰竭的患者取半卧位或坐位，趴伏在床桌上，借此增加辅助呼吸肌的效能、促进肺膨胀。为减少体力消耗、降低耗氧量，患者需卧床休息，并尽量减少自理活动和不必要的操作。ALI/ARDS 在必要时可采用俯卧位辅助通气，以改善氧合。

（2）给氧：氧疗能提高肺内氧分压，使 $PaO_2$ 和 $SaO_2$ 升高，从而减轻组织损伤，恢复脏器功能；减轻呼吸做功，减少耗氧量；降低缺氧性肺动脉高压，减轻右心负荷。因此，氧疗是低氧血症患者的重要处理措施，应根据其基础疾病、呼吸衰竭的类型和缺氧的严重程度选择适当的给氧方法和吸入氧分数。Ⅰ型呼吸衰竭和 ARDS 患者需吸入较高浓度（$FiO_2$>50%）氧气，使 $PaO_2$ 迅速提高到 60mmHg 或 $SaO_2$>90%。Ⅱ型呼吸衰竭的患者通常在 $PaO_2$ < 60mmHg 时才开始氧疗，应予低浓度（< 35%）持续给氧，使 $PaO_2$ 控制在 60mmHg 或 $SaO_2$ 在 90% 或略高，以防因缺氧完全纠正，使外周化学感受器失去低氧血症

的刺激而导致呼吸抑制，反而会导致呼吸频率和幅度降低，加重缺氧和 $CO_2$ 潴留。

①给氧方法：常用的给氧法有鼻导管、鼻塞和面罩给氧。鼻导管和鼻塞法使用简单方便，不影响进食和咳痰；但吸入氧分数不稳定，高流量吸氧时对局部黏膜有刺激，故氧流量不能超过 7L/min，用于轻度呼吸衰竭和Ⅱ型呼吸衰竭的患者。面罩包括普通面罩（simple face mask）、无重吸面罩（non-rebreather mask）和文丘里面罩（Venturi mask）。使用普通面罩以 5 ~ 8L/min 的氧流量给氧时，$FiO_2$ 约为 40%（5L/min）、45% ~ 50%（6L/min）和 55% ~ 60%（8L/min），用于低氧血症比较严重的Ⅰ型呼吸衰竭和 ARDS 患者。无重吸面罩带有储氧袋，在面罩和储氧袋之间有一单向阀，患者吸气时允许氧气进入面罩内，而呼气时避免呼出的废气进入储氧袋。面罩上还有数个呼气孔，并有单向皮瓣，允许患者在呼气时将呼出的废气出至空气中，并在吸气时阻止空气进入面罩内，因此，这种面罩的吸入氧分数最高，可达 90% 以上，常用于有严重低氧血症、呼吸状态极不稳定的Ⅰ型呼吸衰竭和 ARDS 患者。文丘里面罩能够提供准确的吸入氧分数，在面罩的底部与供养源之间有一调节器，可以准确控制进入面罩的空气量，并通过调节氧流量精确地控制空气与氧气混合的比例，因此能够按需要调节吸入氧分数，对于慢性阻塞性肺疾病引起的呼吸衰竭尤其使用。

②效果观察：氧疗过程中，应注意观察氧疗效果，如吸氧后呼吸困难缓解、心率减慢、发绀减轻，表示氧疗有效；如果意识障碍加深或呼吸过度表浅、缓慢，可能 $CO_2$ 潴留加重。应根据动脉血气分析结果和患者的临床表现，及时调整氧流量和浓度，保证氧疗效果，防止氧中毒和 $CO_2$ 麻醉。如通过普通面罩或无重复呼吸面罩进行高浓度氧疗后，不能有效地改善患者的低氧血症，应配合医生进行气管插管和机械通气。

③注意事项：氧疗时应注意保持吸入氧气的湿化，以免氧气干燥对呼吸道产生刺激作用，并促进气道黏液栓形成。输送氧气的导管、面罩、气管导管应妥善固定，使患者舒适；保持其清洁与通畅，定时更换消毒，防止交叉感染。向患者及家属说明氧疗的重要性，嘱其勿擅自停止吸氧或变动氧流量。

（3）促进有效通气：指导Ⅱ型呼吸衰竭的患者进行缩唇呼吸，通过腹式呼吸时膈肌的运动和缩唇呼吸促使气体均匀而缓慢的呼出，以减少肺内残气量，增加有效通气量，改善通气功能。

（4）用药护理：按医嘱及时准确给药，并观察疗效及不良反应。患者使用呼吸兴奋剂时应保持呼吸道通畅，适当提高氧浓度，静滴时速度不宜过快，注意观察呼吸频率、节律、神志变化以及动脉血气的变化，以便调整剂量。

（5）心理支持：呼吸衰竭及 ARDS 患者因呼吸困难、预感病情危重、可能危及生命，常会产生紧张焦虑的情绪，应根据患者的心理需求，通过语言、表情、手势等与患者交流，解释疾病的发展过程和积极配合治疗的重要性，鼓励患者树立战胜疾病的信心。

（6）病情监测：呼吸衰竭及 ARDS 患者需安置 ICU 进行严密监护，监测的内容包括：①呼吸状况：呼吸频率、节律及深度，使用呼吸机辅助呼吸情况，呼吸困难的程度。②缺氧及 $CO_2$ 潴留情况：观察有无发绀、球结膜水肿、肺部有无异常呼吸音及啰音。③循环状态：监测心率、心律及血压，必要时进行血流动力学检测。④意识状态及神经精神症状：观察有无肺性脑病的表现，如有异常及时通知医生。昏迷者应评估肌张力、腱反射、瞳孔及病理反射。⑤液体平衡状态：观察和记录每小时的液体出入量和尿量，有肺水肿的患者需适当保持负平衡。⑥实验室检查结果：监测生化检查和血气分析检查结果，了解电解质和酸碱平衡情况。

（7）配合抢救：备齐抢救物品及药品，发现病情严重时需及时配合抢救，赢得最佳抢救时机，提高成功率。同时做好家属的心理支持。

2. 清理呼吸道无效　与呼吸道感染、分泌物过多或黏稠、咳嗽无力及大量液体和蛋白质漏入肺泡有关。

（1）保持呼吸道通畅，促进痰液引流：呼吸衰竭及 ARDS 患者的呼吸道净化作用减弱，炎性分泌物增加、痰液黏稠，引起肺泡通气不足。在实施氧疗和改善通气之前，应采取各种措施，使呼吸道保持通畅。具体措施包括：①指导并协助患者进行有效的咳嗽、咳痰。②每 1 ~ 2h 翻身一次，并给予扣背，促进痰液排出。③病情严重、意识不清的患者因其口、咽、舌部肌肉松弛，咳嗽无力，分泌物黏稠不易咳出，导致呼吸道分泌物及舌后坠阻塞气道，应协助患者取仰卧位，头后仰，托起下颌，并用多孔导管经口进行机械吸引，清除口咽部分泌物，并能刺激咳嗽，有利于气道内的痰液咳出。如有气管插管或气管切开，则给予气管内吸痰，吸痰时应注意无菌操作，动作轻柔。严重 ARDS 患者使用 PEEP 后常会出现“PEEP 依赖”，如中断 PEEP，即使是吸痰时的短时间中断也会出现严重的低氧血症和肺泡内重新充满液体，此时需要更大的 PEEP 和较长的时间（常大于 30min）才能使患者恢复到吸痰前的血氧水平。

因此，应使用密闭系统进行吸痰和呼吸治疗，保持呼吸管道的连接状态，避免中断 PEEP。④饮水、服祛痰药和雾化吸入可湿化和稀释痰液，使痰液易于咳出或吸出。

（2）痰的观察及记录：注意观察痰液的性质、量、色、味及痰液的实验室检查结果，并及时记录。按医嘱及实验室检查要求正确留取痰标本。发现痰液量、色及黏稠度等发生变化或出现特殊气味，应及时与医生联系，以便调整治疗方案。

（3）应用抗生素的护理：按医嘱正确给予抗生素治疗，以控制肺部感染。密切观察药物的疗效与不良反应。

## 八、其他护理诊断

1. 低效型呼吸型态　与不能进行有效呼吸有关。
2. 焦虑　与呼吸窘迫、疾病危重及对环境和事态失去自主控制有关。
3. 自理缺陷　与严重缺氧、呼吸困难、机械通气有关。
4. 营养失调：低于机体需要量与气管插管和代谢增高有关。
5. 潜在并发症　误吸、呼吸机相关性肺炎、呼吸机相关肺损伤等。

## 九、健康教育

（1）疾病知识指导：向患者及家属讲解疾病的发生、发展和转归。

（2）呼吸锻炼的指导：教会患者有效咳嗽、咳痰技术，如缩唇呼吸、腹式呼吸、体位引流、拍背等方法，提高患者的自我护理能力，加速康复，延缓肺功能恶化。

（3）用药指导：出院时应将患者使用的药物、剂量、用法和注意事项告诉患者，并写在纸上交给患者以便需要时使用。指导并教会低氧血症的患者及家属学会合理的家庭氧疗方法及其注意事项。

（4）活动与休息：根据患者的具体情况指导患者制定合理的活动与休息计划，教会患者避免氧耗量较大的活动，并在活动过程中增加休息。

（5）合理安排膳食，加强营养。

（6）戒烟：避免吸入有害烟雾和刺激性气体。

（7）向家属讲解呼吸衰竭的征象及简单处理：若有气急、发绀加重等变化，应尽早就医。

# 第四章 心内科疾病护理

## 第一节 心内科常见症状护理

### 一、胸痛

**（一）定义**

胸痛是指胸部正中或偏侧作痛。胸痛是常见的急症之一，病因繁多，严重性悬殊极大，且常不与胸痛程度平行。心肌缺血、肺和胸膜疾病是急性胸痛常见的病因。

**（二）护理评估**

1. 病因及病史评估 胸痛常见的原因有：

（1）内脏缺血：心绞痛、急性心肌梗死、心肌病、肺梗死等。

（2）炎症：皮炎、非化脓性肋软骨炎、带状疱疹、肌炎、流行性肌痛、肺炎、胸膜炎、心肌炎、心包炎、纵隔炎、食管炎等。

（3）肿瘤：原发性肺癌、胸膜肿瘤、纵隔肿瘤、骨髓瘤、白血病等的压迫或浸润。

（4）其他原因：自发性气胸、胸主动脉瘤、夹层动脉瘤、过度换气综合征、肋间神经痛、胸壁损伤、肋骨骨折等。

（5）心脏神经官能症。

病史是辨别引起胸痛或胸部不适感原因的最重要方法。询问患者过去是否有胸痛及是否有与胸痛相关的疾病病史，了解心功能状态及胸痛或胸部不适感与气候、呼吸、咳嗽、体力劳动、情绪变化、饮食起居的关系。

心绞痛或心肌梗死引起的胸痛多位于心前区，胸骨后或剑突下，心绞痛有压榨感及窒息感，可因劳累、情绪紧张而诱发，休息可缓解；心肌梗死有濒死感，休息、含服硝酸甘油不缓解，持续时间长。

胸壁炎症性病变所致疼痛可伴有局部红、肿、热等表现，于呼吸时加重；自发性气胸常发生于剧烈咳嗽或用力过度时一侧胸部尖锐刺痛；肺梗死表现为突发性胸痛、呼吸困难和发绀；急性胸膜炎多为单侧性胸痛，呼吸或咳嗽时加重。

2. 症状评估

（1）评估胸痛的性质：如隐痛、压榨痛、闷胀性或窒息样疼痛。

（2）评估胸痛的部位：是局限性、左侧、右侧、心前区或胸骨后。

（3）评估胸痛的发作方式：为突然急性发作、缓慢发生、反复发作或持续性疼痛。

（4）评估胸痛持续的时间及影响因素：如几分钟或几小时，经休息和服药后是否好转。

（5）评估胸痛的程度：为轻微或剧烈。

（6）评估胸痛有无牵涉痛：如向左肩背部、颈部和后背部放射。

3. 相关因素评估

（1）评估胸痛伴随症状及体征：如咳嗽、咳痰、乏力、发热、心悸、呼吸急促等。

（2）评估胸痛时患者的生命征象的变化：如血压、脉搏、呼吸、体温等。

（3）评估各项检查结果：如实验室检查、X 线检查等。

（4）评估胸痛对日常生活的影响：如情绪改变、日常活动受限和工作受影响。

（5）评估各项治疗内容及其疗效。

### （三）护理措施

1. 一般护理措施

（1）建立相互信任的护患关系，认同患者陈述的疼痛，以倾听、陪伴、触摸来提供精神支持，并接受患者对疼痛的感受及反应。

（2）观察并记录疼痛的特征：包括疼痛的部位、发作的方式、程度、性质、开始时间、持续时间等。

（3）减少疼痛刺激：对身体疼痛部位的支撑，如垫好软枕、舒适的体位，正确的移动可预防不当姿势所致肌肉、韧带或关节牵扯引起的疼痛或加重疼痛。

（4）指导患者及家属有关减轻疼痛的方法：松弛技巧、自我暗示法、注意力分散法、引导想象法。

（5）遵医嘱应用药物治疗及吸氧以减轻疼痛。

（6）促进支持系统的功能：与家庭及单位支持系统沟通。

2. 胸痛的护理措施

（1）避免加重胸痛的因素

①协助保持舒适体位，以患者自觉舒适为宜。

②腹式呼吸可避免胸部病变部位受到刺激。

③咳嗽时用手或软枕轻轻按压胸部。

④使用各种方法协助和减轻患者咳嗽，如雾化吸入。必要时应使用镇咳药物。

⑤做好心理护理，使患者保持情绪稳定，减轻焦虑。

⑥尽量避免上肢过度伸展。

⑦避免一切引起胸腔压力增高的诱因。

⑧避免体力劳动及情绪激动，以免诱发心绞痛。

（2）协助患者遵从治疗计划，并评估其疗效。

## 二、心悸

### （一）定义

心悸是指患者自觉心跳或心慌，伴有心前区不适感。由各种原因引起的心动过速、心动过缓及心房颤动等心律失常，均易引起心悸。

正常情况下，人在静态或休息时不会感到自己的呼吸和心跳。如果在静态或休息状态下自觉心脏搏动并有不适感，则为心悸。此时，体格检查可发现心脏搏动增强、心率和心律变化，部分患者亦可正常。心悸是一种常见的临床症状，与患者的敏感性，以及心搏强度、速率或节律的变化有关。

### （二）护理评估

1. 病因评估

（1）病史询问：患者有无心慌、心跳、心惊、胸部跳蹦，甚至感到心脏跳到咽喉部等症状；有无与心悸发生有关的心脏病病史或其他疾病病史，了解心功能状态；心悸与气候、环境、体力劳动、情绪、饮食起居、服药的关系。

（2）体格检查：重点了解心脏大小、脉搏、心率、心律与心音的变化，各瓣膜区有无杂音，有无贫血体征，有无甲状腺肿大等。

（3）实验室及其他辅助检查：除血常规、血糖及儿茶酚胺浓度外，应特别注意心电图、甲状腺功能检查的结果。

通过上述病史询问、相关体格检查和实验室及其他辅助检查，判断患者有无心悸，确定其心悸的性质为功能性或器质性。

2. 心悸发作时间、部位、性质、程度及其伴随症状

（1）时间：自第一次发作至今有多长时间，心悸发作的频率，每次发作持续与间隔的时间，突发性、暂时性还是持续性等，一般器质性心脏病引起的持续时间较长。

（2）部位：多数患者心悸位于心前区，少部分位于心尖波动处或胸骨下等，极少数患者从心前区直至咽喉部。

（3）性质和程度：心悸为主观感觉，依个人感受不同，其程度差异也较大。有心律失常引起的心悸，在检查患者的当时其心律失常不一定存在，因此，务必让患者详细陈述其发生心悸当时的主观感觉，如心跳是过快还是过慢、有无不规则样感觉等，帮助鉴别快速型或慢速型心律失常。

（4）伴随症状：心悸是否有前驱症状或伴有胸痛、呼吸困难、头晕、发热等症状，确定心悸的病因。

3. 目前诊断和治疗的情况　引起心悸的原因很多，其性质可能是功能性的，也可能是器质性的，诊断和治疗也会存在很大差异，应仔细询问患者目前的诊断和用药情况，有无采用电学方法（如电复律、人工心脏起搏）、外科手术或其他治疗方法，疗效如何等。

4. 评估心悸对患者的影响　重点是评估患者目前的睡眠、工作和日常生活有无因心悸而改变，其程度如何，以及有无与心悸有关的情绪改变等。

**（三）护理措施**

1. 病情观察　注意心悸发生的时间、性质、程度、诱发或使其减轻的因素，以及呼吸困难、胸痛、晕厥等伴随症状的变化，重点观察心脏的体征，尤其是心率、心律的变化。监测心电图的变化及各相关检查的结果。

2. 心理护理　建立相互信任的护患关系，倾听患者的述说，了解患者的心理状态和心理需求，给予患者必要的精神安慰，解除紧张、焦虑的情绪，增强安全感和治疗的信心。对神经症患者更应关心。此外，舒适、安静的环境，有利于患者身心放松。

3. 控制诱发因素　包括限制饮酒、吸烟、饮用刺激性饮料；调整运动强度、工作压力和环境刺激；避免寒冷、刺激性谈话及电视或电影等。

4. 减轻症状

（1）休息：原则上根据心悸原发病的轻重、心功能不全的程度，决定如何休息。严重心律失常（阵发性室上性心动过速，多发、多源、连发的室性期前收缩伴 Ront 现象，Ⅱ度和Ⅲ度房室传导阻滞，发作频繁的窦性停搏等）者应卧床休息，直到心悸好转后再逐渐起床活动。心功能 3 级及以上者，应以绝对卧床休息为主。

（2）体位：心悸明显者卧床时应避免左侧卧位，因左侧卧位较易感觉到心悸；器质性心脏病伴心功能不全者，为减少回心血量和减轻心悸，宜取半坐卧位。衣服宜宽松，以免患者因衣服的束缚而使心悸加重。

（3）吸氧：对心律失常尤其是严重心律失常者，或器质性心脏病引起的心悸伴气急、不能平卧、发绀者，可行面罩或鼻导管吸氧，以增加重要脏器的氧供，提高血氧浓度，改善患者的自觉症状。

5. 饮食　器质性心脏病所致心悸者，应给予少盐、易消化饮食，少量多餐，以减轻水肿及心脏前负荷；多食富含维生素的水果、蔬菜，以利于心肌代谢，防止低钾；控制总热量，以降低新陈代谢，减轻心脏负担；避免饱餐，因饱餐可诱发室性期前收缩、阵发性室上性心动过速等心律失常，加重心悸。

6. 排便护理　养成良好排便习惯，防止便秘发生；适当增加全身运动量，增加直肠血供及肠蠕动，以利排便；做好腹部按摩或仰卧起坐运动，锻炼膈肌、腹肌和提肛肌力，促进排便；避免过久过度无效排便，导致心脏不适、脱肛、痔疮等。

7. 药物治疗的护理　抗心律失常药、强心药、利尿药、扩血管药、降血压药、肾上腺糖皮质激素、抗生素、抗甲状腺药等被用于治疗不同原因的心悸患者。护士应掌握上述药物的药理机制、使用方法和不良反应，用于指导药物疗效和不良反应的观察。

8. 特殊治疗的护理　对做心电监护、床旁血流动力学监测、电复律、人工心脏起搏等特殊检查和治疗的患者，必须做好相应的护理。

9. 健康教育

（1）指导患者正确描述症状，如心悸的时间、性质、程度、伴随症状、诱发或使症状减轻的因素等。

（2）应向患者说明心悸的原因和发生机制，避免过度劳累、精神刺激、情绪激动、饮酒、饮用咖啡和浓茶等可能诱发或加重心悸的因素。

（3）遵照医嘱用药，定期门诊随访。

## 三、心源性呼吸困难

### （一）定义

呼吸困难（dyspnea），是指患者主观感到空气不足、呼吸费力，客观上表现为呼吸运动用力，严重时可出现张口呼吸、鼻翼翕动、端坐呼吸，甚至发绀，辅助呼吸肌参与活动，并伴有呼吸频率、深度与节律的改变。全身重要脏器疾病常伴有呼吸困难。心源性呼吸困难（cardiac dyspnea），又称气促或气急，是患者在休息和轻体力活动中自我感觉到的呼吸异常。循环系统疾病引起的呼吸困难最常见的病因是左心衰竭，也可出现于右心衰竭、心肌病、心包炎、心脏压塞时。由左心衰竭所致的呼吸困难较为严重。

### （二）护理评估

1. 病史　询问患者有无心血管疾病、肺部疾病、神经精神性疾病、血液系统疾病及中毒症状等。呼吸困难发生与发展的特点，呼吸困难的表现形式或严重程度，引起呼吸困难的体力活动类型，睡眠情况，何种方法可使呼吸困难减轻，是否有咳嗽、咳痰、咯血、乏力等伴随症状。

2. 症状与体征的评估

（1）评估呼吸频率、节律、深度；脉搏；血压；意识状况；面容与表情；营养状况；体位；皮肤黏膜有无水肿、发绀；颈静脉有无怒张。

（2）胸部体征：两侧肺部是否可闻及湿啰音或哮鸣音，啰音的分布是否可随体位而改变。

（3）心脏检查：心脏有无扩大，心率、心律、心音有无改变，有无奔马律。

3. 相关因素评估

（1）实验室检查：评估血氧饱和度、血气分析，判断患者缺氧程度及酸碱平衡状况。

（2）肺部X线检查：有助于判断肺瘀血、肺水肿或肺部感染的严重程度，有无胸腔积液或心包积液。

（3）评估呼吸困难对患者生理心理的影响：是否影响睡眠；随着呼吸困难的逐步加重，对日常生活和机体活动耐力的影响，能否生活自理；患者是否有精神紧张和焦虑不安甚至悲观绝望。

### （三）护理措施

1. 调整体位　宜采取半卧位或坐位，尤其夜间睡眠应保持半卧位，以改善呼吸和减少回心血量。发生左心衰竭时，应迅速保持其两腿下垂坐位及给予其他对症措施；避免臂、肩、骶、膝部受压或滑脱，可用枕或软垫支托。可让患者伏于床旁桌上保持半卧位。

2. 氧疗　吸氧可增加血氧浓度，改善组织缺氧，减轻呼吸困难。给予氧气间断或持续吸入，根据缺氧程度调节氧流量，根据病情选择合适的湿化液。

3. 活动与休息　患者应尽量减少活动和不必要的谈话，以减少耗氧量，从而减轻呼吸困难。保持环境干净、整洁、空气流通，患者衣服宽松，盖被松软，减轻憋闷感；提供适合的温度和湿度，有利于患者的放松和休息。呼吸困难加重时，加强生活护理，照顾其饮食起居，注意口腔护理，协助大、小便等，以减轻心脏负荷。

4. 心理护理　多巡视、关心患者，经常和患者接触，了解其心理动态。鼓励患者充分表达自己的感受。告知患者通过避免诱因，合理用药可以控制病情继续进展，缓解症状；相反，焦虑不利于呼吸困难的改善，甚至加重病情。以安慰和疏导，稳定患者情绪，降低其交感神经的兴奋性，使患者心率减慢、心肌耗氧量减少而减轻呼吸困难。

5. 密切观察病情　如观察呼吸困难有无改善，皮肤发绀是否减轻，血气分析结果是否正常。及时发现病情变化，尤其需加强夜间巡视和床旁安全监护。

6. 遵医嘱用药　如给予抗心衰、抗感染等药物治疗，观察药物的不良反应。用药的目的是改善肺泡通气。静脉输液时严格控制滴速，通常是 20 ～ 30 滴 /min，防止诱发急性肺水肿。准确记录出入量，以了解体液平衡情况。

## 四、心源性水肿

### （一）定义

当人体血管外组织间隙体液积聚过多时称为水肿（edema）。心源性水肿是指由于各种心脏病所致的心功能不全引起体循环静脉瘀血，使机体组织间隙有过多的液体积聚。心源性水肿最常见的病因是右心衰竭或全心衰竭，也可见于渗出性心包炎或缩窄性心包炎。其特点是早期出现在身体低垂部位，如卧床患者的背骶部或非卧床患者的胫前、足踝部，用指端加压水肿部位，局部可出现凹陷，称为压陷性水肿。重者可延及全身，出现胸腔积液、腹腔积液。

### （二）护理评估

1. 病因或诱发因素评估　从既往病史中了解水肿的原因，如有无心脏病，是否伴活动后心悸、呼吸困难、不能平卧等。

2. 症状与体征的评估

（1）检查水肿的部位、范围、程度，压之是否凹陷，水肿部位皮肤是否完整。

（2）测量血压、脉搏、呼吸、体重、腹围等反映机体液体负荷量的项目，短时间内体重的骤然增加，也提示组织间隙有水钠潴留的可能。

（3）与水肿原发疾病有关的体征：如有无心脏杂音、颈静脉充盈、肝颈静脉回流征阳性、肝大、脾大等，注意有无胸腔积液体征、腹腔积液体征。

3. 相关因素评估

（1）根据水肿的特点，评估水肿与饮食、体位及活动的关系，导致水肿的原因，饮水量、摄盐量、尿量等。

（2）患者目前休息状况，用药名称、剂量、时间、方法及其疗效。

（3）实验室及其他检查：了解患者有无低蛋白血症及电解质紊乱。

（4）评估患者目前的心理状态：是否因水肿引起躯体不适和形象改变而心情烦躁，或因病情反复而失去信心。

### （三）护理措施

1. 休息与体位　嘱患者多卧床休息，下肢抬高，伴胸腔积液或腹腔积液的患者宜采取半卧位。

2. 饮食护理　给予低盐、高蛋白、易消化的饮食。根据心功能不全程度和利尿治疗的效果限制钠盐。应向患者和家属说明钠盐与水肿的关系，告诉他们限制钠盐和养成清淡饮食习惯的重要性，注意患者口味和烹调技巧以促进食欲。根据病情适当限制液体摄入量。

3. 维持体液平衡

（1）观察尿量和体重的变化。

（2）严重水肿且利尿效果不佳时，每日进液量控制在前一天尿量加 500mL 左右。

（3）输液时应根据血压、心率、呼吸情况调节和控制滴数，以 20 ～ 30 滴 /min 为宜。

4. 皮肤护理

（1）保持床单清洁、平整、干燥。给患者翻身、使用便盆时动作轻巧，无强行推、拉，防止擦伤皮肤。定时协助和指导患者更换体位，严重水肿者可使用气垫床，预防压疮的发生。

（2）水肿局部血液循环不良，皮肤抵抗力低，感觉迟钝，破损后易感染，注意防护。

（3）用热水袋保暖时，水温不宜太高（＜ 50℃），用毛巾包裹避免烫伤。

（4）肌内注射时应严密消毒皮肤并做深部肌内注射，拔针后用无菌棉球按压避免药液外渗，如有外渗，用无菌敷料包扎。

（5）对水肿明显的部位如骶、踝、足跟等处适当予以抬高，避免长时间受压。

（6）保持会阴部皮肤清洁、干燥，男患者可用托带支托阴囊。

（7）经常观察水肿部位及其他受压处皮肤有无发红、破溃现象；一旦发生压疮，积极按压疮进行处理。

5. 用药护理　遵医嘱使用利尿剂，观察用药后的尿量、体重变化及水肿消退情况，监测药物不良反应及有无电解质紊乱，观察有无低钠、低钾的症状。合理安排用药时间，利尿剂不宜晚间服用，以免夜间因排尿影响患者睡眠。

6. 病情观察　准确记录24h液体出入量，每天用同一台体重秤、在同一时间测量患者体重。注意水肿的分布及程度变化，必要时测量腹围和下肢周径，了解腹腔积液和下肢水肿的消退情况，判断病情发展及对药物治疗的反应。

7. 其他　给予患者及其家人以心理支持，鼓励其坚持治疗，保持积极乐观的心态。

## 五、心源性晕厥

### （一）定义

心源性晕厥是指由于心排血量突然骤减、中断或严重低血压而引起一过性脑缺血、缺氧，表现为突发的短暂意识丧失。

### （二）护理评估

1. 病史　向患者询问发作前有无诱因及先兆症状，发作的频率。有无器质性心脏病或其他疾病史，有无服药、外伤史。了解发作时的体位、晕厥持续时间、伴随症状等。

2. 病因评估　通常病因包括严重心律失常和器质性心脏病。常见原因如下。

（1）心律失常：严重的窦性心动过缓、房室传导阻滞、心脏的停搏、阵发性室性心动过速等。

（2）心脏瓣膜病：严重的主动脉狭窄。

（3）心肌梗死。

（4）心肌疾病：梗阻性肥厚型心肌病。

（5）心脏压塞。

（6）其他：左房黏液瘤、二尖瓣脱垂等。

3. 症状与体征的评估

（1）检查患者的生命体征、意识状态，有无面色苍白或发绀，有无心率、心律变化及心脏杂音。

（2）倾听患者晕厥发生前和苏醒后的主诉，有无头晕、心悸等。

（3）肢体活动能力，有无外伤。

4. 相关因素评估

（1）实验室及其他检查：心电图、动态心电图、超声心电图等有助于判断晕厥的原因。

（2）晕厥发生时患者周围环境，看空气是否流通，是否人多嘈杂等，排除外界环境因素。

（3）评估当时周围环境是否安全、是否有利于施救。

（4）评估患者对晕厥发作的心理反应，是否有恐惧、沮丧的心情。

### （三）护理措施

1. 发作时的护理　立即平躺于空气流通处，将头部放低，同时松解衣领，注意保暖。尽可能改善脑供血，促使患者较快清醒。

2. 休息与活动　晕厥发作频繁的患者应卧床休息，加强生活护理。嘱患者应避免单独外出，防止意外。

3. 避免诱发因素　嘱患者避免剧烈活动、情绪激动或紧张、快速改变体位等，改善闷热、通风不良的环境，防止晕厥发生。一旦有头晕、黑蒙等先兆时立即平卧，以免摔伤。

4. 遵医嘱给予治疗　如心率显著缓慢的患者可予阿托品、异丙肾上腺素等药物或配合人工心脏起搏治疗；对其他心律失常患者可予抗心律失常药物。建议主动脉瓣狭窄、肥厚型心肌病患者有手术指征时尽早接受手术或其他治疗。

5. 心理护理　耐心进行病情解释，宽慰患者，使其精神放松。

# 第二节 心力衰竭

在致病因素作用下，心功能必将受到不同程度的影响，即为心功能不全（heart insufficiency）。在疾病的早期，机体能够通过心脏本身的代偿机制以及心外的代偿措施，可使机体的生命活动处于相对恒定状态，患者无明显的临床症状和体征，此为心功能不全的代偿阶段。心力衰竭（heart failure），简称心衰，又称充血性心力衰竭，一般是指心功能不全的晚期，属于失代偿阶段，是指在多种致病因素作用下，心脏泵功能发生异常变化，导致心排血量绝对减少或相对不足，以致不能满足机体组织细胞代谢需要，患者有明显的临床症状和体征的病理过程。常见心力衰竭分类见图 4-1。

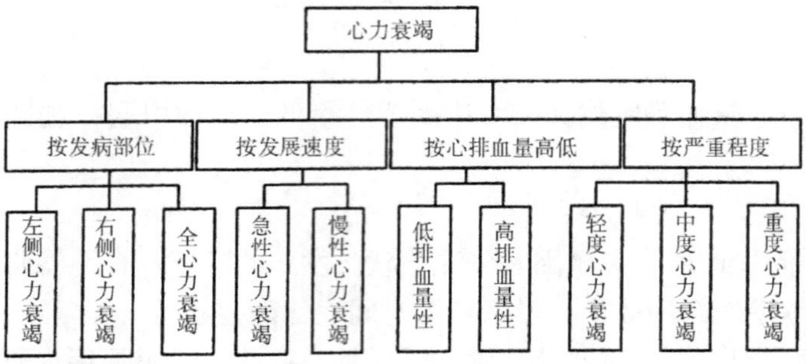


**图 4-1 常见心力衰竭的分类**

近年来，很多学者将心力衰竭按危险因素和终末等级进行了分类，并指出新的治疗方式可以改善患者的生活质量。

A 和 B 阶段指患者缺乏心力衰竭早期征象或症状，但存在有风险因素或心脏的异常，这些可能包括心脏形态和结构上的改变。

C 阶段指患者目前或既往有过心力衰竭的症状，如气短等。

D 阶段指患者目前有难治性心力衰竭，并适于进行特殊的进阶治疗，包括心脏移植。

## 一、病因与发病机制

### （一）病因

1. 基本病因 心力衰竭的关键环节是心排血量的绝对减少或相对不足，而心排血量的多少与心肌收缩性的强弱、前负荷和后负荷的高低以及心率的快慢密切相关。因此，凡是能够减弱心肌收缩性、使心脏负荷过度和引起心率显著加快的因素均可导致心力衰竭的发生。

2. 诱因

（1）感染：呼吸道感染为最多，其次是风湿热。女性患者中泌尿道感染亦常见。亚急性感染性心内膜炎也常诱发心力衰竭。

（2）过重的体力劳动或情绪激动。

（3）钠盐摄入过多。

（4）心律失常：尤其是快速性心律失常，如阵发性心动过速、心房颤动等。

（5）妊娠分娩。

（6）输液（特别是含钠盐的液体）或输血过快或过量。

（7）洋地黄过量或不足。

（8）药物作用：如利舍平类、胍乙啶、维拉帕米、奎尼丁、肾上腺皮质激素等。

（9）其他：出血和贫血、肺栓塞、室壁膨胀瘤、心肌收缩不协调，乳头肌功能不全等。

### （二）发病机制

心脏有规律的协调的收缩与舒张是保障心排血量的重要前提，其中收缩性是决定心排血量的最关键因素，也是血液循环动力的来源。因此，心力衰竭发病的中心环节，主要是收缩性减弱，但也可见于舒张功能障碍，或二者兼而有之。心肌收缩性减弱的基本机制包括：①心肌结构破坏，导致收缩蛋白和调节蛋白减少。②心肌能量代谢障碍。③心肌兴奋 – 收缩耦联障碍。④肥大心肌的不平衡生长。

## 二、临床表现与诊断

### （一）临床表现

1. 症状和体征　心力衰竭的临床表现与左右心室或心房受累有密切关系。左侧心力衰竭的临床特点主要是由于左心房和（或）左心室衰竭引起肺瘀血、肺水肿；右侧心力衰竭的临床特点是由于右心房和（或）右心室衰竭引起体循环静脉瘀血和钠水潴留。发生左侧心力衰竭后，右心也常相继发生功能损害，最终导致全心心力衰竭。出现右侧心力衰竭后，左心衰竭的症状可有所减轻。

2. 辅助检查

（1）X 线：左侧心力衰竭可显示心影扩大，上叶肺野内血管纹理增粗，下叶血管纹理细，有肺静脉内血液重新分布的表现，肺门阴影增大，肺间质水肿引起肺野模糊，在两肺野外侧可见水平位的 Kerley B 线。

（2）心脏超声：利用心脏超声可以评价瓣膜、心腔结构、心室肥厚以及收缩和舒张功能等心脏完整功能参数。其对心室容积的测定、收缩功能和局部室壁运动异常的检出结果可靠。可检测射血分数，心脏舒张功能。

（3）血流动力学监测：除二尖瓣狭窄外，肺毛细血管楔嵌压的测定能间接反应左房压或左室充盈压，肺毛细血管楔嵌压的平均压，正常值为 $< 1.6$kPa（12mmHg）。

（4）心脏核素检查：心血池核素扫描为评价左和右室整体收缩功能以及心肌灌注提供了简单方法。利用核素技术可以评价左室舒张充盈早期相。

（5）吸氧运动试验：运动耐量有助于评价其病情的严重性并监测其进展。运动时最大氧摄入量和无氧代谢阈（AT）。

### （二）诊断

1. 急性心力衰竭（AHF）　AHF 的诊断主要依靠症状和体征，辅以适当的检查，如心电图、胸部 X 线、生化标志物和超声心动图。

2. 慢性心力衰竭

（1）收缩性心力衰竭（SHF）：多指左侧心力衰竭，主要判定标准为心力衰竭的症状、左心腔增大、左心室收缩末容量增加和左室射血分数（LVEF）$\leq 40\%$。近年研究发现 BNP 在心力衰竭诊断中具有较高的临床价值，其诊断心力衰竭的敏感性为 94%，特异性为 95%，为心力衰竭的现代诊断提供重要的方法。

（2）舒张性心力衰竭（DHF）：是指以心肌松弛性、顺应性下降为特征的慢性充血性心力衰竭，往往发生于收缩性心力衰竭前，约占心力衰竭总数的 1/3，欧洲心脏病协会于 1998 年制定了原发性 DHF 的诊断标准，即必须具有以下 3 点：①有充血性心力衰竭的症状和体征。② LVEF $\geq 45\%$。③有左心室松弛、充盈、舒张期扩张度降低或僵硬度异常的证据。这个诊断原则在临床上往往难以做到，因此 Zile 等经过研究认为只要患者满足以下 2 项就可以诊断为 DHF：①有心力衰竭的症状和体征。② LVEF>50%。

## 三、治疗原则

### （一）急性心力衰竭

治疗即刻目标是改善症状和稳定血流动力学状态。

### （二）慢性心力衰竭

慢性心力衰竭治疗原则：去除病因；减轻心脏负荷；增强心肌收缩力；改善心脏舒张功能；支持疗法与对症处理。治疗目的：纠正血流动力学异常，缓解症状；提高运动耐量，改善生活质量；防治心肌损害进一步加重；降低病死率。

1. 防治病因及诱因　如能应用药物和手术治疗基本病因，则心力衰竭可获改善。如高血压心脏病的降压治疗，心脏瓣膜病及先天性心脏病的外科手术矫治等。避免或控制心力衰竭的诱发因素，如感染，心律失常，操劳过度及甲状腺功能亢进纠正甲状腺功能。

2. 休息　限制其体力活动，以保证有充足的睡眠和休息。较严重的心力衰竭者应卧床休息。

3. 控制钠盐摄入　减少钠盐的摄入，可减少体内水潴留，减轻心脏的前负荷，是治疗心力衰竭的重要措施。在大量利尿的患者，可不必严格限制食盐。

4. 利尿药的应用　可作为基础用药。控制心力衰竭体液潴留的唯一可靠方法。应该用于所有伴有体液潴留的、有症状的心力衰竭患者。但对远期存活率、死亡率的影响尚无大宗试验验证；多与一种ACEI类或 β 受体阻滞药合用。旨在减轻症状和体液潴留的表现。

5. 血管扩张药的应用　是通过减轻前负荷和（或）后负荷来改善心脏功能。应用小动脉扩张药如肼屈嗪等，可以降低动脉压力，减少左心室射血阻力，增加心排血量。

6. 洋地黄类药物的应用　洋地黄可致心肌收缩力加强，可直接或间接通过兴奋迷走神经减慢房室传导。能改善血流动力学，提高左室射血分数，提高运动耐量，缓解症状；降低交感神经及肾素－血管紧张素—醛固酮（R–A–A）活性，增加压力感受器敏感性。地高辛为迄今唯一被证明既能改善症状又不增加死亡危险的强心药，地高辛对病死率呈中性作用。

7. 非洋地黄类正性肌力药物　虽有短期改善心力衰竭症状作用，但对远期病死率并无有益的作用。研究结果表明不但不能使长期病死率下降，其与安慰剂相比反而有较高的病死率。

8. 血管紧张素转换酶抑制药（ACEI类）　其作为神经内分泌拮抗药之一已广泛用于临床。可改善血流动力学，直接扩张血管；降低肾素、血管紧张素Ⅱ（Ang Ⅱ）及醛固酮水平，间接抑制交感神经活性；纠正低血钾、低血镁，降低室性心律失常危险，减少心脏猝死（SCD）。

9. β 受体阻滞药　其作为神经内分泌阻断药的治疗地位日显重要。21 世纪慢性心力衰竭的主要药物是 β 受体阻滞药。可拮抗交感神经及R–A–A活性，阻断神经内分泌激活；减缓心肌增生、肥厚及过度氧化，延缓心肌坏死与凋亡；上调 $\beta_1$ 受体密度，介导信号传递至心肌细胞；通过减缓心率而提高心肌收缩力；改善心肌松弛，增强心室充盈；提高心电稳定性，降低室性心律失常及猝死率。

## 四、常见护理问题

### （一）有急性左侧心力衰竭发作的可能

1. 相关因素　左心房和（或）左心室衰竭引起肺瘀血、肺水肿。

2. 临床表现　突发呼吸困难，尤其是夜间阵发性呼吸困难明显，患者不能平卧，只能端坐呼吸。呼吸急促、频繁，可达 30 ~ 40 次 /min，同时患者有窒息感，面色灰白、口唇发绀、烦躁不安、大汗淋漓、皮肤湿冷、咳嗽，咳出浆液性泡沫痰，严重时咳出大量红色泡沫痰，甚至出现呼吸抑制、窒息、神志障碍、休克、猝死等。

3. 护理措施　急性左侧心力衰竭发生后的急救口诀：坐位下垂降前荷，酒精高氧吗啡静，利尿扩管两并用，强心解痉激素添。

### （二）心排血量下降

1. 相关因素　与心肌收缩力降低、心脏前后负荷的改变、缺氧有关。

2. 临床表现　左、右侧心力衰竭常见的症状和体征均可出现。

3. 护理措施

（1）遵医嘱给予强心、利尿、扩血管药物，注意药效和观察不良反应。

（2）保持最佳体液平衡状态：遵医嘱补液，密切观察效果；限制液体和钠的摄入量；根据病情控制输液速度，一般每分钟 20 ~ 30 滴。

（3）根据病情选择适当的体位。

（4）根据患者缺氧程度予（适当）氧气吸入。

（5）保持患者身体和心理上得到良好的休息：限制活动减少氧耗量；为患者提供安静舒适的环境，限制探视。

（6）必要时每日测体重，记录 24h 尿量。

**（三）气体交换受损**

1. 相关因素　与肺循环瘀血，肺部感染，及不能有效排痰与咳嗽相关。

2. 临床表现

（1）劳力性呼吸困难、端坐呼吸、发绀（是指毛细血管血液内还原斑红蛋白浓度超过50g/L，是指皮肤、黏膜出现青紫的颜色，以口唇、舌、口腔黏膜、鼻尖、颊部、耳垂和指、趾末端最为明显）。

（2）咳嗽、咳痰、咯血。

（3）呼吸频率、深度异常。

3. 护理措施

（1）休息：为患者提供安静、舒适的环境，保持病房空气新鲜，定时通风换气。

（2）体位：协助患者取有利于呼吸的卧位，如高枕卧位、半坐卧位、端坐卧位。

（3）根据患者缺氧程度给予（适当）氧气吸入。

（4）咳嗽与排痰方法：协助患者翻身、拍背，利于痰液排出，保持呼吸道通畅。

（5）教会患者正确咳嗽、深呼吸与排痰方法：屏气 3 ~ 5s，用力地将痰咳出来，连续 2 次短而有力地咳嗽。

①深呼吸：首先，患者应舒服地斜靠在躺椅或床上，两个膝盖微微弯曲，垫几个枕头在头和肩部后作为支撑，这样的深呼吸练习，也可以让患者坐在椅子上，以患者的手臂做支撑。其次，护理者将双手展开抵住患者最下面的肋骨，轻轻地挤压，挤压的同时，要求患者尽可能地用力呼吸，使肋骨突起，来对抗护理者手的挤压力。

②年龄较大的心力衰竭患者排痰姿势：年龄较大、排痰困难的心衰患者，俯卧向下的姿势可能不适合他们，因为这样可能会压迫横膈膜，使得呼吸发生困难。可采取把枕头垫得很高，患者身体侧过来倚靠在枕头上，呈半躺半卧的姿势，这样将有助于患者排痰。

（6）病情允许时，鼓励患者下床活动，以增加肺活量。

（7）呼吸状况监测：呼吸频率、深度改变，有无呼吸困难、发绀。血气分析、血氧饱和度改变。

（8）向患者或家属解释预防肺部感染方法：如避免受凉、避免潮湿、戒烟等。

**（四）体液过多**

1. 相关因素　与静脉系统瘀血致毛细血管压增高，R-A-A 系统活性和血管加压素水平，升高使水、钠潴留，饮食不当相关。

2. 临床表现

（1）水肿：表现为下垂部位如双下肢水肿，为凹陷性，起床活动者以足、踝内侧和胫前部较明显。仰卧者则表现为骶部、腰背部、腿部水肿，严重者可发展为全身水肿，皮肤绷紧而光亮。

（2）胸腔积液：全心心力衰竭者多数存在，右侧多见，主要与体静脉压增高及胸膜毛细血管通透性增加有关。

（3）腹腔积液：多发生在心力衰竭晚期，常合并有心源性肝硬化，由于腹腔内体静脉压及门静脉压增高引起。

（4）尿量减少，体重增加。

（5）精神差，乏力，焦虑不安。

（6）呼吸短促，端坐呼吸。

3. 护理措施

（1）水肿程度的评估：每日称体重，一般在清晨起床后排空大小便而未进食前穿同样的衣服、用同样的磅秤测量。如 1 ~ 2d 内体重快速增加，应考虑是否有水潴留，可增加利尿药的用量，应用利尿药后尿量明显增加，水肿消退。体重下降至正常时，体重又称干体重。同时为患者记出入水量。在急性期出量大于入量，出入量的基本平衡，有利于防止或控制心力衰竭。出量为每日全部尿量、大便量、引流量，同时加入呼吸及皮肤蒸发量 600 ~ 800mL。入量为饮食、饮水量、水果、输液等，每日总入量为 1 500 ~ 2 000mL。

（2）体位：尽量抬高水肿的双下肢，以利于下肢静脉回流，减轻水肿的程度。

（3）饮食护理：予低盐、高蛋白饮食，少食多餐。按病情限制钠盐及水分摄入，重度水肿盐摄入量为1g/d、中度水肿3g/d、轻度水肿5g/d；还要控制含钠高的食物摄入，如腊制品、发酵的点心、味精、酱油、皮蛋、方便面、啤酒、汽水等。每日的饮水量通常一半量在用餐时摄取，另一半量在两餐之间摄入，必要时可给患者行口腔护理，以减轻口渴感。

（4）用药护理：应用强心苷和利尿药期间，监测水、电解质平衡情况，及时补钾。控制输液量和速度。

（5）保持皮肤清洁干燥，保持衣着宽松舒适，床单、衣服干净平整。观察患者皮肤水肿消退情况，定时更换体位，避免水肿部位长时间受压，避免在水肿明显的下肢行静脉输液，防止皮肤破损和压疮形成。

**（五）活动无耐力**

1. 相关因素　与心排血量减少，组织缺血、缺氧及胃肠道瘀血引起食欲缺乏、进食减少有关。

2. 临床表现

（1）生活不能自理。

（2）活动持续时间短。

（3）主诉疲乏、无力。

3. 护理措施

（1）评估心功能状态。

（2）设计活动目标与计划，以调节其心理状况，促进活动的动机和兴趣。让患者了解活动无耐力原因及限制活动的必要性，根据心功能决定活动量。

（3）循序渐进为原则，逐渐增加患者的活动量，避免使心脏负荷突然增加。

（4）注意监测活动时患者心率、呼吸、面色、发现异常立即停止活动。

（5）在患者活动量允许范围内，止患者尽可能自理，为患者自理活动提供方便条件。①将患者的常用物品放置在患者容易拿到的地方。②及时巡视病房，询问患者有无生活需要，及时满足其需求。③教会患者使用节力技巧。

（6）教会患者使用环境中的辅助设施，如床栏，病区走廊内、厕所内的扶手等，以增加患者的活动耐力。

（7）根据病情和活动耐力限制探视人次和时间。

（8）间断或持续鼻导管吸氧，氧流量 2 ～ 3L/min，严重缺氧时 4 ～ 6L/min 为宜。

**（六）潜在并发症——电解质紊乱**

1. 相关因素

（1）全身血流动力学、肾功能及体内内分泌的改变。

（2）交感神经张力增高与 R–A–A 系统活性增高的代偿机制对电解质的影响。

（3）心力衰竭使 $Na^{+}$–$K^{+}$–ATP 酶受抑制，使离子交换发生异常改变。

（4）药物治疗可影响电解质：①袢利尿药及噻嗪类利尿药可导致低钾血症、低钠血症和低镁血症。②保钾利尿药如螺内酯可导致高钾血症。③血管紧张素转换酶抑制药（ACEI）可引起高钾血症，尤其肾功能不全的患者。

2. 临床表现

（1）低钾血症：轻度乏力至严重的麻痹性肠梗阻、肌肉麻痹、心电图的改变（T 波低平、U 波）、心律失常，并增加地高辛的致心律失常作用。

（2）低钠血症：轻度缺钠的患者可有疲乏、无力、头晕等症状，严重者可出现休克、昏迷，甚至死亡。

（3）低镁血症：恶心，呕吐，乏力，头晕，震颤，痉挛，麻痹，严重低镁可导致房性或室性心律失常。

（4）高钾血症：乏力及心律失常。高钾血症会引起致死性心律失常，出现以下 ECG 改变：T 波高尖；P–R 间期延长；QRS 波增宽。

3. 护理措施

（1）密切监测患者的电解质，及时了解患者的电解质变化，尤其是血钾、血钠和血镁。

（2）在服用利尿药、ACEI 等药物期间，密切观察患者的尿量和生命体征变化，观察患者有无因电解质紊乱引起的胃肠道反应、神志变化、心电图改变。

（3）一旦出现电解质紊乱，应立即报告医生，给予相应的处理

①低钾血症：停用排钾利尿药及洋地黄制剂；补充钾剂，通常应用 10% 枸橼酸钾口服与氯化钾静脉应用均可有效吸收。传统观念认为严重低钾者可静脉补钾，静滴浓度不宜超过 40mmol/L，速度最大为 20mmol/h（1.5g/h），严禁用氯化钾溶液直接静脉推注。但新的观点认为在做好患者生命体征监护的情况下，高浓度补钾也是安全的。

高浓度静脉补钾有如下优点：能快速、有效地提高血钾的水平，防止低钾引起的心肌应激性及血管张力的影响；高浓度静脉补钾避免了传统的需输注大量液体，从而减轻了心脏负荷，尤其适合于心力衰竭等低钾血症患者。

高浓度补钾时的护理：①高浓度静脉补钾必须在严密的监测血清钾水平的情况下和心电监护下进行，需每 1 ~ 2h 监测 1 次血气分析，了解血清钾水平并根据血钾提高的程度来调整补钾速度. 一般心力衰竭患者血钾要求控制在 4.0mmol/L 以上，>45mmol/L 需停止补钾。②严格控制补钾速度，最好用微泵调节，速度控制在 20mmol/h 以内，补钾的通道严禁推注其他药物，避免因瞬间通过心脏的血钾浓度过高而致心律失常。③高浓度静脉补钾应在中心静脉管道内输注，严禁在外周血管注射，因易刺激血管的血管壁引起剧痛或静脉炎。④补钾期间应监测尿量 >30mL/h，若尿量不足可结合中心静脉压（CVP）判断血容量，如为血容量不足应及时扩容使尿量恢复。⑤严密观察心电图改变，了解血钾情况，如 T 波低平，ST 段压低，出现 U 波，提示低钾可能，反之 T 波高耸则表示有高钾血症的可能。⑥补钾的同时也应补镁，因为细胞内缺钾的同时多数也缺镁，且缺镁也易诱发心律失常，甚至有人认为即使血镁正常也应适当补镁，建议监测血钾的同时也监测血镁的情况。

②低钠血症：稀释性低钠血症患者对利尿药的反应很差，血浆渗透压低，因此选用渗透性利尿药甘露醇利尿效果要优于其他利尿药，联合应用强心药和袢利尿药。甘露醇 100 ~ 250mL 需缓慢静滴，一般控制在 2 ~ 3h 内静滴，并在输注到一半时应用强心药（毛花苷 C），10 ~ 20min 后根据患者情况静脉注射呋塞米 100 ~ 200mg。

真性低钠血症利尿药的效果很差。应当采用联合应用大剂量袢利尿药和输注小剂量高渗盐水的治疗方法。补钠的量可以参照补钠公式计算。

补钠量（g）=（142mmol/L－实测血清钠）×0.55× 体重（kg）/17

根据临床情况，一般第 1d 输入补充钠盐量的 1/4 ~ 1/3，根据患者的耐受程度及血清钠的水平决定下次补盐量。具体方案 1.4% ~ 3.0% 的高渗盐水 150mL，30min 内快速输入，如果尿量增多，应注意静脉给予 10%KC 120 ~ 40mL/d，以预防低钾血症。入液量为 1 000mL，每天测定患者体重、24h 尿量、电解质和尿的实验室指标。严密观察心肺功能等病情变化，以调节剂量和滴速，一般以分次补给为宜。

③低镁血症：有症状的低镁血症：口服 2 ~ 4mmol/kg 体重，每 8 ~ 24h 服 1 次。补镁的过程中应注意不要太快，如过快会超过肾阈值，导致镁从尿液排出。无症状者亦应口服补充。不能口服时，也可用 50% 硫酸镁 20mL 溶于 50% 葡萄糖 1 000mL 静滴，缓慢滴注。通常需连续应用 3 ~ 5d 才能纠正低镁血症。

④高钾血症：出现高钾血症时，应立即停用保钾利尿药，纠正酸中毒；静注葡萄糖酸钙剂对抗高钾对心肌传导的作用，这种作用是快速而短暂的，一般数分钟起作用，但只维持不足 1h。如 ECG 改变持续存在，5min 后再次应用。为了增加钾向细胞内的转移，应用胰岛素 10U 加入 50% 葡萄糖 50mL 静滴可在 10 ~ 20min 内降低血钾，此作用可持续 4 ~ 6h；应用袢利尿药以增加钾的肾排出；肾功能不全的严重高血钾（>7mmol/L）患者应当立即给予透析治疗。

### （七）潜在的并发症——洋地黄中毒

1. 相关因素　与洋地黄类药物使用过量、低血钾等因素有关。

2. 临床表现

（1）胃肠道反应：一般较轻，常见食欲缺乏、恶心、呕吐、腹泻、腹痛。

（2）心律失常：服用洋地黄过程中，心律突然转变，是诊断洋地黄中毒的重要依据。如心率突然显著减慢或加速，由不规则转为规则，或由规则转为有特殊规律的不规则。洋地黄中毒的特征性心律失常有:

多源性室性期前收缩呈二联律，特别是发生在心房颤动基础上；心房颤动伴完全性房室传导阻滞与房室结性心律；心房颤动伴加速的交接性自主心律呈干扰性房室分离；心房颤动频发交界性逸搏或短阵交界性心律；室上性心动过速伴房室传导阻滞；双向性交界性或室性心动过速和双重性心动过速。洋地黄引起的不同程度的窦房和房室传导阻滞也颇常见。应用洋地黄过程中出现室上性心动过速伴房室传导阻滞是洋地黄中毒的特征性表现。

（3）神经系统表现：可有头痛、失眠、忧郁、眩晕，甚至神志错乱。

（4）视觉改变：可出现黄视或绿视以及复视。

（5）血清地高辛浓度 >2.0ng/mL。

3. 护理措施

（1）遵医嘱正确给予洋地黄类药物。

（2）熟悉洋地黄药物使用的适应证、禁忌证和中毒反应，若用药前心率 < 60 次 /min，禁止给药。

用药适应证：心功能Ⅱ级以上各种心衰，除非有禁忌证，心功能Ⅲ、Ⅳ级收缩性心力衰竭，窦性心律的心力衰竭。

用药禁忌证：预激综合征并心房颤动，二度或三度房室传导阻滞，病态窦房结综合征无起搏器保护者，低血钾。

洋地黄中毒敏感人群：老年人；急性心肌梗死心肌炎、肺心病、重度心力衰竭；肝、肾功能不全；低钾血症、贫血、甲状腺功能减退症。

使地高辛浓度升高的药物：奎尼丁、胺碘酮、维拉帕米。

（3）了解静脉使用毛花苷 C 的注意事项：需稀释后才能使用，成人静脉注射毛花苷 C 洋地黄化负荷剂量为 0.8mg，首次给药 0.2mg 或 0.4mg 稀释后静脉推注，每隔 2 ～ 4h 可追加 0.2mg，24h 内总剂量不宜超过 0.8 ～ 1.2mg。对于易于发生洋地黄中毒者及 24h 内用过洋地黄类药物者应根据情况酌情减量或减半量给药。推注时间一般 15 ～ 20min，推注过程中密切观察患者心律和心率的变化，一旦心律出现房室传导阻滞、长间歇，心率 < 60 次 /min，均应立即停止给药，并通知医生。

（4）注意观察患者有无洋地黄中毒反应的发生。

（5）一旦发生洋地黄中毒，及时处理洋地黄制剂的毒性反应：①临床中毒患者立即停药，同时停用排钾性利尿药，重者内服不久时立即用温水、浓茶或 1 ： 2 000 高锰酸钾溶液洗胃，用硫酸镁导泻。②内服通用解毒药或鞣酸蛋白 3 ～ 5g。③发生少量期前收缩或短阵二联律时可口服 10% 氯化钾液 10 ～ 20mL，每日 3 ～ 4 次，片剂有发生小肠炎、出血或肠梗阻的可能，故不宜用。如中毒较重，出现频发的异位搏动，伴心动过速、室性心律失常时，可静脉滴注氯化钾，注意用钾安全。④如有重度房室传导阻滞、窦性心动过缓、窦房阻滞、窦性停搏、心室率缓慢的心房颤动及交界性逸搏心律等，根据病情轻重酌情采用硫酸阿托品静脉滴注、静脉注射或皮下注射。⑤当出现洋地黄引起的各种快速心律失常时如伴有房室传导阻滞的房性心动过速和室性期前收缩等患者，苯妥英钠可称为安全有效的良好药物，可用 250mg 稀释于 20mL 的注射用水或生理盐水中（因为强碱性，不宜用葡萄糖液稀释），于 5 ～ 15min 内注射完，待转为窦性心律后，用口服法维持，每次 0.1g，每日 3 ～ 4 次。⑥出现急性快速型室性心律失常，如频发室性期前收缩、室性心动过速、心室扑动及心室颤动等，可用利多卡因 50 ～ 100mg 溶于 10% 葡萄糖溶液 20mL，在 5min 内缓慢静脉注入，若无效可取低限剂量重复数次，间隔 20min，总量不超过 300mg，心律失常控制后，继以 1 ～ 3mg/min 静脉滴注维持。

除上述方法外，电起搏对洋地黄中毒诱发的室上性心动过速和引起的完全性房室传导阻滞且伴有阿一斯综合征者是有效而适宜的方法。前者利用人工心脏起搏器发出的电脉冲频率，超过或接近心脏的异位频率，通过超速抑制而控制异位心律；后者是采用按需型人工心脏起搏器进行暂时性右室起搏。为避免起搏电极刺激诱发严重心律失常，应同时合用苯妥英钠或利多卡因。

**（八）焦虑**

1. 相关因素　与疾病的影响、对治疗及预后缺乏信心、对死亡的恐惧有关。

2. 临床表现　精神萎靡、消沉、失望；容易激动；夜间难以入睡；治疗、护理欠合作。

3. 护理措施

（1）患者出现呼吸困难、胸闷等不适时，守候患者身旁，给患者以安全感。

（2）耐心解答患者提出的问题，给予健康指导。

（3）与患者和家属建立融洽关系，避免精神应激，护理操作要细致、耐心。

（4）尽量减少外界压力刺激，创造轻松和谐的气氛。

（5）提供有关治疗信息，介绍治疗成功的病例，注意正面效果，使患者树立信心。

（6）必要时寻找合适的支持系统，如单位领导和家属对患者进行安慰和关心。

## 五、健康教育

### （一）心理指导

急性心力衰竭发作时，患者因不适而烦躁。护士要以亲切语言安慰患者，告知患者尽量做缓慢深呼吸，采取放松疗法，稳定情绪，配合治疗及护理，才能很快缓解症状。长期反复发病患者，需保持情绪稳定，避免焦虑、抑郁、紧张及过度兴奋，以免诱发心力衰竭。

### （二）饮食指导

（1）提供令人愉快、舒畅的进餐环境，避免进餐时间进行治疗。饮食宜少食多餐、不宜过饱，在食欲最佳的时间进食，宜进食易消化、营养丰富的食物。控制钠盐的摄入，每日摄入食盐5g以下。对使用利尿药患者，由于在使用利尿药的同时，常伴有体内电解质的排出，容易出现低血钾、低血钠等电解质紊乱，并容易诱发心律失常、洋地黄中毒等，可指导患者多食香蕉、菠菜、苹果、橙子等含钾高的食物。

（2）适当控制主食和含糖零食，多吃粗粮、杂粮，如玉米、小米、荞麦等；禽肉、鱼类，以及核桃仁、花生、葵花子等硬果类含不饱和脂肪酸较多，可多用；多食蔬菜和水果，不限量，尤其是超体重者，更应多选用带色蔬菜，如菠菜、油菜、番茄、茄子和带酸味的新鲜水果. 如苹果、橘子、山楂倡吃新鲜蔬菜；多用豆油、花生油、菜油及香油等植物油；蛋白质按2g/kg供给，蛋白尽量多用黄豆及其制品，如豆腐、豆干、百叶等，其他如绿豆、赤豆。

（3）禁忌食物：限制精制糖，包括蔗糖、果糖、蜂蜜等单糖类；最好忌烟酒，忌刺激性食物及调味品，忌油煎、油炸等烹调方法；少用猪油、黄油等动物油烹调；禁用动物脂肪高的食物，如猪肉、牛肉、羊肉及含胆固醇高的动物内脏、动物脂肪、蛋黄等；食盐不宜多用，每天2 ~ 4g；含钠味精也应适量限用。

### （三）作息指导

减少干扰，为患者提供休息的环境，保证睡眠时间。有呼吸困难者，协助患者采取适当的体位。教会患者放松疗法如局部按摩、缓慢有节奏的呼吸或深呼吸等。根据不同的心功能采取不同的活动量。在患者活动耐力许可范围内，鼓励患者尽可能生活自理。教会患者保存体力，减少氧耗的技巧，在较长时间活动中穿插休息，日常用品放在易取放位置。部分自理活动可坐着进行，如刷牙、洗脸等。心力衰竭症状改善后增加活动量时，首先是增加活动时间和频率，然后才考虑增加运动强度。运动方式可采取半坐卧、坐起、床边摆动肢体、床边站立、室内活动、短距离步行。

### （四）出院指导

（1）避免诱发因素，气候转凉时及时添加衣服，预防感冒。

（2）合理休息，体力劳动不要过重，适当的体育锻炼以提高活动耐力。

（3）进食富含维生素、粗纤维食物，保持大便通畅。少量多餐，避免过饱。

（4）强调正确按医嘱服药，不随意减药或撤换药的重要性。

（5）定期门诊随访，防止病情发展。

# 第三节　高血压

高血压是一种以动脉压升高为主要特征，同时伴有心、脑、肾、血管等靶器官功能性或器质性损害以及代谢改变的全身性疾病。我国目前采用的高血压诊断标准是《2005年中国高血压诊治指南》，是在未用抗高血压药情况下，收缩压≥ 140mmHg 和（或）舒张压≥ 90mmHg，按血压水平将高血压分为 3 级。收缩压≥ 140mmHg 和舒张压< 90mmHg 单列为单纯性收缩期高血压。患者既往有高血压史，目前正在用抗高血压药，血压虽然低于 140/90mmHg，亦应该诊断为高血压，高血压诊断标准见表 4–1。

表 4–1　高血压诊断标准

| 类别 | 收缩压 (mmHg) | 舒张压 (mmHg) |
|---|---|---|
| 正常血压 | < 120 | < 80 |
| 正常高值 | 120 ~ 139 | 80 ~ 89 |
| 高血压 | ≥ 140 | ≥ 90 |
| 1 级高血压（轻度） | 140 ~ 159 | 90 ~ 99 |
| 2 级高血压（中度） | 160 ~ 179 | 100 ~ 109 |
| 3 级高血压（重度） | ≥ 180 | ≥ 110 |
| 单纯收给期高血压 | ≥ 140 | < 90 |

注：若患者的收缩压与舒张压分属不同的级别时，则以较高的分级为准。单纯收缩期高血压也可按照收缩压水平分为 1、2、3 级。

临床上高血压见于两类疾病，第一类为原发性高血压，又称高血压病，是一种以血压升高为主要临床表现而病因尚不明确的独立疾病（占所有高血压病患者的 90% 以上）。第二类为继发性高血压，又称症状性高血压，在这类疾病中病因明确，高血压是该种疾病的临床表现之一，血压可暂时性或持续性升高，如继发于急慢性肾小球肾炎、肾动脉狭窄等肾疾病之后的肾性高血压；继发于嗜铬细胞瘤等内分泌疾病之后的内分泌性高血压；继发于脑瘤等疾病之后的神经源性高血压等。下面主要介绍原发性高血压。

## 一、病因和发病机制

### （一）病因

高血压的病因尚未完全明了，可能与下列因素有关。

（1）遗传因素：调查表明，60% 左右的高血压病患者均有家族史，但遗传的方式未明。某些学者认为属单基因常染色体显性遗传，但也有学者认为属多基因遗传。

（2）环境因素：包括饮食习惯（如饮食中热能过高以至肥胖或超重，高盐饮食等）、职业、噪声、吸烟、气候改变、微量元素摄入不足和水质硬度等。

（3）神经精神因素：缺少运动或体力活动，精神紧张或情绪创伤与本病的发生有一定的关系。

### （二）发病机制

有关高血压的发病原理的学说较多，包括精神神经源学说、内分泌学说、肾源学说、遗传学说以及钠盐摄入过多学说等。各种学说各有其根据，综合起来认为高级神经中枢功能失调在发病中占主导地位，体液、内分泌因素、肾脏以及钠盐摄入过多也参与本病的发病过程。

外界环境的不良刺激以及某些不利的内在因素，引起剧烈、反复、长时间的精神紧张和情绪波动，导致大脑皮质功能障碍和下丘脑神经内分泌中枢功能失调。由此可通过下列几条途径促使周围小动脉痉挛，进而形成高血压：①皮质下血管舒缩中枢形成了以血管收缩神经冲动占优势的兴奋灶，引起细小动脉痉挛，外周血管阻力增加，血压增高。②大脑皮质功能失调可引起神经垂体释放更多的血管升压素，后者可直接引起小动脉痉挛，也可通过肾素—醛固酮系统，引起钠潴留，进一步促使小动脉痉挛。③大脑皮质功能失调也可引起垂体前叶促肾上腺皮质激素（ACTH）和肾上腺皮质激素分泌增加，促使钠潴留。④大脑皮质功能失调还可引起肾上腺髓质激素分泌增多，后者可直接引起小动脉痉挛，也可通过增加心排血量进一步加重高血压。

## 二、临床表现

### （一）一般表现

大多数的高血压患者在血压升高早期仅有轻微的自觉症状，如头痛、头晕、失眠、耳鸣、烦躁、工作和学习精力不易集中，容易出现疲劳等。

### （二）并发症

疼痛或出现颈背部肌肉酸痛紧张感。血压持久升高可导致心、脑、肾、血管等靶器官受损的表现。当出现心慌、气促、胸闷、心前区疼痛时表明心脏已受累；出现尿频、多尿、尿液清淡时表明肾脏受累；如果高血压患者突然出现神志不清、呼吸深沉不规则、大小便失禁等提示可能发生脑出血；如果是逐渐出现一侧肢体活动不利、麻木甚至麻痹应当怀疑是否有脑血栓的形成。

### （三）高血压危险度分层

据心血管危险因素和靶器官受损的情况分层如下。

（1）低危组：男性年龄＜55岁、女性年龄＜65岁，高血压1级、无其他危险因素者，属低危组。典型情况下，10年随访中患者发生主要心血管事件的危险＜15%。

（2）中危组：高血压2级或1～2级同时有1～2个危险因素，患者应否给予药物治疗，开始药物治疗前应经多长时间的观察，医生需予十分缜密的判断。典型情况下，该组患者随后10年内发生主要心血管事件的危险15%～20%，若患者属高血压1级，兼有一种危险因素，10年内发生心血管事件危险约15%。

（3）高危组：高血压水平属1级或2级，兼有3种或更多危险因素、兼患糖尿病或靶器官损害或高血压水平属3级但无其他危险因素患者属高危组。典型情况下，他们随后10年间发生主要心血管事件的危险20%～30%。

（4）很高危组：高血压3级同时有1种以上危险因素或兼患糖尿病或靶器官损害，或高血压1～3级并有临床相关疾病。典型情况下，随后10年间发生主要心血管事件的危险≥30%，应迅速开始最积极的治疗。

### （四）几种特殊高血压类型

1. 高血压危象　在高血压疾病发展过程中，因为劳累、紧张、精神创伤、寒冷所诱发，出现烦躁不安、心慌、多汗、手足发抖、面色苍白、异常兴奋等临床表现，可伴有心绞痛、心力衰竭，也可伴有高血压脑病的临床表现。血压升高以收缩压升高为主，往往收缩压>200mmHg。

2. 高血压脑病　在高血压疾病发展过程中，因为劳累、紧张、情绪激动等诱发，急性脑血液循环障碍，引起脑水肿和颅内压增高，出现头痛、呕吐、烦躁不安、心跳慢，视物模糊、意识障碍甚至昏迷等临床表现。血压升高以舒张压升高为主，往往舒张压>120mmHg。

3. 恶性高血压　又称急进性高血压，是指舒张压和收缩压均显著增高，病情进展迅速，常伴有视网膜病变，多见于青年人，常常出现头晕、头痛、视物模糊、心慌、气短、体重减轻等临床表现，舒张压常>130mmHg，易并发心、脑、肾等重要脏器的严重并发症，短时间内可因肾衰竭而死亡。

## 三、治疗

### （一）药物治疗

临床上常用的降压药物主要有六大类：利尿药、α受体阻断药、钙通道阻滞药（CCBs）、血管紧张素转换酶抑制药（ACEI）、β受体阻断药以及血管紧张素Ⅱ受体拮抗药（ARBs）。临床试验结果证实几种降血压药物，均能减少高血压并发症。

1. 治疗目标　抗高血压治疗的最终目标是减少心血管和肾脏疾病的发病率和病死率。多数高血压患者，特别是50岁以上者SBP达标时，DBP也会达标，治疗重点应放在SBP达标上。普通高血压患者降至140/90mmHg以下，糖尿病、肾病等高危患者降压目标是＜130/80mmHg以下，老年高血压患者的收缩压降至150mmHg以下。

需要说明的是，降压目标是140/90mmHg以下，而不仅仅是达到140/90mmHg。如患者耐受，还可进一步降低，如对年轻高血压患者可降至130/80mmHg或120/80mmHg。

2. 治疗原则　高血压的治疗应全面考虑患者的血压升高水平、并存的危险因素、临床情况，以及靶器官损害，确定合理的治疗方案。对不同危险等级的高血压患者应采用不同的治疗原则。选择抗高血压药物时应考虑对其他伴随疾病存在有利和不利的影响。

（1）潜在的有利影响：噻嗪类利尿药有助于延缓骨质疏松患者的矿物质脱失。β 受体阻断药可治疗心房快速房性心律失常或心房颤动，偏头痛，甲状腺功能亢进（短期应用），特发性震颤或手术期高血压。CCBs 治疗雷诺综合征和某些心律失常。仅受体阻断药可治疗前列腺疾病。

（2）潜在的不利影响：噻嗪类利尿药慎用于痛风或有明显低钠血症史的患者。β 受体阻断药禁用于哮喘、反应性气道疾病、二度或三度心脏传导阻滞。ACEI 和 ARBs 不适于准备怀孕的妇女，禁用于孕妇。ACEI 不适于有血管性水肿病史的患者。醛固酮拮抗药和保钾利尿药会导致高钾血症，应避免用于服药前血清钾超过 5.0mEq/L 的患者。

3. 治疗的有效措施　包括以下几点。

（1）降低高血压患者的血压水平是预防脑卒中及冠心病的根本，只要降低高血压患者的血压水平，就对患者有益处。

（2）由于大多数高血压患者需要两种或以上药物联合应用才能达到目标血压，故提倡小剂量降压药的联合应用或固定剂量复方制剂的应用。

（3）利尿药、β 受体阻断药、ACE 抑制药、钙通道阻滞药、血管紧张素受体拮抗药及小剂量复方制剂均可作为初始或维持治疗高血压的药物。

（4）推荐应用每日口服 1 次，降压效果维持 24h 的降压药，强调长期有规律的抗高血压治疗，达到有效、平稳、长期控制的要求。

**（二）非药物治疗**

非药物治疗是高血压的基础治疗，主要通过改善不合理的生活方式，减低危险因素水平，进而使血压水平下降。对 1 级高血压患者，仅通过非药物治疗就有可能使血压降至正常水平。对于必须接受药物治疗的 2、3 级高血压患者，非药物治疗可以提高药物疗效，减少药物用量，从而降低药物的不良反应，减少治疗费用，防治高血压的非药物措施见表 4-2。

**表 4-2　防治高血压的非药物措施**

| 措施 | 目标 | 收缩压下降范围 |
|---|---|---|
| 减重 | 减少热量，膳食平衡，增加运动，BMI 保持 20 ~ 24kg/m$^2$ | 5 ~ 20mmH/ 减重 10kg |
| 膳食限盐 | 北方首先将每人每日平均食盐量降至 8g，以后再降至 6g，南方可控制在 6g 以下 | 2 ~ 8mmHg |
| 减少膳食脂肪 | 总脂肪 < 总热量的 30%，饱和脂肪 <10%，增加新鲜蔬菜每 8400 ~ 500g，水果 100g，肉类 50 ~ 100g，鱼虾类 50g 蛋类每周 3 ~ 4 枚，奶类每日 250g，每日食油 20 ~ 25g，少吃糖类和甜食 | - |
| 增加及保持适当体力活动 | 一般每周运动 3 ~ 5 次，每次持续 20 ~ 60min。如运动后自我感觉良好，且保持理想体重，则表明运动量和运动方式会话 | 4 ~ 9mmHg |

续 表

| 措施 | 目标 | 收缩压下降范围 |
| --- | --- | --- |
| 保持乐观心态，提高应激能力 | 通过宣教和咨询，提高人群自我防病能力。提倡选择适合个体的体育，绘西等文化活动，增加老年人社交机会，提高生活质量 | – |
| 戒烟、限酒 | 不吸烟；不提倡饮酒，如饮酒，男性每日饮酒精量不超过25g，即葡萄酒小于100～150mL（相当于2～3两），或啤酒小于250～500mL（相当于0.5～1斤），或白酒小于25～50mL（相当于0.5～1两）；女性则减半量，孕妇不饮酒。不提倡饮高度烈性酒。高血压及心脑血管病患者应尽量戒酒 | 2～4mmHg |

注：BMI：体重指数＝体重/身高2（$kg/m^2$）。

### （三）特殊人群高血压治疗方案

1. 老年高血压　65岁以上的老年人中2/3以上有高血压，老年人降压治疗强调平缓降压，应给予长效制剂，对可耐受者应尽可能降至140/90mmHg以下，但舒张压不宜低于60mmHg，否则是预后不佳的危险因素。

2. 糖尿病　常合并血脂异常、直立性低血压、肾功能不全、冠心病，选择降压药应兼顾或至少不加重这些异常。

3. 冠心病　高血压合并冠心病的患者发生再次梗死或猝死的机会要高于不合并高血压的冠心病患者，它们均与高血压有直接关系，应积极治疗。研究显示，伴有冠心病的高血压患者，不论选用β–受体阻断药还是钙通道阻滞药，作为控制血压的一线药物，最后结果是一样的。

4. 脑血管病　对于病情稳定的非急性期脑血管病患者，血压水平应控制在140/90mmHg以下。急性期脑血管病患者另作别论。

5. 肾脏损害　血肌酐＜221μmol/L，首选ACEI，因其对减少蛋白尿及延缓肾病变的进展有利；血肌酐＞265μmol/L应停用ACEI，可选择钙通道阻滞药、α受体阻断药、β受体阻断药。伴有肾脏损害或有蛋白尿的患者（24h蛋白尿>1g），控制血压宜更严格。

6. 妊娠高血压　因妊娠早期的血管扩张作用，在妊娠20周前，轻度高血压的患者不需药物治疗，从16周至分娩通常使用的较为安全的药物包括：甲基多巴、β受体阻滞药、肼屈嗪（短期），降低所有的心血管危险因素，须停止吸烟。改变生活方式产生的效果与量和时间有关，某些人的效果更好。

## 四、高血压病常见护理问题

### （一）疼痛——头痛

1. 相关因素　与血压升高有关。

2. 临床表现　头部疼痛。

3. 护理措施

（1）评估患者头痛的情况，如头痛程度（长海痛尺）、持续时间、是否伴有恶心、呕吐、视物模糊等伴随症状。

（2）尽量减少或避免引起或加重头痛的因素，保持病室环境安静，减少探视，护理人员做到操作轻、说话轻、走路轻、关门轻，保证患者有充足的睡眠。

（3）向患者讲解引起头痛的原因，嘱患者合理安排工作和休息，避免劳累、精神紧张、情绪激动等，戒烟、酒。

（4）指导患者放松的技巧，如听轻音乐、缓慢呼吸等。

（5）告知患者控制血压稳定和坚持长期、规律服药的重要性，加强患者的服药依从性。

**（二）活动无耐力**

1. 相关因素　与并发心力衰竭有关。

2. 临床表现　乏力，轻微活动后即感呼吸困难、无力等。

3. 护理措施

（1）告知患者引起乏力的原因，尽量减少增加心脏负担的因素，如剧烈活动等。

（2）评估患者心功能状态，评估患者活动情况，根据患者心功能情况制定合理的活动计划。督促患者坚持动静结合，循序渐进增加活动量。

（3）嘱患者一旦出现心慌、呼吸困难，胸闷等情况应立即停止活动，保证休息，并一次作为最大活动量的指征。

**（三）有受伤的危险**

1. 相关因素　与头晕、视物模糊有关。

2. 临床表现　头晕、眼花、视物模糊，严重时可出现晕厥。

3. 护理措施

（1）警惕急性低血压反应，避免剧烈运动、突然改变体位，改变体位时动作应缓慢，特别是夜间起床时；服药后不要站立太久，因为长时间的站立会使腿部血管扩张，血流增加，导致脑部供血不足；避免用过热的水洗澡，防止周围血管扩张导致晕厥。

（2）如出现晕厥、恶心、乏力时应立即平卧，头低足高位，促进静脉回流，增加脑部的血液供应。上厕所或外出应有人陪伴，若头晕严重应尽量卧床休息，床上大小便。

（3）避免受伤，活动场所应灯光明亮，地面防滑，厕所安装扶手，房间应减少障碍物。

（4）密切检测血压的变化，避免血压过高或过低。

**（四）执行治疗方案无效**

1. 相关因素　与缺乏相应治疗知识和治疗长期性、复杂性有关。

2. 临床表现　不能遵医嘱按时服药。

3. 护理措施

（1）告知患者按时服药的重要性，不能血压正常时就自行停药。

（2）嘱患者定期门诊随访，监测血压控制情况。

（3）坚持服药的同时还要注意观察药物的不良反应，如使用利尿药时应注意监测血钾水平，防止低血钾；用 β 受体阻断药应注意其抑制心肌收缩力、心动过缓、支气管痉挛、低血糖等不良反应：使用血管紧张素转换酶（ACE）抑制应注意其头晕、咳嗽、肾功能损害等不良反应。

**（五）潜在并发症——高血压危重症**

1. 相关因素　与血压短时间突然升高有关。

2. 临床表现　在高血压病病程中，患者血压显著升高，出现头痛、烦躁、心悸、气急、恶心、呕吐、视物模糊等。

3. 护理措施

（1）患者应进入加强监护室，绝对卧床休息，避免一切不良刺激，保证良好的休息环境。持续监测血压和尽快应用适合的降压药。

（2）安抚患者，做好心理护理，严密观察患者病情变化。

（3）迅速减压，静脉输注降压药，1h 使平均动脉血压迅速下降但不超过 25%，在以后的 2 ~ 6h 内血压降至 60 （100 ~ 110）mmHg。血压过度降低可引起肾、脑或冠脉缺血。如果这样的血压水平可耐受和临床情况稳定，在以后 24 ~ 48h 逐步降低血压达到正常水平。

（4）急症常用降压药有硝普钠（静脉）、尼卡地平、乌拉地尔、二氮嗪，肼屈嗪、拉贝洛尔、艾司洛尔、酚妥拉明等。用药时注意效果以及有无不良反应，如静滴硝酸甘油等药物时应注意监测血压变化。

（5）向患者讲明遵医嘱按时服药，保证血压稳定的重要性，争取患者及家属的配合。

（6）告知患者如出现血压急剧升高、剧烈头痛。呕吐等不适应及时来院就诊。

（7）协助生活护理，勤巡视病房，勤询问患者的生活需要。

## 五、健康教育

高血压的健康教育就是根据文化、经济、环境和地理的差异，针对不同的目标人群采用多种形式进行信息的传播，公众教育应着重于宣传高血压的特点、原因和并发症的有关知识；它的可预防性和可治疗性，以及生活方式在高血压的预防和治疗中的作用。尤其应针对不同人群开展不同内容的健康教育。

**（一）随访教育**

1. 教育诊断　确定患者的目前行为状况、知识、技能水平和学习能力、态度和信念以及近期内患者首先要采取改变的问题。

2. 咨询指导　指导要具体化，行为改变从小量开始，多方面的参与支持，从各方面给患者持续的一致的正面的健康信息可加强患者行为的改变。要加强家庭和朋友的参与全体医务人员的参与。

3. 随访和监测　定期随访患者，及时评价和反馈，并继续设定下一步的目标，可使患者改变的行为巩固和持续下去。一旦开始应用抗高血压药物治疗，多数患者应每月随诊，调整用药直至达到目标血压。2 级高血压或有复杂并发症的患者应增加随访的次数。每年至少监测 1 或 2 次血钾和肌酐。如血压已达标并保持稳定，可每隔 3 ~ 6 个月随访 1 次。如有伴随疾病如心力衰竭；或合并其他疾病如糖尿病；或实验室检查的需要均会影响随诊的频率。其他的心血管危险因素也应达到相应的治疗目标，并大力提倡戒烟。由于未控制的高血压患者服用小剂量阿司匹林脑出血的危险增加，只有在血压控制的前提下，才提倡小剂量阿司匹林治疗。

**（二）饮食指导**

在利尿药及其他降压药问世以前，高血压的治疗主要以饮食为主，随着药物学的发展，饮食治疗逐渐降至次要地位。然而近年来关于高血压病病因和发病机制的研究又促进人们重新评价营养在本病防治中的重要作用。其主要原因是由于：第一，高血压病作为一种常见病，其发生与环境因素，特别是与营养因素密切相关；第二，现有的各种降压药物均有一定的不良反应，而营养治疗不仅具有一定的疗效，而且合乎生理，因此更适宜于大规模人群的防治。第三，动物实验表明，钠盐摄入过多可使小鸡和大鼠形成高血压，血压增高的程度与盐量成正比。进一步研究还表明，钠盐对血压的影响与遗传因素有关。通过近亲交配所产生的对盐敏感的大鼠，即使喂以钠盐不高的饲料，也可产生高血压。钠盐摄入过多引起高血压的机制尚未明了。据认为可能与细胞外液扩张，心排血量增加，组织过分灌注，以至造成周围血管阻力增加和血压增高。有人发现高血压患者小动脉中每单位干重所含钠盐较正常人为高，这可使动脉壁增厚，血管阻力增加，也可使血管的舒缩性发生改变。

1. 营养因素在高血压痛防治中的作用

（1）钠和钾的摄入与高血压病的发病和防治有关：首先，流行病学方面大量资料表明，高血压病的发病率与居民膳食中钠盐摄入量呈显著正相关；其次，临床观察发现，不少轻度高血压患者，只需中度限制钠盐摄入，即可使其血压降至正常范围。即使是重度或顽固性高血压病患者，低盐饮食也常可增加药物疗效，减少用药剂量。钾不论动物实验或人体观察均提示其具有对抗钠所引起的不利作用。临床观察表明，氯化钾可使血压呈规律性下降，而氯化钠则可使之上升。

（2）水质硬度和微量元素：软水地区高血压的发病率较硬水地区为高，这可能与微量元素镉有关。动物实验已证明，镉可引起大鼠的高血压，而当用镉的螯合剂时则可使其逆转。上海市高血压病研究所发现不论健康人或高血压患者的血压增高与血中镉含量的对数呈正相关。锌具有对抗镉的作用，其含量降低可使血压升高。此外，也有报道提到镁对高血压患者有扩张血管作用，能使大多数类型患者的心排血量增加。

（3）其他因素：包括热能、蛋白质、糖类和脂肪等也与本病的发生和防治有一定的联系。

2. 防治措施

（1）限制钠盐摄入：健康成人每天钠的需要量仅为200mg;（相当于0.5g食盐）。WHO建议每人每日食盐量不超过6g。我国膳食中约80%的钠来自烹调或含盐高的腌制品，因此限盐首先要减少烹调用盐及含盐高的调料，少食各种咸菜及盐腌食品。根据WHO的建议，北方居民应减少日常用盐一半，南方居民减少1/3。

（2）减少膳食脂肪，补充适量优质蛋白质：有流行病学资料显示，即使不减少膳食中的钠和不减重，如果将膳食脂肪控制在总热量25%以下，P/S比值维持在1，连续40d可使男性SBP和DBP下降12%，女性下降5%。有研究表明每周吃鱼4次以上与吃鱼最少的相比，冠心病发病率减少28%。

建议改善动物性食物结构，减少含脂肪高的猪肉，增加含蛋白质较高而脂肪较少的禽类及鱼类。蛋白质占总热量15%左右，动物蛋白占总蛋白质20%。蛋白质质量依次为：奶、蛋；鱼、虾；鸡、鸭；猪、牛、羊肉；植物蛋白，其中豆类最好。

（3）注意补充钾和钙：研究资料表明钾与血压呈明显负相关，中国膳食低钾、低钙，因此要增加含钾多、含钙高的食物，如绿叶菜、鲜奶、豆类制品等。这一点在使用利尿药，特别是当血钾含量偏低时尤为重要。

（4）多吃蔬菜和水果：增加蔬菜或水果摄入，减少脂肪摄入可使SBP和DBP有所下降。素食者比肉食者有较低的血压，其降压的作用可能基于水果、蔬菜、食物纤维和低脂肪的综合作用。人类饮食应以素食为主，适当肉量最理想。

（5）限制饮酒：尽管有研究表明非常少量饮酒可能减少冠心病发病的危险，但是饮酒和血压水平及高血压患病率之间却呈线性相关，大量饮酒可诱发心脑血管事件发作。因此不提倡用少量饮酒预防冠心病，提倡高血压患者应戒酒，因饮酒可增加服用降压药物的耐药性。如饮酒，建议每日饮酒量应为少量，男性饮酒的酒精不超过25g，即葡萄酒 < 100 ~ 150mL，或啤酒 < 250 ~ 500mL，或白酒 < 25 ~ 50mL；女性则减半量，孕妇不饮酒。不提倡饮高度烈性酒。WHO对酒的新建议是越少越好。

### （三）心理护理

1. 评估患者　通过问诊了解患者的家庭、社会、文化状况及行为，分析患者的心理，向患者解释造成高血压病最主要的原因及疾病的转归，再向患者说明高血压病可以控制，甚至可以治愈，从而以增强患者战胜疾病的信心。

2. 克服心理障碍　针对中年高血压患者存在的不良心理进行施护。麻痹大意心理：自以为年轻，身强力壮，采取无所谓的态度。针对这种心理首先要唤起患者对疾病的重视，使之认识到防治高血压病的重要性，在调养方法和注意事项上给予正确的引导，使之配合医师治疗，同时给患者制定个体化健康教育计划，并调动家属参与治疗活动，配合医护完成治疗任务，使之早日康复；焦虑、紧张、恐惧心理：一些患者，认为得了高血压病就是终身疾病，而且还会得心脑血管病，于是，久而久之产生焦虑恐惧心理。采取的措施是暗示诱导，应诱导患者使其注意力从一个客体转移到另一个客体，从而打破原来心理上存在的恶性循环，保持乐观情绪，轻松愉快地接受治疗，以达到防病治病的目的。

### （四）正确测量血压

血压测量是诊断高血压及评估其严重程度的主要手段，目前主要用以下3种方法：

1. 诊所血压　是目前临床诊断高血压和分级的标准方法，由医护人员在标准条件下按统一的规范进行测量。具体要求如下：

（1）选择符合计量标准的水银柱血压计或者经国际标准（BHS和AAMD）检验合格的电子血压计进行测量。

（2）使用大小合适的袖带，袖带气囊至少应包裹80%上臂。大多数人的臂围25 ~ 35cm，应使用长35cm、宽12 ~ 13cm规格气囊的袖带；肥胖者或臂围大者应使用大规格袖带；儿童使用小规格袖带。

（3）被测量者至少安静休息5min，在测量前30min内禁止吸烟或饮咖啡，排空膀胱。

（4）被测量者取坐位，最好坐靠背椅，裸露右上臂，上臂与心脏处在同一水平。如果怀疑外周血管病，首次就诊时应测量左、右上臂血压。特殊情况下可以取卧位或站立位。老年人、糖尿病患者及出现直立性低血压情况者，应加测直立位血压。直立位血压应在卧位改为直立位后1min和5min时测量。

（5）将袖带缚于被测者的上臂，袖带的下缘应在肘弯上 2.5cm，松紧适宜。将听诊器探头置于肱动脉搏动处。

（6）测量时快速充气，使气囊内压力达到桡动脉搏动消失后再升高 30mmHg（4.0kPa），然后以恒定的速率（2 ~ 6mmHg/s）缓慢放气。在心率缓慢者，放气速率应更慢些。获得舒张压读数后，快速放气至零。

（7）在放气过程中仔细听取柯氏音，观察柯氏音第 1 时相（第一音）和第Ⅴ时相（消失音）水银柱凸面的垂直高度。收缩压读数取柯氏音第 1 时相，舒张压读数取柯氏音第Ⅴ时相。< 12 岁儿童、妊娠妇女、严重贫血、甲状腺功能亢进、主动脉瓣关闭不全及柯氏音不消失者，以柯氏音第Ⅳ时相（变音）定为舒张压。

（8）血压单位在临床使用时采用毫米汞柱（mmHg），在我国正式出版物中注明毫米汞柱与千帕斯卡（kPa）的换算关系，1mmHg =0.133kPa。

（9）应相隔 1 ~ 2min 重复测量，取 2 次读数的平均值记录。如果收缩压或舒张压的 2 次读数相差 5mmHg 以上，应再次测量，取 3 次读数的平均值记录。

2. 自测血压

（1）对于评估血压水平及严重程度，评价降压效应，改善治疗依从性，增强治疗的主动参与，自测血压具有独特优点。且无白大衣效应，可重复性较好。目前，患者家庭自测血压在评价血压水平和指导降压治疗上已经成为诊所血压的重要补充。然而，对于精神焦虑或根据血压读数常自行改变治疗方案的患者，不建议自测血压。

（2）推荐使用符合国际标准的上臂式全自动或半自动电子血压计，正常上限参考值为 135/85mmHg。应注意患者向医生报告自测血压数据时可能有主观选择性，即报告偏差，患者有意或无意选择较高或较低的血压读数向医师报告，影响医师判断病情和修改治疗。有记忆存储数据功能的电子血压计可克服报告偏差。血压读数的报告方式可采用每周或每月的平均值。家庭自测血压低于诊所血压，家庭自测血压 135/85mmHg 相当于诊所血压 140/90mmHg。对血压正常的人建议定期测量血压（20 ~ 29 岁，每 2 年测 1 次；30 岁以上每年至少 1 次）。

3. 动态血压

（1）动态血压监测能提供日常活动和睡眠时血压的情况：动态血压监测提供评价在无靶器官损害的情况下（白大衣效应）高血压的可靠证据，也有助于评估明显耐药的患者，抗高血压药物引起的低血压综合征，阵发性高血压以及自主神经功能失调。动态血压测值常低于诊所血压测值。通常高血压患者清醒时血压≥ 135/85mmHg，睡眠时≥ 120/75mmHg。动态血压监测值与靶器官损害的相关性优于诊所血压。动态血压监测能提供血压升高占测量总数的百分比、整体血压负荷及睡眠时血压降低的程度。大多数人在夜间血压下降 10% ~ 20%，如果不存在这种血压下降现象，则其发生心血管事件的危险会增加。

（2）动态血压测量应使用符合国际标准的监测仪：动态血压的正常值推荐以下国内参考标准：24h 平均值 < 130/80mmHg，白昼平均值 < 135/85mmHg，夜间平均值 < 125/75mmHg。正常情况下，夜间血压均值比白昼血压值低 10% ~ 15%。

（3）动态血压监测在临床上可用于诊断白大衣性高血压、隐蔽性高血压、顽固难治性高血压、发作性高血压或低血压，评估血压升高严重程度，但是目前主要仍用于临床研究，例如评估心血管调节机制、预后意义、新药或治疗方案疗效考核等，不能取代诊所血压测量。

（4）动态血压测量时应注意以下问题：①测量时间间隔应设定一般为每 30min 测 1 次。可根据需要而设定所需的时间间隔。②指导患者日常活动，避免剧烈运动。测血压时患者上臂要保持伸展和静止状态。③若首次检查由于伪迹较多而使读数 < 80% 的预期值，应再次测量。④可根据 24h 平均血压，日间血压或夜间血压进行临床决策参考，但倾向于应用 24h 平均血压。

**（五）适量运动**

1. 运动的作用　运动除了可以促进血液循环，降低胆固醇的生成外，并能增强肌肉、骨骼，减少关节僵硬的发生，还能增加食欲，促进肠胃蠕动、预防便秘、改善睡眠。

2. 运动的形式　最好养成持续运动的习惯，对中老年人应包括有氧、伸展及增强肌力练习 3 类，具体项目可选择步行、慢跑、太极拳、门球、气功等。

3. 运动强度的控制　每个参加运动的人特别是中老年人和高血压患者在运动前最好了解一下自己的身体状况，以决定自己的运动种类、强度、频度和持续运动时间。运动强度必须因人而异，按科学锻炼的要求，常用运动强度指标可用运动时最大心率达到 180（或 170）减去年龄，如 50 岁的人运动心率为 120 ~ 130 次 /min，如果求精确则采用最大心率的 60% ~ 85% 作为运动适宜心率，需在医师指导下进行，运动频度一般要求每周 3 ~ 5 次，每次持续 20 ~ 60min 即可，可根据运动者身体状况和所选择的运动种类以及气候条件等而定。

**（六）在医生指导下正确用药**

1. 减药　高血压患者一般须终身治疗。患者经确诊为高血压后若自行停药，其血压（或迟或早）终将回复到治疗前水平。但患者的血压若长期控制，可以试图小心、逐步地减少服药数或剂量。尤其是认真地进行非药物治疗，密切地观察改进生活方式进度和效果的患者。患者在试行这种“逐步减药”时，应十分仔细地监测血压。

2. 记录　一般高血压病患者的治疗时间长达数十年，治疗方案会有多次变换，包括药物的选择。最好建议患者详细记录其用过的治疗药物及疗效。医生则更应为经手治疗的患者保存充分的记录，随时备用。

3. 剂量的调整　对大多数非重症或急症高血压，要寻找其最小有效耐受剂量药物，也不宜降压太快。故开始给小剂量药物，经 1 个月后，如疗效不够而不良反应少或可耐受，可增加剂量；如出现不良反应不能耐受，则改用另一类药物。随访期间血压的测量应在每天的同一时间，对重症高血压，须及早控制其血压，可以较早递增剂量和合并用药。随访时除患者主观感觉外，还要做必要的化验检查，以了解靶器官状况和有无药物不良反应。对于非重症或急症高血压，经治疗血压长期稳定达 1 年以上，可以考虑减少剂量，目的为减少药物的可能不良反应，但以不影响疗效为前提。

（1）选择针对性强的降血压药：降血压药物品种很多，个体差异很大，同一种药物不同的患者服用后的效果会因人而异。对医生开的降血压药，护理人员和患者必须了解药物的名称、作用、剂量、用法、不良反应等，并遵照医嘱按时服药。

（2）合适的剂量：一般由小剂量开始，逐渐调整到合适的剂量。晚上睡觉前的治疗剂量，尤其要偏小，因入睡后如果血压降得太低，则易出现脑动脉血栓形成。药品剂量不能忽大忽小，否则血压波动太大，会造成实质性脏器的损伤。

（3）不能急于求成：如血压降得太低，常会引起急性缺血性脑血管病和心脏缺血性疾病的发生。

（4）不要轻易中断治疗：应用降血压药过程中，症状改善后，仍需坚持长期服药，也不可随意减少剂量，必须听从医生的治疗安排。

（5）不宜频繁更换降血压药物：各种降血压药，在人体内的作用时间不尽相同，更换降血压药时，往往会引起血压的波动，换降血压药必须在医生指导下进行，不宜多种药合用，以避免药物不良反应。

（6）患痴呆症或意识不清的老人，护理人员必须协助服药，并帮助管理好药物，以免发生危险。

（7）注意观察不良反应，必要时，采取相应的防范措施。若患者突然出现头痛、多汗、恶心、呕吐、烦躁、心慌等症状，家人协助患者立即平卧抬高头部，用湿毛巾敷在头部；测量血压，若血压过高，应用硝苯地平嚼碎舌下含服等，以快速降血压；如果半小时后血压仍不下降，且症状明显，应立即去医院就诊。

## 第四节　心绞痛

心绞痛（angina pectoris）是冠状动脉供血不足，心肌急剧的、暂时的缺血与缺氧引起的综合征。其特点为阵发性的前胸压榨性疼痛感觉，主要位于胸骨后部，可放射至左上肢，常发生于劳累或情绪激动时，持续数分钟，休息或服用硝酸酯制剂后消失。本病多见于男性，多数患者在 40 岁以上，劳累、情绪激动、饱食、受寒、阴雨天气、急性循环衰竭等为常见的诱因。

## 一、病因

1. 基本病因　对心脏予以机械性刺激并不引起疼痛，但心肌缺血、缺氧则引起疼痛。当冠状动脉的“供血”与心肌的“需氧”出现矛盾，冠状动脉血流量不能满足心肌代谢需要时，引起心肌急剧的、暂时的缺血、缺氧时，即产生心绞痛。

2. 其他病因　除冠状动脉粥样硬化外，主动脉瓣狭窄或关闭不全、梅毒性主动脉炎、肥厚性心肌病、先天性冠状动脉畸形、风湿性冠状动脉炎，都可引起冠状动脉在心室舒张期充盈障碍，引发心绞痛。

## 二、临床表现与诊断

### （一）临床表现

1. 症状和体征

（1）部位：典型心绞痛主要在胸骨体上段或中段之后，可波及心前区，有手掌大小范围，可放射至左肩、左上肢前内侧，达无名指和小指；不典型心绞痛疼痛可位于胸骨下段、左心前区或上腹部，放射至颈，下颌、左肩胛部或右前胸。

（2）性质：胸痛为压迫、发闷，或紧缩性，也可有烧灼感。发作时，患者往往不自觉地停止原来的活动，直至症状缓解。

（3）诱因：典型的心绞痛常在相似的条件下发生。以体力劳累为主，其次为情绪激动。登楼、平地快步走、饱餐后步行、逆风行走，甚至用力大便或将臂举过头部的轻微动作，暴露于寒冷环境、进冷饮、身体其他部位的疼痛，以及恐怖、紧张、发怒、烦恼等情绪变化，都可诱发。晨间痛阈低，轻微劳力如刷牙、剃须、步行即可引起发作；上午及下午痛阈提高，则较重的劳力亦可不诱发。

（4）时间：疼痛出现后常逐步加重，然后在 3 ~ 5min 内逐渐消失，一般在停止原活动后缓解。一般为 1 ~ 15min，多数 3 ~ 5min，偶可达 30min 的，可数天或数星期发作 1 次，亦可 1d 内发作多次。

（5）硝酸甘油的效应：舌下含有硝酸甘油片如有效，心绞痛应于 1 ~ 2min 内缓解，对卧位型心绞痛，硝酸甘油可能无效。在评定硝酸甘油的效应时，还要注意患者所用的药物是否已经失效或接近失效。

2. 体征　平时无异常体征，心绞痛发作时常见心律增快、血压升高、表情焦虑、皮肤冷或出汗，有时出现第四或第三奔马律。可有暂时性心尖部收缩期杂音，是乳头肌缺血以致功能失调引起二尖瓣关闭不全所致。

### （二）诊断

1. 冠心病诊断

（1）据典型的发作特点和体征，含用硝酸甘油后缓解，结合年龄和存在冠心病易患因素，除外其他原因所致的心绞痛，一般即可建立诊断。

（2）心绞痛发作时心电图：绝大多数患者 ST 段压低 0.1mV（1mm）以上，T 波平坦或倒置（变异型心绞痛者则有关导联 ST 段抬高），发作过后数分钟内逐渐恢复。

（3）心电图无改变的患者可考虑做负荷试验：发作不典型者，诊断要依靠观察硝酸甘油的疗效和发作时心电图的改变；如仍不能确诊，可多次复查心电图、心电图负荷试验或 24h 动态心电图连续监测，如心电图出现阳性变化或负荷试验诱发心绞痛发作亦可确诊。

（4）诊断有困难者可考虑行选择性冠状动脉造影或做冠状动脉 CT: 考虑施行外科手术治疗者则必须行选择性冠状动脉造影。冠状动脉内超声检查可显示管壁的病变，对诊断可能更有帮助。

2. 近年对确诊心绞痛的患者主张进行仔细的分型诊断　根据世界卫生组织“缺血性心脏病的命名及诊断标准”，现将心绞痛作如下归类。

（1）劳累性心绞痛：是由运动或其他增加心肌需氧量的情况所诱发的心绞痛。包括 3 种类型。①稳定型劳累性心绞痛：简称稳定型心绞痛，亦称普通型心绞痛。是最常见的心绞痛。指由心肌缺血缺氧引起的典型心绞痛发作，其性质在 1 ~ 3 个月内并无改变。即每日和每周疼痛发作次数大致相同，诱发疼痛的劳累和情绪激动程度相同，每次发作疼痛的性质和疼痛部位无改变，用硝酸甘油后也在相同时间内发生疗效。②初发型劳累性心绞痛：简称初发型心绞痛。指患者过去未发生过心绞痛或心肌梗死，而现在发生由心肌缺血缺氧引起的心绞痛，时间尚在1～2个月内。有过稳定型心绞痛但已数月不发生心绞痛，再发生心绞痛未到1个月者也归入本型。③恶化型劳累性心绞痛：进行型心绞痛指原有稳定型心绞痛的患者，在3个月内疼痛的频率、程度、诱发因素经常变动，进行性恶化。可发展为心肌梗死与猝死。

（2）自发性心绞痛：心绞痛发作与心肌需氧量无明显关系，与劳累性心绞痛相比，疼痛持续时间一般较长，程度较重，且不易为硝酸甘油所缓解。包括四种类型：①卧位型心绞痛：在休息时或熟睡时发生的心绞痛，其发作时间较长，症状也较重，发作与体力活动或情绪激动无明显关系，常发生在半夜，偶尔在午睡或休息时发作。疼痛常剧烈难忍，患者烦躁不安、起床走动。硝酸甘油的疗效不明显或仅能暂时缓解。可能与夜梦、夜间血压降低或发生未被察觉的左心室衰竭，以致狭窄的冠状动脉远端心肌灌注不足；或平卧时静脉回流增加，心脏工作量增加，需氧增加等有关。②变异型心绞痛：本型患者心绞痛的性质、与卧位型心绞痛相似，也常在夜间发作，但发作时心电图表现不同，显示有关导联的ST段抬高而与之相对应的导联中则ST段压低。本型心绞痛是由于在冠状动脉狭窄的基础上，该支血管发生痉挛，引起一片心肌缺血所致。③中间综合征：亦称冠状动脉功能不全。指心肌缺血引起的心绞痛发作历时较长，达30min或1h以上，发作常在休息时或睡眠中发生，但心电图、放射性核素和血清学检查无心肌坏死的表现。本型疼痛其性质是介于心绞痛与心肌梗死之间，常是心肌梗死的前奏。④梗死后心绞痛：在急性心肌梗死后不久或数周后发生的心绞痛。由于供血的冠状动脉阻塞，发生心肌梗死，但心肌尚未完全坏死，一部分未坏死的心肌处于严重缺血状态下又发生疼痛，随时有再发生梗死的可能。

（3）混合性心绞痛：劳累性和自发性心绞痛混合出现，因冠状动脉的病变使冠状动脉血流储备固定地减少，同时又发生短暂的再减损所致，兼有劳累性和自发性心绞痛的临床表现。有人认为这种心绞痛在临床上实甚常见。

（4）不稳定型心绞痛：在临床上被广泛应用并被认为是稳定型劳累性心绞痛和心肌梗死和猝死之间的中间状态。它包括了除稳定型劳累性心绞痛外的上述所有了类型。其病理基础是在原有病变上发生冠状动脉内膜下出血、粥样硬化斑块破裂、血小板或纤维蛋白凝集、冠状动脉痉挛等除了没有诊断心肌梗死的明确的心电图和心肌酶谱变化外，目前应用的不稳定心绞痛的定义根据以下3个病史特征做出。①在相对稳定的劳累相关性心绞痛基础上出现逐渐增强的疼痛。②新出现的心绞痛（通常1个月内），由很轻度的劳力活动即可引起心绞痛。③在静息和很轻劳力时出现心绞痛。

## 三、治疗原则

预防：主要预防动脉粥样硬化的发生和发展。

治疗原则：改善冠状动脉的血供；减低心肌的耗氧；同时治疗动脉粥样硬化。

### （一）发作时的治疗

（1）休息：发作时立刻休息，经休息后症状可缓解。

（2）药物治疗：应用作用较快硝酸酯制剂。

（3）在应用上述药物的同时，可考虑用镇静药。

### （二）缓解期的治疗

系统治疗，清除诱因、注意休息、使用作用持久的抗动脉粥样硬化药物，以防心绞痛发作，可单独、交替或联合应用。宜尽量避免各种确知足以诱致发作的因素。调节饮食，特别是一次进食不应过饱；禁绝烟酒。调整日常生活与工作量；减轻精神负担；保持适当的体力活动，但以不致发生疼痛症状为度；一般不需卧床休息。

### （三）其他治疗

低分子右旋糖酐或羟乙基淀粉注射液，作用为改善微循环的灌流，可用于心绞痛的频繁发作。抗凝药，如肝素；溶血栓药和抗血小板药可用于治疗不稳定型心绞痛。高压氧治疗增加全身的氧供应，可使顽固的心绞痛得到改善，但疗效不易巩固。体外反搏治疗可能增加冠状动脉的血供，也可考虑应用。兼有早期心力衰竭者，治疗心绞痛的同时宜用快速作用的洋地黄类制剂。

**（四）外科手术治疗**

主动脉－冠状动脉旁路移植手术（coronary artery bypass grafting，CABG）方法：取患者自身的大隐静脉或内乳动脉作为旁路移植材料。一端吻合在主动脉，另一端吻合在有病变的冠状动脉段的远端，引主动脉的血液以改善该冠状动脉所供血的心肌的血流量。

**（五）经皮腔内冠状动脉成形术**

经皮腔内冠状动脉成形术（percutaneous transluminal coronary angioplasty，PTCA）方法：冠状动脉造影后，针对相应病变，应用带球囊的心导管经周围动脉送到冠状动脉，在导引钢丝的指引下进入狭窄部位；向球囊内加压注入稀释的造影剂使之扩张，解除狭窄。

**（六）其他冠状动脉介入性治疗**

由于PTCA有较高的术后再狭窄发生率，近来采用一些其他成形方法如激光冠状动脉成形术（PTCLA）、冠状动脉斑块旋切术、冠状动脉斑块旋磨术、冠状动脉内支架安置等，期望降低再狭窄发生率。

**（七）运动锻炼疗法**

谨慎安排进度适宜的运动锻炼有助于促进侧支循环的发展，提高体力活动的耐受量，改善症状。

## 四、常见护理问题

**（一）舒适的改变——心绞痛**

1. 相关因素　与心肌急剧、短暂地缺血、缺氧，冠状动脉痉挛有关。

2. 临床表现　阵发性胸骨后疼痛。

3. 护理措施

（1）心绞痛发作时立即停止步行或工作，休息片刻即可缓解。根据疼痛发生的特点，评估心绞痛严重程度（见表4-3），制订相应活动计划。频发者或严重心绞痛者，严格限制体力活动，并绝对卧床休息。

表4-3　劳累性心绞痛分级

| 心绞痛分级 | 表现 |
| --- | --- |
| Ⅰ级：日常活动时无症状 | 较日常活动重的体力活动，如平地小跑步、快速或持重物上三楼、上陡坡等时引起心绞痛 |
| Ⅱ级：日常活动稍受限制 | 一般体力活动，如常速步行1.5～2km、上三楼、上坡等即引起心绞痛 |
| Ⅲ级：日常活动明显受损 | 较日常活动轻的体力活动，如常速步行0.5～1km、上二楼、上小坡等即引起心绞痛 |
| Ⅳ级：任何体力活动均引起心绞痛 | 轻微体力活动（如在室内缓行）即引起心绞痛，严重者休息时亦发生心绞痛 |

（2）遵医嘱给予患者舌下含服硝酸甘油、吸氧，记录心电图，并通知医生。心绞痛频发或严重者遵医嘱使用硝酸甘油静脉微泵推注。由于此类药物能扩张头面部血管，有些患者使用后会出现颜面潮红、头痛等症状，应向患者说明。

（3）用药后动态观察患者胸痛变化情况，同时监测ECG，必要时进行心电监测。

（4）告知患者在心绞痛发作时的应对技巧：一是立即停止活动；另一是立即含服硝酸甘油。向患者讲解含服硝酸甘油是因为舌下有丰富的静脉丛，吸收见效比口服硝酸甘油快。若疼痛持续15min以上不缓解，则有可能发生心肌梗死，需立即急诊就医。

**（二）焦虑**

1. 相关因素　与心绞痛反复频繁发作、疗效不理想有关。

2. 临床表现　睡眠不佳，缺乏自信心、思维混乱。

3. 护理措施

（1）向患者讲解心绞痛的治疗是一个长期过程，需要有毅力，鼓励其说出内心想法，针对其具体心理情况给予指导与帮助。

（2）心绞痛发作时，尽量陪伴患者，多与患者沟通，指导患者掌握心绞痛发作的有效应对措施。

（3）及时向患者分析讲解疾病好转信息，增强患者治疗信心。

（4）告知患者不良心理状况对疾病的负面影响，鼓励患者进行舒展身心的活动（如听音乐、看报纸）等活动，转移患者注意力。

**（三）知识缺乏**

1. 相关因素　与缺乏知识来源，认识能力有限有关。

2. 临床表现　患者不能说出心绞痛相关知识，不知如何避免相关因素。

3. 护理措施

（1）避免诱发心绞痛的相关因素：如情绪激动、饱食、焦虑不安等不良心理状态。

（2）告知患者心绞痛的症状为胸骨后疼痛，可放射至左臂、颈、胸，常为压迫或紧缩感。

（3）指导患者硝酸甘油使用注意事项。

（4）提供简单易懂的书面或影像资料，使患者了解自身疾病的相关知识。

## 五、健康教育

**（一）心理指导**

告知患者需保持良好心态，因精神紧张、情绪激动、饱食、焦虑不安等不良心理状态，可诱发和加重病情。患者常因不适而烦躁不安，且伴恐惧，此时鼓励患者表达感觉，告知尽量做深呼吸，放松情绪才能使疾病尽快消除。

**（二）饮食指导**

1. 减少饮食热能　控制体重少量多餐（每天 4 ~ 5 餐），晚餐尤应控制进食量，提倡饭后散步，切忌暴饮暴食，避免过饱；减少脂肪总量，限制饱和脂肪酸和胆固醇的摄入量，增加不饱和脂肪酸；限制单糖和双糖摄入量，供给适量的矿物质及维生素，戒烟戒酒。

2. 在食物选择方面，应适当控制主食和含糖零食　多吃粗粮、杂粮，如玉米、小米、荞麦等；禽肉、鱼类，以及核桃仁、花生、葵花子等硬果类含不饱和脂肪酸较多，可多食用；多食蔬菜和水果，不限量，尤其是超体重者，更应多选用带色蔬菜，如菠菜、油菜、番茄、茄子和带酸味的新鲜水果，如苹果、橘子、山楂，提倡吃新鲜泡菜；多用豆油、花生油、菜油及香油等植物油；蛋白质按劳动强度供给，冠心病患者蛋白质按 2g/kg 供给。尽量多食用黄豆及其制品，如豆腐、豆干、百叶等，其他如绿豆、赤豆也很好。

3. 禁忌食物　忌烟、酒、咖啡以及辛辣的刺激性食品；少用猪油、黄油等动物油烹调；禁用动物脂肪高的食物，如猪肉、牛肉、羊肉及含胆固醇高的动物内脏、动物脂肪、脑髓、贝类、乌贼鱼、蛋黄等；食盐不宜多用，每天 2 ~ 4g；含钠味精也应适量限用。

**（三）作息指导**

制定固定的日常活动计划，避免劳累。避免突发性的劳力动作，尤其在较长时间休息以后。如凌晨起来后活动动作宜慢。心绞痛发作时，应停止所有活动，卧床休息。频发或严重心绞痛患者，严格限制体力活动，应绝对卧床休息。

**（四）用药指导**

1. 硝酸酯类　硝酸甘油是缓解心绞痛的首选药。

（1）心绞痛发作时可用短效制剂 1 片舌下含化，1 ~ 2min 即开始起作用，持续半小时；勿吞服。如药物不易溶解，可轻轻嚼碎继续含化。

（2）应用硝酸酯类药物时可能出现头晕、头胀痛、头部跳动感、面红、心悸，继续用药数日后可自行消失。

（3）硝酸甘油应储存在棕褐色的密闭小玻璃瓶中，防止受热、受潮，使用时应注意有效期，每用 6 个月须更换药物。如果含服药物时无舌尖麻刺、烧灼感，说明药物已失效，不宜再使用。

（4）为避免直立性低血压所引起的晕厥，用药后患者应平卧片刻，必要时吸氧。长期反复应用会产生耐药性而效力降低，但停用 10d 以上，复用可恢复效力。

2. 长期服用 β 受体阻滞药者　如使用阿替洛尔（氨酰心安）、美托洛尔（倍他乐克）时，应指导患者用药。

（1）不能随意突然停药或漏服，否则会引起心绞痛加重或心肌梗死。

（2）应在饭前服用，因食物能延缓此类药物吸收。

（3）用药过程中注意监测心率、血压、心电图等。

3. 钙通道阻滞药　目前不主张使用短效制剂（如硝苯地平），以减少心肌耗氧量。

**（五）特殊及行为指导**

（1）寒冷刺激可诱发心绞痛发作，不宜用冷水洗脸，洗澡时注意水温及时间。外出应戴口罩或围巾。

（2）患者应随身携带心绞痛急救盒（内装硝酸甘油片）：心绞痛发作时，立即停止活动并休息，保持安静。及时使用硝酸甘油制剂，如片剂舌下含服，喷雾剂喷舌底 1 ~ 2 下，贴剂粘贴在心前区。如果自行用药后，心绞痛未缓解。应请求协助救护。

（3）有条件者可以氧气吸入，使用氧气时，避免明火。

（4）患者洗澡时应告诉家属，不宜在饱餐或饥饿时进行，水温勿过冷过热，时间不宜过长，门不要上锁，以防发生意外。

（5）与患者讨论引起心绞痛的发作诱因，确定需要的帮助，总结预防发作的方法。

**（六）病情观察指导**

注意观察胸痛的发作时间、部位、性质、有无放射性及伴随症状，定时监测心率、心律。若心绞痛发作次数增加，持续时间延长，疼痛程度加重，含服硝酸甘油无效者，有可能是心肌梗死先兆，应立即就诊。

**（七）出院指导**

（1）减轻体重，肥胖者需限制饮食热量及适当增加体力活动，避免采用剧烈运动防治各种可加重病情的疾病，如高血压、糖尿病、贫血、甲亢等。特别要控制血压，使血压维持在正常水平。

（2）慢性稳定型心绞痛患者大多数可继续正常性生活，为预防心绞痛发作，可在 1h 前含服硝酸甘油 1 片。

（3）患者应随身携带硝酸甘油片以备急用，患者及家属应熟知药物的放置地点，以备急需。

# 第五章　泌尿外科常用技术护理

## 第一节　肾造瘘管护理质量标准的评价及应用

经皮肾穿刺术（PCNL）因其损伤小、安全性高、结石取尽率高等特点已成为复杂性肾结石治疗的首选方法。PCNL 术后引流管多，围术期的观察与护理至关重要，尤其肾造瘘的护理，对此项手术的成功有着重要意义。

目前针对肾造瘘管管道护理而言，主要包括肾造瘘管的放置、固定、引流袋的位置、导管的更换、拔管及感染的控制，这些护理仅限于主观的观察，无数值性的统一标准护理规范，对肾造瘘管质量管理，也是经验性管理，缺乏具体质量标准，每次质量检查结果大同小异，存在的问题重复出现，护理质量得不到根本改善。

### 一、适应证与禁忌证

#### （一）适应证

（1）所有需开放手术干预的肾结石：包括完全性和不完全性鹿角结石、大于 2cm 的肾结石、有症状的肾盏或憩室内结石、体外冲击波难以粉碎及治疗失败的结石。

（2）输尿管上段 $L_1$ 椎体以上、梗阻较重或直径 >1.5cm 的大结石；因息肉包裹及输尿管纡曲、体外碎石术无效或输尿管镜失败的输尿管结石。

（3）特殊类型肾结石：包括小儿肾结石梗阻明显、肥胖患者的肾结石、肾结石合并肾盂输尿管连接部梗阻或输尿管狭窄、孤立肾并发结石梗阻、马蹄肾并发结石梗阻、移植肾并发结石梗阻及无积水的肾结石等。

#### （二）禁忌证

（1）未纠正的全身出血性疾病。

（2）严重心脏疾病和肺功能不全，无法承受手术者。

（3）未控制的糖尿病和高血压者。

（4）盆腔游走肾或严重肾下垂者。

（5）脊柱严重后凸或侧弯畸形、极肥胖或不能耐受俯卧位者为相对禁忌证，可采用仰卧、侧卧、仰卧斜位等体位进行手术。

（6）服用阿司匹林、华法林等抗凝血药物者，需停药 2 周，复查凝血功能正常才可以进行手术。

### 二、置管方法

采取全身麻醉或椎管内麻醉，取截石位，患侧输尿管逆行插入 5F 输尿管导管至输尿管上段，留置导尿。再取俯卧位，腹部垫一小枕，充分暴露手术区域。穿刺点选择在第 11 肋间或第 12 肋缘下，与肩胛线至腋后线间的区域。B 超引导下，14G 肾穿刺针通过肾后外侧经肾实质进入集合系统，取出针芯，见有尿液溢出，表明穿刺成功。斑马导丝经针鞘引入肾集合系统。筋膜扩张管沿斑马导丝将穿刺通道从 8F 扩张至 18F，顺利置入 18FPeel-away 鞘，退出扩张管，留置工作鞘，沿鞘进入输尿管镜，在电视监视系统配合下，进入肾集合系统，找到输尿管上段结石，碎石，将碎石冲洗或钳夹排出，术毕留置 16F 肾造瘘管。术后 2 ~ 3d 复查腹部 X 线平片（KUB），留置 16F 肾造瘘管 4 ~ 5d，留置 5F 输尿管双 J 管 2 ~ 4 周。

## 三、护理质量标准制订

### （一）肾造瘘管一般护理

（1）术后妥善固定造瘘管，指导患者翻身前先将造瘘管留出一定长度，然后再转向对侧，下床或活动时必须先将造瘘管妥善放置，引流袋低于肾造瘘口。

（2）术后肾造瘘管夹闭 2h 开放，使肾内压力增高，达到压迫止血的目的。同时，血液在肾凝固，有利于止血。无明显出血即可下床活动。若有出血，则可延长卧床休息时间，可做适量的床上活动，如翻身。多饮水，大于 2 000mL/d，以减少血尿。指导告知患者、家属积极参与自我护理，注意观察并记录肾造瘘管引流液的颜色、性质及量，如引流液呈鲜红色或有血块，提示术后活动性出血，立即通知医师处理。

（3）定时挤压，保持其通畅，防止扭曲，脱落，如引流不畅应用 0.9% 无菌氯化钠溶液冲洗，肾造瘘管冲洗必须严格执行无菌操作，每次冲洗液注入 5mL 为宜，不超过 10mL，液体抽出后不再注入。

（4）观察肾造瘘管周围敷料是否干燥，有无漏尿现象。定时更换引流袋，观察尿色、引流液量等，抗反流尿袋每周更换 1 次。

（5）肾造瘘管一般留置 7 ~ 10d，待尿液逐渐转清，患者体温恢复正常后复查 KUB 后无结石残留即可夹闭 24 ~ 48h，如无不适则可拔除肾造瘘管。拔除肾造瘘管后造瘘口若渗液较多，嘱患者健侧卧位，通知医生用灭菌油纱布填塞造瘘口。皮肤瘘口多在 12h 内封闭。鼓励患者不要仰卧或患侧卧位，这两种体位均可增加尿液从瘘口外溢，从而使愈合延期。坐位、立位或对侧卧位都是可取的。

### （二）回顾性研究

通过文献分析及病例资料分析，初步确定肾造瘘管的护理评分量表、经皮肾穿刺护理临床路径。进行 3 轮专家咨询，最终确定质量标准包括 4 个一级指标，20 个二级指标：造瘘管护理包括正确固定造瘘管，观察引流液的色、量，定时放尿，更换引流袋，监测血压的变化。伤口护理包括监测体温的变化，伤口渗出情况，腹部疼痛情况，取健侧卧位，防止逆流。健康教育包括更换造瘘管时间，多饮水的重要性，饮食的重要性，带管的注意事项，复查的时间及意义。护士能力包括解决问题的能力，便秘的处理，疼痛护理，表达能力强，患者满意度。

在肾造瘘管护理评分标准、经皮肾穿刺护理临床路径执行中，存在的不足，随时做好记录。对于不足之处，通过各种形式，如研究课、专家讲座、病案分析、进行交流，取长补短，以获得最佳效果，给予改进。向专家咨询，评估其可行性和优越性。结合临床，再次修订护理标准及评分表。

## 四、并发症护理

1. 出血　是 PCNL 的最常见和最主要的并发症，严重者可出现休克。

（1）引起出血的时期：①工作通道建立过程；②碎石过程；③术后早期；④术后迟发性。原因：①穿刺及扩张位置偏离肾的无血管区；②位置过深导致对侧肾实质损伤，甚至穿入肾静脉及下腔静脉；③穿刺跨过肾柱，造成较大动静脉血管损伤；④多次在同一部位试穿，致该处肾实质损伤；⑤麻醉诱导期及术中患者体温过低，导致医源性凝血功能障碍。

（2）出血的护理要点：应严密观察尤其是血压的变化，观察肾造瘘管和尿管引流液的颜色、性状和量，并做好记录。如引流液颜色突然加深或引流出大量鲜红色液体，患者自觉难受、面色苍白，伴脉快、血压下降等症状，说明有出血的可能。应立即嘱患者卧床制动，夹闭肾造瘘管，使血液至肾、输尿管内压力上升，形成压迫性止血状态，达到止血的目的。遵医嘱应用止血药物，补充血容量，应用血管活性药物，必要时配合输血。术后避免用力排便，以免腹压增高，导致肾继发性出血。拔除肾造瘘管时动作要轻柔，避免粗暴及用力牵拉，导致血痂脱落引起出血。

（3）出血的征象：①术后肾造瘘管引流液为鲜红色且进行性加深，或反复堵塞肾造瘘管；②堵塞或钳夹肾造瘘管后出现患侧腰部剧烈疼痛；③周期性肾出血，出血间隔为 5 ~ 9d; ④术后膀胱内大量血凝块形成；⑤血压进行性下降，脉搏进行性加快，血红蛋白及血红细胞进行性下降，甚至出现出血性休克；⑥拔除肾造瘘管后瘘口大量渗血；⑦拔除肾造瘘管后血尿持续不退，尿液反复出现血凝块。

2. 感染　经皮肾镜取石术最主要的并发症是发热，发生率高达 25.8% ~ 27.6%。体温 38.5 ~ 39.5℃，一般持续 2 ~ 3d；严重者出现感染性休克。所以经皮肾镜手术后要严密观察患者体温、脉搏、血压的变化，同时密切观察肾造瘘管通畅情况，因肾造瘘管引流不畅肾盂压力升高使感染加剧，所以经皮肾镜手术后观察肾造瘘管十分重要，日常护理时应定时挤压造瘘管，防止血凝块、碎石堵塞管腔，以保证尿液的引流通畅和碎石的排出，保持肾内低压状态，防止肾盂压力升高，加重感染。若患者出现发热、脉搏加快，要立即通知医师给予积极抗感染治疗。

3. 腹胀、腹腔积液的观察与护理　经皮肾镜术中需要一定压力的灌洗液冲洗以保持手术野的清晰并带出结石碎屑，术中灌注液渗入肾周，手术时间过长后灌注液经后腹壁渗入腹腔是常见的并发症。

4. 邻近器官损伤的观察与护理　经皮肾镜穿刺建立通道时可造成胸膜、肠管等脏器损伤。胸膜损伤的发生率为 0.87% ~ 5%，临床表现为术后出现胸痛、呼吸困难，听诊可及患侧呼吸音减弱或消失，主要考虑为气胸形成，应立即报告医生，必要时给予胸腔闭式引流等处理。

5. 尿路刺激征观察与护理　是置管后常见的并发症，主要是由于双 J 管放置的位置不合适或双 J 管移位，使膀胱内导管过长，刺激膀胱三角区或后尿道所致，此时，可通过改变体位或在膀胱镜下调整双 J 管位置，缓解其症状。

6. 尿液反流与腰痛观察与护理　腰痛与放置双 J 管后输尿管尿液反流有关，主要是输尿管口的正常的抗反流作用消失，膀胱压力大于肾盂压力所致。应尽力减少引起负压增高的任何因素，多食新鲜蔬菜、水果，预防便秘，保持大便通畅，注意保暖，防止感冒、咳嗽，并告知患者站立排尿，及时排空膀胱，勿憋尿。

### 五、健康教育

（1）带造瘘管者，保持瘘口周围清洁干燥，及时更换内衣及被褥，保持清洁卫生。每月更换一次造瘘管，等待二次手术的时机。

（2）如出现排尿疼痛、尿频和血尿现象，多为双 J 管膀胱端刺激所致，一般予多饮水和对症处理后均能缓解。如出现严重血尿、高热、腰部剧烈疼痛等症状及时就诊。

（3）饮食指导包括改变生活习惯、调整饮食结构，开始推荐的结石综合性预防方案为：大量饮水（3L/d）；正常钙饮食（推荐的摄入量为 1 000mg/d）；限制钠的摄入（4 ~ 6g/d）；限制草酸及嘌呤的摄入；限制动物蛋白质的摄入；增加纤维的摄入；增加富含枸橼酸的水果；适当的体育活动；合适的体重指数（BMI 18 ~ 25kg/$m^2$）。

## 第二节　留置导尿管相关并发症及护理

留置导尿是在严格无菌操作下用无菌导尿管插入膀胱引流出尿液并将导尿管保留在膀胱内引流尿液的方法。由于留置导尿是一项有创操作，护理人员应掌握泌尿系基本解剖等相关知识，以保证操作的成功率，减少护理并发症。

### 一、导尿相关的基本知识

1. 男性尿道生理解剖结构　尿道长度：新生儿约 6.4cm；1 岁约 6.2cm；10 岁约 10.5cm；14 岁约 12.2cm；成人 20 ~ 22cm。男性尿道是泌尿和生殖系统的联合器官，呈乙字状曲折，管径 5 ~ 7mm，长度与身高、体形及阴茎长短相关；全长分为 3 部分：前列腺部（后尿道）、膜部、海绵体部（前尿道）；3 个狭窄（尿道内口、膜部、尿道外口）；2 个弯曲（耻骨下弯、耻骨前弯）；副交感和交感神经分布于整个尿道。因此，男性患者插尿管相对困难。

2. 女性尿道生理结构　女性尿道短、宽、直，富于扩展性；女性出生时尿道长 2.2 ~ 3.3cm，成年女性 4 ~ 6cm。尿道外口，隐于小阴唇之间的阴道前庭内，位于阴道口上方为矢状裂，周围隆起呈乳头状；女性尿道内口周围环绕着由膀胱中层环形平滑肌增厚而形成的尿道内括约肌。阴道括约肌对尿道起紧缩作用。高龄女性由于肌肉结缔组织萎缩，萎缩的阴道牵拉尿道口使之陷于阴道壁之中，同时又因阴道黏膜缺乏雌激素作用呈现苍白光滑，阴道口变小更使尿道口暴露困难。因此，高龄女性插尿管会增加难度。

3. 前列腺相关知识　前列腺是实质性器管，由腺组织和肌组织构成。整个腺体分为 5 叶：前叶、两侧叶、中叶、后叶，其间并无明确的分界。中叶常常肥大，当中叶肥大向上发展时，尿道内口后方的黏膜隆起，容易引起排尿困难。后叶位于射精管、中叶和左、右叶的后方，很少发生肥大，而是癌的好发部位。左、右叶紧贴尿道侧壁，位于后叶侧部前方，左、右叶的肥大亦可从两侧压迫尿道，容易造成排尿困难。前列腺环绕膀胱颈部，腺体外有一坚韧的纤维包裹，内面紧贴前列腺部尿道的黏膜，即男性尿道穿过前列腺，扼守着尿道上口。男性一般 40 岁以后，中叶可变肥大，向上凸顶膀胱，使膀胱后唇明显隆起，并压迫尿道引起排尿困难。50 岁以上男性开始出现症状。因此，男性导尿时要评估患者的年龄与前列腺增生问题。

## 二、适应证

（1）抢救休克或危重患者，可准确记录尿量、24h 尿量、尿比重，以观察肾功能情况，并提供诊疗依据。

（2）各种原因引起的排尿障碍，如下尿路梗阻所致尿潴留。

（3）特定手术（全身麻醉、腹腔、盆腔如泌尿科、妇产科等大手术，或手术时间长），手术前常规导尿。下腹部、直肠肛门、盆腔器官手术中需持续排空膀胱，避免术中误伤。

（4）膀胱疾病诊断与治疗，如膀胱或尿道造影、膀胱肿瘤患者进行膀胱腔内化学治疗、膀胱内药物灌注或膀胱冲洗。

（5）某些患泌尿系统疾病的患者，手术后留置导尿管，便于引流及冲洗，并减轻手术切口的张力，促进伤口愈合。

（6）用于采集患者尿标本做细菌培养、测定膀胱容量、压力及残余尿量，向膀胱注入造影剂或气体等以协助诊断。

（7）昏迷、截瘫、尿失禁或会阴部损伤的患者，留置导尿以保持局部干燥、清洁避免尿液的污染与刺激，预防压疮，对尿失禁患者进行膀胱功能的训练。

## 三、置管方法

### （一）评估要点

（1）评估患者基础疾病与病情程度。

（2）评估患者一般情况，如性别，年龄（小儿、青少年、老年人），精神与意识状态，生命体征。

（3）评估专科情况，膀胱充盈度及尿道括约肌有无松弛、会阴部皮肤黏膜状况。

（4）评估男性患者有无前列腺疾病等引起尿路梗阻的情况。

（5）评估患者自理能力、合作能力与程度、疼痛耐受力及心理承受能力。

（6）评估环境，安全、室温适宜、注意保暖，强调保护隐私。

### （二）操作要点

（1）核对医嘱，准备用物。

（2）关闭门窗，遮挡、保暖，协助做好体位准备。

（3）全程遵循无菌操作原则（消毒、插管等环节）。

（4）根据患者身高、年龄选择适宜导尿管并检查尿管气囊有无漏气，根据插管深度润滑尿管。

（5）严格掌握插管深度：男性 20 ~ 22cm（提起阴茎与腹壁成 60°）、女性 4 ~ 6cm，见尿后再插入 2 ~ 3cm，以防气囊注液时损伤尿道黏膜。

（6）按照导尿管说明书中标明的气囊容积向气囊内缓慢注入无菌注射用水，轻拉尿管有阻力后，连接引流袋。妥善固定，位置低于膀胱。贴好标识，注明置管日期。

（7）准确记录尿液的量、性质、颜色等，报告医师。

（8）整理用物，勾签医嘱。

（9）垃圾分类处置。

## 四、护理

### （一）插管前护理

（1）操作前做好健康教育和全面评估。

（2）操作前做好会阴清洁，导尿前要彻底清洁。男性患者包皮和冠状沟易藏污垢，女性患者会阴部皱襞多，尿道粗、短、直，邻近肛门，易发生逆行感染。

（3）仔细检查无菌导尿包，如导尿包过期、外包装破损、潮湿，不应使用。

（4）根据患者身高、年龄、性别、疾病、目的等选择型号适宜的导尿管，检查导尿管质量。

（5）严格按照《医务人员手卫生规范》，认真洗手后，戴无菌手套实施导尿。

### （二）插管时护理

（1）严格无菌操作，以预防尿路感染。如误插阴道、脱出或尿管触及尿道口以外区域需重新更换尿管。

（2）插入前检查气囊有无漏气。

（3）操作熟练，动作轻柔，以免损伤尿道黏膜。切忌强行插入或反复拔插，必要时请专科医师插管。为男性患者插尿管时，遇有阻力，特别是尿管经尿道内口、膜部、尿道外口的狭窄部、耻骨联合下方和前下方处的弯曲部时，嘱患者深呼吸，缓慢插入。

（4）插入深度适宜，宁深勿浅，见尿液流出后再插入 2 ~ 3cm（因气囊充满时可占据尿管一定长度，插入深度应减去此部分长度，以防未达膀胱注水引起尿道损伤）。充分润滑尿管（男性患者从尿管前端至气囊后 20 ~ 22cm、女性患者气囊后 4 ~ 6cm），可使用润滑止痛胶，或黏膜麻醉药以减轻疼痛。

（5）对膀胱过度充盈者，且极度虚弱的患者放尿宜缓慢，首次不可超过 1 000mL，以免腹腔内压骤然降低引起血压下降、膀胱黏膜出血、晕厥或虚脱。

（6）测定残余尿时，嘱患者先自行排尿，再行导尿。残余尿量正常一般为 5 ~ 10mL，如超过 100mL，应留置尿管。

（7）留取小量尿标本进行微生物病原学检测时，应消毒导尿管后，用无菌注射器抽取标本送检。留取大量尿标本时（此法不能用于普通细菌和真菌学检查），可以从集尿袋中采集，避免打开导尿管和集尿袋的接口。

### （三）插管后护理

（1）留置导尿管后应连接密闭式引流装置。并保持引流通畅和密闭性，妥善固定，避免尿管受压、扭曲、过度牵拉、堵塞等。

（2）观察记录引流尿液颜色、量、性状

①正常：1 500 ~ 2 000mL/24h；多尿 >2 500mL/24h；少尿 < 400mL/24h；无尿 < 50mL/24h。

②颜色：正常为无色透明或淡黄色。异常：血尿、血红蛋白尿、胆红素尿、脓尿、乳糜尿等。

③泌尿系统手术后：最初引流出尿液含少量血性，一般在 1 ~ 3d 内会消失，如血量较多或 4h 内未减轻，应及时报告医生处理。

（3）做好日常护理，尿道口及尿管周围清洁与消毒：用 0.5% 碘附或 0.1% 新洁尔灭棉球擦洗，2 次 /d；女性清洗消毒范围应为外阴部、尿道口及近导尿管 10cm 处；男性应包含尿道口、龟头、包皮及近导尿管 10cm 处；接头处消毒，1 ~ 2 次 /d。

（4）每周更换引流袋 1 次，对长期留置导尿管的患者更换导尿管应根据导尿管材质不同参照说明书执行。

（5）置管期间根据病情鼓励患者多饮水每天 2 000 ~ 2 500mL。

（6）对于前列腺术后、外伤性尿道断裂，应持续冲洗 2 ~ 3d，术后早期注意冲洗速度，过快可使创面大出血，过慢内出血凝固易形成血块使引流不畅。引流液鲜红时应加快滴速，及时冲出血液，同时观察血压变化。如有血块或组织碎片阻塞管道时，可用手指挤压管道，如仍不通畅加用一定压力冲洗，冲碎血块排出。膀胱手术者每次注入量不宜超过 50mL，冲洗液注入后，应全部抽出后再注入，反复冲洗。

（7）采用个性化间歇式夹闭引流管方式，拔管后注意观察小便自解情况。进行膀胱功能锻炼。正确拔出尿管的方法：戴一次性薄膜手套，先用注射器抽吸完气囊内液体，减少拔管时的机械损伤，顺势轻柔拔管。

**（四）心理护理**

留置导尿是一项有创操作，且部位隐私，插管时患者的心理反应是影响耐受力的主要因素之一。紧张、害怕、担心、焦虑是不良的心理反应，这些不良刺激都可影响患者的痛阈，以致轻微疼痛即引起强烈的反应。护士有效的心理暗示和疏导，可调整患者的心境，减轻心理负担，提高痛阈。如操作前解释操作的必要性，操作中动作轻柔，嘱其深呼吸等配合放松，操作后指导注意事项等。

## 五、并发症护理

留置导尿是一项有创操作，可在插管时发生常见护理并发症。常有插管困难、尿道损伤（疼痛、出血）；留置过程中出现漏尿、尿管脱出、尿路感染等；拔管时或拔管后出现拔管困难、尿潴留或排尿困难等常见护理并发症。

**（一）插管困难**

1. 发生原因

（1）心理因素：因患者对导尿操作高度紧张，同时担心疾病的预后，可出现焦虑、紧张、担心等不良心理，此时插管，可引起尿道括约肌强烈收缩，使尿道阻力增大，造成插管困难。尤其是未婚年轻患者插导尿管时，精神更紧张，易出现尿道痉挛。

（2）解剖因素：如男性尿道长，有 3 个狭窄，2 个弯曲，且副交感和交感神经分布于整个尿道；插管时，尿管刺激尿道括约肌，引起其强烈收缩，增加了插管的难度。

（3）年龄与疾病因素：中老年男性患者因前列腺增生、尿道畸形、尿道狭窄、炎症等，增加了插管的难度；老年男性阴茎松软，缺乏弹性，当导尿管插入遇阻时，导尿管与尿道同时弯曲，甚至折叠，无法克服前方阻力，导致插管困难甚至失败，给患者带来痛苦。高龄女性患者由于肌肉结缔组织萎缩，萎缩的阴道牵拉尿道口使之陷于阴道壁之中，同时又因阴道黏膜缺乏雌激素作用呈现苍白光滑状，阴道口变小，更使尿道口暴露困难。

（4）其他因素：导尿管过粗、润滑不充分等。

2. 预防与处理

（1）加强心理护理：关心、体贴、尊重患者，做好遮挡及解释。

（2）评估有无尿道损伤或感染史，中老年男性是否有前列腺增生。

（3）对外伤后尿道狭窄、前列腺增生、尿道括约肌痉挛致插管困难者可选用 10 ~ 12F 细导尿管，充分润滑导尿管全长，必要时可自尿道口注入 5 ~ 10mL 无菌润滑剂或 1% ~ 2% 利多卡因（丁卡因等）2 ~ 3mL，暂停 3 ~ 5min，待肌肉松弛后再插管；对尿道狭窄患者使用尿道扩张器；对一次不能成功者不应反复盲插，以免引发患者紧张，特别是尿道黏膜充血水肿、平滑肌痉挛，造成以后插管困难。利多卡因（丁卡因）的黏膜麻醉作用，使局部神经末梢阻滞，尿道括约肌松弛，尿道阻力消失痛觉减轻，充分润滑，可提高一次插管成功率，以减轻痛苦，及时请专科医生操作。

（4）操作时手套上的滑石粉尽量避免涂抹于尿管上。

（5）掌握解剖生理特点，提高导尿操作技能和解决疑难问题的能力。

（6）教会患者配合要点及注意事项，提高插管成功率。

**（二）尿道损伤（疼痛、出血）**

1. 发生原因

（1）心理因素：心理、精神紧张会增加膀胱颈肌肉紧张、痉挛致尿道狭窄。

（2）操作因素：操作粗暴或插管速度过快；强行插管、盲目反复插管；润滑不够易损伤尿道；选择导尿管过粗；导尿管插入深度不够时气囊注水。

（3）生理因素：男性尿道的解剖生理特点，女性高龄患者生理变异，中老年男性患者如有前列腺增生，留置尿管插管困难，反复拔插管而引起尿道损伤，甚至导致出血。

（4）患者因素：烦躁，翻身时牵拉过紧，致使球囊进入尿道压迫出血或患者缺乏对留置尿管知识，盲目强行拔管。

2. 预防与处理

（1）做好心理护理，做好相关健康教育。

（2）插管前必须注入气体或液体，检查气囊有无漏气情况，注意测量长度，按标注容量注入无菌液体。

（3）插管的深度：原则掌握宁深勿浅，在插入所需的长度见尿流出后继续插入 5 ~ 7cm，使气囊完全进入膀胱后再向气囊内注入无菌液体，之后轻拉至有阻力即可。

（4）选择粗细适宜的导尿管并充分润滑，一般女性 14F，男性 14 ~ 16F，特殊治疗时选择 18F 或以上。

（5）操作时应动作轻柔，如遇阻力应稍停片刻，特别是患儿，对疼痛特别敏感，易引起尿道括约肌强烈收缩，使尿道阻力增加。

（6）嘱患者深吸气，尽量放松，注意力分散后重新轻柔插管。

（7）一旦出现尿道损伤，暂停导尿，寻找原因，及时请专科医生会诊。如为尿道损伤，给予止血药后，重新在麻醉和润滑状态下导尿，不可强行、反复插管。

### （三）漏尿

1. 发生原因

（1）尿路感染：引起溢尿的常见原因之一。

（2）膀胱痉挛：尿管、气囊刺激膀胱三角区使尿道黏膜疼痛和膀胱挛缩。肌肉强烈收缩，使膀胱颈尿道移动扩张，膀胱颈开放引起漏尿；排尿意识存在使膀胱括约肌、逼尿肌等肌肉的主动收缩舒张运动，气囊处封闭不严。

（3）尿管过细：使膀胱颈处于开放状态，当膀胱内压力大于尿道夹闭能力时即漏尿。

（4）气囊内注水量太少：使球囊部不能充分与尿道内口相嵌，使尿道外口漏尿。有研究分析，漏尿原因可能为气囊注水量 < 10mL 时，气囊外形呈现不对称现象，甚至囊体偏向一侧，使其在体内密闭性差。当膀胱内压力 > 尿道夹闭能力时，部分尿液沿尿管一侧漏出，即出现漏尿。注液量 >15mL，气囊以尿管为轴心，呈对称性的球体，气囊壁与尿道内口贴合紧密，尿液顺尿管内流出，无漏尿现象。气囊注水量过多，对膀胱颈与尿道内口压力过大，当膀胱内压力 > 尿道内压力也可出现漏尿。

（5）尿管阻塞致漏尿：尿液浑浊或出血，血凝块堵塞及长期留置尿管未处理引起钙盐沉积，是导致尿管堵塞的原因。当膀胱容量达一定量时，尿液自尿管周围溢出并伴尿潴留，气囊漂浮于尿道内口之上，与尿道内口贴合不严密致漏尿。

（6）生理因素：老年男性尿道括约肌纤维出现萎缩，收缩力差；老年女性尿道口萎缩，盆底肌和尿道括约肌松弛而引起漏尿。

2. 预防与处理

（1）选择粗细合适尿管。对于长期卧床、老年性尿失禁患者特别是女性，由于其尿道括约肌松弛，应选管腔较粗的尿管 20 ~ 22F，既可防止漏尿，又能保证引流通畅。

（2）气囊注水符合标注容量。

（3）保持尿管通畅，防血块絮状物堵塞，防止受压，打折。

### （四）导尿管脱出

1. 发生原因

（1）气囊中的气体液体漏出，气囊内注水过少。

（2）对导尿管的过度牵拉造成拔出。

（3）患者烦躁，强行拔管。

2. 预防与处理

（1）做好健康教育。

（2）导尿时仔细检查导尿管质量；按说明书要求对气囊注水。

（3）对意识不清患者或小儿患者注意加强导尿管的保护与固定，适当约束，以防止患者自行拔管。

**（五）尿路感染**

正常情况下，人体的整个尿路是一个自洁系统，尿液从肾经输尿管、膀胱、尿道而排出体外，尿液的排泄可以防止细菌的逆流；膀胱壁、尿道黏膜是防止细菌入侵的主要防线，可以防止细菌黏附；同时尿液的 pH 环境、男性前列腺液均具有抑制细菌生长的能力。尿路感染是指为患者留置导尿管后，或者拔除导尿管 48h 内发生的泌尿系统感染。

1. 发生原因

（1）长期留置尿管：留置导尿破坏了尿道的正常生理环境，易导致尿路感染。留置导尿持续时间与尿路感染呈明显正相关，有文献报道：留置导尿后分别≤ 2d、3 ～ 7d、8 ～ 13d、≥ 14d 4 个不同时间段的尿路感染发生率分别为 6.67%、27.46%、50.98% 和 100%。

（2）导尿管选择不当，操作不当带入细菌。

（3）导尿管腔逆行感染：细菌经导尿管、接口、尿袋等部位进入膀胱引起菌尿。

（4）引流系统不够密闭，使集尿系统和储尿袋的病原菌侵入尿路，是导致尿路感染的重要环节。

（5）医护人员手污染。

（6）膀胱冲洗时速度过快或无菌操作不严，均可造成尿路感染。

（7）会阴部护理不到位，导致尿道口病原菌逆行感染。

（8）更换尿管等操作破坏了引流系统的密闭性，为细菌感染提供了机会，尿路感染率与换管频率成正比。

2. 预防与处理

（1）严格掌握导尿指征，严格无菌操作，尽量避免留置尿管。切断细菌侵入膀胱的途径。

（2）对必须插管者在病情允许时应尽量缩短留置时间，每日评估。

（3）选择硅胶导尿管，避免不必要的更换导尿管。

（4）维持引流系统的密封，尽量减少膀胱冲洗。资料表明，膀胱冲洗者尿路感染的发生率并不低于未行膀胱冲洗者，甚至更高；使用抗反流引流袋；如血尿及脓尿应行膀胱冲洗，集尿袋 7d 更换 1 次，每次更换集尿袋时戴手套并在操作前后消毒接头处。

（5）确有感染时或拔管前遵医嘱膀胱冲洗，冲洗量不宜过多，少量多次，不宜过快，以防患者尿意强烈，膀胱收缩迫使冲洗液从尿管侧溢出；治疗性用药，冲洗液在膀胱内保留 30min，冲洗液与尿管高度低于 60cm，温度：38 ～ 41℃，温度保持稳定，以防温差太大，必要时加温，冷热变化造成功能性膀胱收缩而出现溢尿；如膀胱内有出血或较多脓块，造成导尿管堵塞，可间断或连续冲洗，加入抗生素，并夹管 30min。

（6）鼓励患者多饮水，以增加尿量，达到稀释尿液、冲洗膀胱、利于引流的目的。如无特殊禁忌，每天饮水量为 2 000 ～ 3 000mL（保持尿量在 2 000mL 以上）。

（7）保持会阴部清洁，用 0.5% 碘附或 0.1% 新洁尔灭擦洗尿道口、导尿管及周围，2/d；一旦会阴部污染，应随时进行会阴擦洗 / 冲洗；定时消毒集尿袋接头；放尿前后均须消毒接头处。每日大便后及时清洁及擦洗尿道口。

（8）遵医嘱合理使用敏感的抗生素：应用抗生素是预防和治疗尿路感染的有效手段之一，可达到杀灭尿液中的细菌、减少和延缓尿路感染发生的目的，也可使用涂层导尿管可有效预防尿路感染的发生。

**（六）拔管困难**

1. 发生原因

（1）患者精神紧张。

（2）注水管阻塞使囊内液体抽不出；注水过多使气囊回缩不良；气囊表面形成尿垢及沉积物，使体积增大。

（3）操作因素有对气囊导尿管结构认识不足，操作不熟练；对气囊注水时注意事项不清楚；未掌握男性尿道正常解剖和异常情况。

（4）组织水肿、出血、炎症、粘连而影响拔管。

（5）尿管留置时间过长。

（6）注入液体结晶堵塞气囊导管。

（7）与导尿管质量、导尿管留置时间过长，致使气囊导管腔阻塞无法顺利抽出液体有关。

（8）气囊导管最容易发生阻塞的部位是在导尿管的 Y 字形分叉处，此处气囊导管管腔最细，有角度，极易形成结节，使管腔内壁不光滑。

2. 预防与处理

（1）采取牵拉、注入、剪断、穿刺的处理程序：轻轻反复旋转牵拉导尿管，可使粘连的管腔恢复通畅，囊内液体容易抽出；确定气囊在膀胱内，患者无尿潴留时，向气囊内注入无菌注射用水 / 无菌蒸馏水或空气 30 ~ 60mL 将气囊涨破后拔出尿管；对尿垢引起的拔管困难，可沿尿道口逆行注入 2% 利多卡因+液状石蜡，3 ~ 5min 后在麻醉松弛状态和充分润滑情况下拔出尿管；靠近尿道外口剪断导尿管，绕过阻塞部位，在气囊内液体压力下，囊内液体可自动流出（剪断导尿管前，要固定好近端尿管，以防导尿管缩入尿道）；可用无菌钢丝沿气囊尿管插至气囊部将气囊穿刺刺破，抽出钢丝，拔出导尿管。

（2）在 B 超准确定位引导下，在耻骨上方以细针头穿刺刺入气囊，将水抽出，拔除导尿管。

（3）对女性患者以上方法无效，可将手指插入阴道固定气囊，在耻骨上 1cm 处以细长针头穿刺刺破气囊，拔除导尿管；对男性患者，经直肠上窝穿刺刺破气囊，用注射器在直肠上、阴囊下正中线处经皮肤、皮下组织平行刺入，待水囊消失后，再缓慢将尿管拔出。上述均由专科医生操作。

### （七）尿潴留或排尿不畅

1. 发生原因

（1）长期留置尿管，膀胱逼尿肌过度松弛，拔出导尿管后容易出现尿潴留。

（2）尿路感染造成逼尿肌炎性水肿，影响膀胱的逼尿功能，加重尿潴留。

（3）尿液过多时，放尿不及时会造成不良后果。

（4）留置导尿使膀胱内环境发生改变，变闭合性系统为开放性系统，易引起尿道炎和膀胱炎。

2. 预防与处理

（1）采取个体化放尿方法，护士要根据患者的尿意和膀胱的充盈度确定放尿时间，一般为 1.5 ~ 4h 放尿 1 次，即患者有尿意时放尿，以锻炼膀胱的舒缩功能，同时结合患者输入液体及药物速度、药物性质、病情、意识等情况。如昏迷患者可定时放尿或检查膀胱充盈度后决定，因此，护士应掌握检查膀胱充盈度的叩诊方法，特别是昏迷、不能表达的患者。

（2）按摩下腹部、听流水声等。

（3）温水冲洗会阴部或开塞露纳肛以刺激排尿。

（4）拔尿管时先注入液状石蜡，防止尿道黏膜擦伤。

（5）在膀胱充盈（有尿意）时或膀胱冲洗后（有尿意）以此来帮助患者及时建立有效的首次排尿反射，拔出尿管可减少尿潴留的发生。

### （八）尿管堵塞

1. 发生原因

（1）急性细菌感染时尿液浑浊，尿沉淀产生或膀胱出血，血凝块或结石块堵塞。

（2）长期留置管道钙盐沉积或尿管老化引流不畅、尿管打折或受压。

2. 预防与处理

（1）控制感染，多饮水或冲洗膀胱。

（2）出血者及时止血。

（3）遵医嘱口服碳酸氢钠片减少泌尿系黏液分泌，碱化尿液，减少钙盐沉积。

（4）适时更换导尿管。

### 六、健康教育

留置尿管是一种侵袭性治疗，为细菌的逆行感染打开了门户，可造成尿道损伤等并发症，增加了患者的痛苦和经济负担。因此，留置导尿操作前、中、后各个环节的健康教育对患者及家属非常重要。需对患者及家属进行以下方面的健康教育。

（1）告知患者留置导尿管的目的，配合要点和置管后的注意事项。

（2）指导患者做好会阴部清洁，不能自理者指导家属或由护士完成。

（3）指导患者放松、深呼吸，在插管过程中协调配合。

（4）指导患者在留置尿管期间防止尿管打折、扭曲、受压、脱出等情况发生的注意事项。

（5）指导患者保持尿袋高度低于耻骨联合水平，防止逆行感染。

（6）指导患者在留置尿管期间保证充足入量，预防发生感染和结石。

（7）指导长期留置尿管的患者进行膀胱功能训练及骨盆底肌的锻炼，以增强控制排尿的能力。

（8）指导患者离床活动时的注意事项。

（9）指导患者及家属禁止自行拔管的要求。

## 第三节　耻骨上膀胱造瘘管的集束化护理

集束化护理指将一系列基于证据的、相互关联的干预措施组合在一起所形成的护理方案。膀胱造瘘管长期置于人体内，使人体正常的生理环境及肾、膀胱、尿道对细菌的机械防御能力遭到破坏。随着管道在体内留置时间的延长，相关性尿路感染、并发症的发生率逐渐增高。因此，探讨留置膀胱造瘘管引起并发症的相关因素，总结护理干预措施，具有重要的临床意义。

### 一、适应证

#### （一）手术适应证

（1）梗阻性膀胱排空障碍所致尿潴留，如前列腺增生症、尿道狭窄、尿道结石等，且导尿管不能插入。

（2）阴茎和尿道损伤。

（3）泌尿道手术后确保尿路的愈合，如尿道整形、吻合手术和膀胱手术后。

（4）化脓性前列腺炎、尿道炎、尿道周围脓肿等。

（5）神经源性膀胱功能障碍。

（6）经尿道前列腺电切时，用于膀胱冲洗和减压。

#### （二）永久性膀胱造瘘术的适应证

（1）神经源性膀胱功能障碍，不能长期留置导尿，或留置导尿后反复出现附睾炎、睾丸炎。

（2）下尿路梗阻伴尿潴留，因年老体弱及重要脏器有严重疾病不能耐受手术者。

（3）尿道肿瘤行全尿路切除术后。

#### （三）禁忌证

（1）膀胱空虚，术前无法使之充盈。

（2）有下腹部及盆腔手术史，穿刺膀胱估计损伤腹腔脏器的危险。

（3）膀胱内充满血块或黏稠脓液。

（4）膀胱挛缩。

（5）过于肥胖，腹壁太厚。

（6）全身出血性疾病。

## 二、置管方法

患者平卧，常规术区消毒铺无菌巾，耻骨上两横指处局部浸润麻醉。穿刺针经皮刺入膀胱，有落空感后，拔出针芯。当尿液自针管溢出，证实穿刺针已进入膀胱。再将留置导尿管经套管送入膀胱，观察引流通畅后，拔出套管，固定引流导管。用丝线将导管固定在腹壁皮肤上。

## 三、集束化护理策略

1. 严格无菌操作　因老年人抗感染能力下降，黏膜黏附力增加，膀胱内环境更适宜细菌生长，使膀胱具备了细菌定植的条件。因此，预防感染是护理的重中之重。护理导管部位或操作导管器具前后均要洗手或用快速手消毒剂进行手消毒。严格无菌操作，动作轻柔，防止损伤造瘘口引起继发性感染。

2. 密闭式无菌引流系统　选用封闭的一次性抗反流集尿袋，一般情况下，导尿管和集尿袋不得分离。如遇到造瘘管堵塞必须冲洗时，应严格按照无菌操作，碘附消毒导管连接处。

3. 尿液引流保持引流通畅，避免引流管弯曲受压。集尿袋定时排空，集尿袋排放口不接触未灭菌的容器，排放尿液时，应离开其他容器 10cm 以上。集尿袋放置于膀胱水平以下。

4. 造瘘口护理　密切观察造瘘口敷料的情况，有无渗血渗液，如有渗液应立即更换敷料，造瘘口敷料应保持清洁干燥。开始两周切口隔日换药，形成窦道后每周更换 2 次，观察造口有无分泌物、红肿及造瘘口周围有无息肉。如有红肿、分泌物较多时可用高渗盐水纱条湿敷，可减轻红肿，也可涂氧化锌。如有血迹或尿液外渗时及时更换。

5. 膀胱冲洗　不主张预防性膀胱冲洗，更不主张采用具有抗菌能力的药物冲洗，避免继发性感染。膀胱冲洗中应用抗生素无任何好处，反而会促使形成耐药菌株。应鼓励患者多饮水，起到内冲洗的作用，一般每天饮水量在 1 500 ~ 2 000mL。

6. 标本留取　建议每周 1 次尿常规检查，每月 1 次尿培养。取标本时间与换袋时间、换管时间一致。具体方法，先排空集尿袋，再夹闭集尿袋管道 30min，分离造瘘管与集尿袋，消毒造瘘管出口，再用无菌注射器抽取尿液。抽取完毕，更换集尿袋或造瘘管。

7. 膀胱功能训练　为维持膀胱的自律功能，防止膀胱逼尿肌失用性萎缩。造瘘管实施夹管，每 2 ~ 3 小时或感觉有尿意时开放 1 次。

8. 管道固定　根据患者情况选择稳固有力的固定方法，协助患者采取舒适体位，避免更换体位或活动时对管道的牵拉及各种原因造成的导管气囊破裂。

9. 换管时间　研究显示，永久性膀胱造瘘集尿袋每周更换 1 次是目前较适宜、易被患者接受的方法。对高危性堵塞类患者，更换造瘘管的时间为 2 周；对非堵塞类患者，更换造瘘管的间隔时间为 4 周。通过对永久性膀胱造瘘患者定期随访监控，确定最佳换管时间为每月更换 1 次导管，每周更换 1 次集尿袋。

## 四、并发症护理

1. 膀胱造瘘管堵塞　保持造瘘管通畅，避免管道弯曲、受压、折叠，使新形成的造瘘口在未愈合之前不能有溢出物而影响瘘口的愈合，固定好引流管，防止滑脱和过度牵拉。患者翻身和睡眠时尤应注意防止引流管移位和脱落。在带管期间，发现引流管引流不畅，血块和坏死脱落物阻塞，经用注射器抽吸和捏挤，将其排除。还应注意观察引流液的颜色、性质、量，并准确记录尿量。

2. 膀胱造瘘口炎症　造瘘管等异物的刺激引起膀胱黏膜经造瘘口爬行增生易引起出血。有异味时及时用碘附消毒后隔 2d 应用 2.5% ~ 3.5% 过氧化氢溶液擦洗造瘘口周围。所产生气泡有利于清除瘘口的分泌物及杀死厌氧菌，可使增生组织挛缩变小。

3. 泌尿系感染　泌尿系感染是耻骨上膀胱穿刺造瘘术最易发生的并发症，造瘘管留置于膀胱，为细菌进入膀胱打开了一条通路，同时造瘘管是人体异物，留置于膀胱内破坏了膀胱正常的生理环境，影响了尿液对细菌的正常冲刷。患者及家属应学会观察尿液的颜色、气味、性状，若尿液出现浑浊、絮状物，且有坏死脱落物质，提示有感染，需就诊并膀胱冲洗，可使用生理盐水，每天 2 次，直至尿液黄色澄清为止，必要时可给予 1∶5 000 呋喃西林溶液冲洗。

4. 膀胱痉挛　引流管不通畅可诱发膀胱痉挛，术后应尽早接生理盐水持续或间断膀胱冲洗，以免形成血块，保持冲洗通畅。妥善固定导尿管，防止扭曲、受压、脱落、阻塞，注意引流液的颜色、滴速及有无血块流出，发生引流不畅时，应挤压或用注射器操作冲洗膀胱。抽出血凝块，直至引流通畅。冲洗液的流入速度与流出速度要成正比。如患者一旦出现膀胱痉挛，应加快冲洗速度，用手挤压导尿管，使之产生脉压冲力将导尿管中残留小血块挤出，保证引流通畅，发现有活动性出血时，应及时报告医生进行处理。对于术前留置尿管出现膀胱痉挛及术前紧张度高的患者，应用镇痛泵，以预防或减轻膀胱痉挛的发生。药物治疗有双氯芬酸栓，纳肛，1 枚 / 次，必要时；严重者使用镇痛镇静药物，如布桂嗪（强痛定）、哌替啶等。

5. 膀胱萎缩　永久性膀胱造瘘多选择耻骨上高位膀胱造瘘，这样既可避免刺激膀胱三角区引起膀胱刺激症状导致排尿疼痛，又可因贮尿较多不至于膀胱萎缩，以保持膀胱功能，故术后需进行间歇性放尿，即在白天大部分时间里将尿管夹闭，每隔 2 ～ 3h 放尿 1 次，以膀胱不觉胀为准。晚上则不必夹闭，以免憋尿太多使尿液从尿管旁流出或影响睡眠。而对于一些终身带管患者及已经有膀胱萎缩的患者，则无须夹闭尿管，否则反而会引起尿液外渗出造瘘口。

### 五、健康教育

1. 定期做尿培养　可每月做 1 次尿培养。根据尿培养结果选择敏感抗生素，短时间应用。因长时间带管，膀胱黏膜肥厚抗感染能力较强。如出现感染，使用抗生素效果不明显，最好的解决办法是疏通造瘘管梗阻，保持膀胱造瘘管通畅。指导患者或家属自己会膀胱冲洗，并指导操作注意事项。

2. 注意饮食　鼓励患者进食清淡、粗纤维、易消化饮食，防止便秘，必要时给予通便药物治疗，避免排便用力，腹压过高引起伤口渗血和瘘管脱出。多吃富含蛋白质与维生素的食物，利于提高机体抵抗力，同时少食动物内脏等含嘌呤高的食物，避免结石形成堵塞瘘管。每日饮水量约 2 500mL，睡前、夜间要适量饮水，使饮水量分配均匀，起到稀释尿液、内冲洗尿路作用。

3. 注意观察尿液的变化　指导患者学会正确观察尿液的颜色、性质，正常尿液应是淡黄色、清亮，尿液异常，如有浑浊、脓性、白色沉淀物或血尿，多为泌尿系感染，应尽早到医院就诊治疗。指导患者保持尿袋高度低于耻骨联合水平，防止逆行感染。

4. 活动锻炼　做力所能及的活动，卧床者可做肢体的主动被动运动，可下床者进行适宜的锻炼，如打太极拳等。养成规律的生活习惯。

## 第四节　双 J 引流管的护理

双 J 管又称猪尾巴管，或称 D–J 管，分双尾和单尾，型号由小到大为 4 ～ 8F，材质柔软，弹性良好，兼有支架和引流的双重作用，可解除输尿管梗阻，防止术后粘连、狭窄及漏尿，在泌尿外科手术中应用极为广泛。

### 一、适应证

（1）复杂性肾结石的体外震波碎石治疗前放置双 J 管。

（2）输尿管狭窄的扩张治疗时放置双 J 管。

（3）肾结石、输尿管结石行切开取石术时放置双 J 管。

（4）肾及输尿管良性肿瘤等上尿路手术时放置双 J 管。

（5）上尿路梗阻所致肾积水时放置双 J 管。

### 二、置管方法

1. 术中置管法　对开放性手术和经皮肾镜采取术中顺行置入。将带导丝的双 J 管向肾下方沿输尿管插入膀胱后拔出导丝。

2. 膀胱镜下置管法　膀胱镜下置管法适用于输尿管狭窄者。在膀胱镜引导下找到输尿管口，将导丝沿输尿管口送入，当导丝达到估计的长度进入肾盂时，即用推送管将双 J 管向上推入肾盂内，最后固定推送管，拔出导丝，见双 J 管下段在膀胱内呈盘曲状，拔出膀胱镜。

3. 输尿管镜下置管法　在输尿管镜下直接可将导丝送入肾盂内后再依次扩张，然后以导丝引导利用推送管将双 J 管送入肾盂内，见双 J 管下段在膀胱内呈盘曲状，拔出输尿管镜。

## 三、护理

1. 心理护理　评估患者对疾病的认知度，向患者及家属介绍疾病知识、留置双 J 管的必要性和注意事项、双 J 管留置方法和时间，让患者充分了解自己的病情及治疗措施，使患者增强治愈的信心，积极配合医生的治疗。

2. 并发症的护理

（1）尿路刺激征：由于双 J 管放置位置不当或双 J 管下移刺激输尿管末端和膀胱三角区，患者自觉有尿频、尿急、尿痛等症状。向患者及家属说明原因，轻者可通过调整患者体位缓解症状，并嘱患者多饮水、少活动。症状明显者可应用膀胱解痉药物，若患者症状仍未缓解则需在膀胱镜下调整双 J 管位置。

（2）尿路感染：双 J 管作为异物置于膀胱、输尿管内有利于病菌黏附，引起继发性感染。而置入双 J 管本身可使膀胱输尿管内尿液反流发生率增高，引起逆行上尿路感染。主要表现为寒战、高热、腰区疼痛、尿频、尿急、尿痛，严重者发生感染性休克。应严密监测患者生命体征变化，每 4 小时测体温一次。体温 $< 39$℃时可给予物理降温，高于 39℃应行乙醇擦浴或药物降温，降温 30min 后复测体温。嘱患者多饮水冲洗尿路，每日饮水量保证在 2 000mL 以上。遵医嘱给予补液和抗感染治疗。每日用消毒液擦洗尿道外口及会阴部 2 次，保持患者会阴部清洁。加强患者皮肤护理，保持皮肤清洁，被服干燥整洁。做好口腔护理，防止口腔内细菌生长。在明确是置管导致的严重感染时可提前拔管。

（3）腰部不适：双 J 管置入后输尿管膀胱开口的反流机制被解除，排尿时膀胱过度充盈、压力升高，膀胱内尿液可沿双 J 管反流至肾盂，引起腰部酸胀不适。术后应早期留置导尿管以降低膀胱内的压力。注意观察患者导尿管是否通畅，有无堵塞，应用抗反流尿袋，避免尿液反流引起逆行感染。术后导尿管拔出后，鼓励患者多饮水，增加排尿次数，避免用力排尿。饮食上多食蔬菜、水果，保持大便通畅，避免腹压增高引起尿液反流。

（4）血尿：血尿的发生与双 J 管质量、患者活动量有关，长期留置双 J 管易刺激肾盂、输尿管及膀胱黏膜引起出血。患者多数为肉眼血尿，对于少量出血者，鼓励患者多饮水，勿使腰部过度伸屈，多食纤维类食物，预防大便干燥，注意休息即可；对于出血量较多的患者，给予止血、抗感染治疗，动态观察尿液的颜色和量；若仍有出血，及时拔除双 J 管。

（5）双 J 管移位：双 J 管移位分为上移、下移两种情况，与双 J 管位置放置不当或选用双 J 管长度不适有关。双 J 管上移者，主要原因为置管不到位，双 J 管下移者，主要原因是为置管不到位、双 J 管长度选择不合适和先天性巨输尿管症，女性患者与尿道短有关。住院期间指导患者避免腰部剧烈运动，不做腰部及四肢同时伸展的动作，不要做突然下蹲或倒立，以防双 J 管向上移动或向下滑脱。

（6）管周及管腔结石：双 J 管置管时间过长易引起管周及管腔内结石，同时与双 J 管的材质有关，管壁不光滑，尿盐易沉积于管周及管腔。因此，应鼓励患者多饮水，酸化尿液，控制感染，尽早拔管。

（7）双 J 管阻塞：术后出血较多者形成血块，血块易阻塞管腔，致使双 J 管引流不畅，引起尿路感染，使患者出现腰痛或发热。双 J 管一般可留置 3 个月左右，如病情需要需定期更换双 J 管，一旦发现双 J 管阻塞，应立即给予更换管道。

（8）尿外渗：尿外渗多由于插管操作不当造成输尿管穿孔所致。如患者出现腹膜后肿胀、包块、腹痛等症状，应立即报告医生，遵医嘱做 B 超、行腹腔穿刺，以明确诊断，尽快拔除双 J 管。

## 四、健康教育

内置双 J 管引流期间告知患者不可做剧烈活动，一定要避免上举及下蹲的动作，不可提重物，避免出现双 J 管的移位。指导患者多卧床休息，采用健侧卧位或者半卧位，有利于尿液的引流。鼓励患者多饮水，每天 2 000 ~ 3 000mL，以保持足够的尿量起到冲洗的作用。以清淡易消化饮食为主，多食新鲜蔬菜、水果，预防便秘，避免用力咳嗽等增大腹压的动作，防止双 J 管移位。

# 第六章 泌尿系统疾病护理

## 第一节 泌尿外科常见症状护理

### 一、尿频的护理

**（一）概述**

指排尿次数增多，每次尿量少于200mL，严重时数分钟排尿1次，每次尿量仅数毫升。尿频常是某些泌尿系统疾病的常见和首发症状，如泌尿、生殖道炎症、膀胱结石、肿瘤、前列腺增生等疾病，可协助对泌尿系统疾病的诊断。

**（二）常见原因及表现**

引起尿频的常见原因可分为生理性和泌尿系统疾病两种。精神因素有时也可引起尿频。一般白天排尿超过4 ~ 5次，夜间排尿超过1次。

1. 生理性尿频　排尿次数增加而每次尿量并不减少，甚至增多，则可能为生理性，如多饮水、食用利尿食品等。

2. 泌尿外科疾病　如泌尿、生殖道炎症；膀胱结石、肿瘤；前列腺增生、各种原因引起的膀胱容量减少、下尿路梗阻等都可产生尿频症状。

**（三）护理**

（1）评估患者的一般情况，包括年龄、平时每日饮水量、个人生活习惯、长期生活地域和该地域气候等。

（2）评估患者尿频的程度，包括每日排尿次数、每次排尿量，并准确记录。

（3）通过进一步检查，明确患者发生尿频的原因，如是否存在泌尿、生殖道炎症、膀胱结石、肿瘤、前列腺增生、糖尿病等疾病。

（4）患者频繁排尿时，为患者做好排尿的各种准备，尤其是年老体弱、行动不便的患者，应有专人守候，协助排尿。不能下床活动者，应将便器置于患者触手可及处，便后及时进行会阴部清洁。

（5）心理护理：多与患者交流，告知患者尿频的确切原因，解除患者思想负担。

### 二、尿急的护理

**（一）概述**

尿急指患者一有尿意即迫不及待要排尿而不能自制。当膀胱功能和容量正常时，因环境条件不允许，有尿意时可延迟排尿。但有严重急性炎症或膀胱容量过小时，则不能自制。

**（二）常见原因及表现**

引起尿急的原因有很多，如精神因素、膀胱及尿道疾所致的炎症刺激等。

1. 泌尿系炎症　如膀胱炎、后尿道炎、前列腺炎等，此类疾病引起的尿急常伴有尿痛。膀胱结石、肿瘤或异物刺激也可引起尿急。

2. 膀胱容量缩小　如前列腺增生、前列腺癌、前列腺纤维病变、膀胱挛缩、先天性病变、膀胱部分切除术后、长期膀胱耻骨上造瘘术后、妊娠等外在压迫等。

3. 精神神经因素　精神紧张、神经源性膀胱及脊髓损伤等，此类疾病引起的尿急不合并尿痛。

**（三）护理**

（1）评估患者的一般情况，包括年龄、平时每日饮水量、个人生活习惯等，询问患者的排尿情况、是否存在尿急的症状、程度及尿急时是否能自制等。

（2）通过进一步检查，明确患者发生尿急的原因，如是否存在泌尿及生殖道炎症、尿路结石等疾病。

（3）心理护理：多与患者交流，告知患者尿急的确切原因，解除患者思想负担。如为精神因素引起的尿急，可指导患者从事一些感兴趣的活动，如听轻音乐、看电视，和室友聊天等，以分散患者对自身不适的注意力，减轻患者的焦虑，缓解尿路刺激征。另外，各项治疗、护理操作宜集中进行，尽量少干扰患者。

（4）水分的摄入：如为炎症性刺激引起的尿急，应嘱患者尽量多饮水，每天至少 2 000mL 左右，勤排尿，以达到冲洗尿路的目的，减少细菌在尿路停留的时间；如尿急并伴有尿潴留现象，应报告医生，遵医嘱给予留置导尿或膀胱造瘘等对症处理。

（5）如有留置尿管的女性患者，应每日给予会阴冲洗；男性患者给予消毒尿道口。无论留置尿管还是膀胱造瘘管，均应遵医嘱定期给予膀胱冲洗，预防逆行感染。

（6）年老体弱、行动不便的患者，应有专人守候，协助排尿。不能下床活动者，应将便器置于患者触手可及处，便后及时进行会阴部清洁。保持局部干燥卫生，勤洗澡，及时更换内衣裤。

（7）饮食护理：应给予易消化、富于营养的清淡饮食，忌食辛辣刺激性食物。

## 三、尿痛的护理

**（一）概述**

尿痛是指患者尿初、排尿过程中、尿末或排尿后感尿道疼痛。其疼痛程度有轻有重，常呈烧灼样，重者痛如刀割。亦为炎症表现。根据尿痛的特点，有助于明确疾病的诊断。

**（二）常见原因及表现**

1. 引起尿痛的常见原因

（1）膀胱尿道受刺激：最常见为炎症性刺激，如肾盂肾炎、肾结核、肾结石并发感染、膀胱炎、尿道炎、前列腺炎、精囊炎、阴道炎。在急性炎症和活动性泌尿系结核时最为明显。

（2）非炎症性刺激：如结石（输尿管下 1/3 段结石、膀胱结石、尿道结石等）、肿瘤（膀胱、尿道、前列腺等的肿瘤）、膀胱或尿道内异物、膀胱瘘和妊娠压迫等刺激。

2. 尿痛的表现

（1）排尿开始时疼痛明显，病变多在尿道，常见于急性尿道炎。

（2）排尿时痛，终末时最重，且并发尿频、尿急者，病变多在膀胱，常见于急性膀胱炎。

（3）排尿末疼痛明显，排尿后仍感疼痛或“空痛”者，病变多在尿道或邻近器官，如膀胱三角区炎、前列腺炎等。

（4）排尿刺痛或烧灼痛，多为急性炎症刺激，如肾盂肾炎、膀胱炎、急性尿道炎、前列腺炎。

（5）排尿突然中断伴疼痛或尿潴留，多见于膀胱、尿道结石或尿路异物。

（6）排尿不畅伴胀痛，见于老年男性前列腺增生，亦可见于尿道结石。

**（三）护理**

（1）评估患者的一般状况，包括年龄、平时每日饮水量、个人生活习惯、长期生活地域和该地域的气候等。

（2）评估患者尿痛的性质和程度，并准确记录。

（3）通过进一步检查，明确患者发生尿痛的原因，如是否存在膀胱尿道的炎症性刺激及结石肿瘤等。

（4）如为炎症性刺激所引起的尿痛，应鼓励患者多饮水，饮水量应达到每日 2 000mL 以上，以增加尿量，促进细菌、毒素及炎症分泌物的排除。

（5）如为泌尿系结石、肿瘤所引起的尿痛，应鼓励患者多饮水，饮水量应达到每日 2 000mL 以上，以稀释尿液，延缓结石增长速度。

（6）饮食上嘱患者避免刺激性食物，如辛辣的食物或酒类等，并可口服碱性药物，以降低尿液酸度，碱化尿液，抑制细菌生长，缓解膀胱痉挛。

（7）遵医嘱应用抗生素，注意观察药物的不良反应。

（8）必要时应用解痉、镇痛药物，或给予导尿，以暂时解除尿道梗阻，缓解疼痛。

（9）加强患者个人卫生，保持会阴部清洁。

（10）心理护理：多与患者交流，告知患者尿痛的确切原因，以解除患者思想负担。

## 四、血尿的护理

### （一）概述

血尿是指尿中红细胞异常增多，临床上有镜下血尿和肉眼血尿两种。镜下血尿是指肉眼观察尿色正常，但在显微镜下可发现尿中红细胞增多，当尿沉渣镜检每高倍视野红细胞大于3个或12h尿红细胞计数大于50万个；或1h尿红细胞计数大于6万个。符合其中一条者即可诊为镜下血尿。肉眼观察，尿呈红色或洗肉水样，或完全血样或含有血块称为肉眼血尿。出现暂时性的镜下血尿，属于正常情况，但肉眼血尿应视为异常现象。

### （二）常见原因及表现

1. 常见引起血尿的泌尿系统疾病：

（1）炎症：急慢性肾小球肾炎、急慢性肾盂肾炎、急性膀胱炎、尿道炎、泌尿系统结核、泌尿系统真菌感染等。

（2）肾结核血尿：早期仅在尿中查到红细胞和脓细胞，随后出现尿频、尿急、尿痛和终末血尿，患者常有结核病史。

（3）前列腺增生血尿：少数患者由于膀胱黏膜破裂，导致血管出血引起肉眼血尿，有时排血块。

（4）泌尿系结石血尿：膀胱尿道结石有排尿困难、排尿费力和血尿，肾、输尿管结石出现肾绞痛，如并发感染则可出现发热、寒战等，大块结石可引起尿路梗阻，甚至引起肾功能损害。

（5）泌尿系肿瘤引起血尿：肾盂肿瘤常有血尿，肾癌血尿见于50%～60%病例。就诊时25%肾肿瘤病例已属晚期。血尿特点：无痛、间歇性全程血尿，有时可触及腹部肿块，伴有消瘦发热等。

（6）膀胱癌血尿：占泌尿系统中肿瘤第一位，血尿见于90%病例，肉眼血尿占50%，无痛性全程血尿，有时伴终末血尿加重，呈间歇性发生。在间歇中易给患者已治愈的错觉，做膀胱镜检查即可诊断。

（7）肾下垂血尿：主要症状腰痛、劳动及行走加剧，平卧后消失。尿内常出现程度不同的血尿，往往并发有肾积水。

（8）药物刺激：如磺胺酚汞铅砷中毒，大量输注甘露醇甘油等。

（9）先天畸形：多囊肾、先天性肾小球基底膜、超薄肾炎等。胡桃夹现象。

2. 血尿的临床表现

（1）尿颜色的改变：血尿的主要表现是尿颜色的改变，除镜下血尿其颜色正常外，肉眼血尿根据出血量多少而尿呈不同颜色。尿呈淡红色像洗肉水样，提示每升尿含血量超过1mL。肾脏出血时，尿与血混合均匀，尿呈暗红色；膀胱或前列腺出血尿色鲜红，有时有血凝块。

（2）分段尿异常：将全程尿分段观察颜色如尿3杯试验，用3个清洁玻璃杯分别留起始段，中段和终末段尿观察，如起始段血尿提示病变在尿道；终末段血尿提示病变在膀胱三角区或后尿道的前列腺和精囊腺；3段尿均呈红色即全程血尿，提示血尿来于肾脏、输尿管或膀胱。

（3）镜下血尿：尿颜色正常，但显微镜检查可确定血尿，并可判断是肾性或肾后性血尿。镜下红细胞大小不一形态多样为肾小球血尿，见于肾小球肾炎。如镜下红细胞形态单一，与外周血近似，为均一型血尿。提示血尿来源肾后，见于肾盂肾盏、输尿管、膀胱和前列腺病变。

（4）症状性血尿：血尿的同时患者伴有全身或局部症状。而以泌尿系统症状为主。如伴有肾区钝痛或绞痛提示病变在肾脏。膀胱和尿道病变则常有尿频、尿急和排尿困难。

（5）无症状性血尿：部分患者血尿既无泌尿道症状也无全身症状，见于某些疾病的早期，如肾结核、肾癌或膀胱癌早期。

**（三）护理**

（1）评估患者的一般状况，包括年龄、平时每日饮水量、个人生活习惯、家族史等。

（2）评估患者血尿的性质和程度，并准确记录。

（3）观察在一次排尿中尿色的变化。膀胱出血，初期血尿可能不太严重，可表现为终末血尿严重些；膀胱以上尿路出血在排尿中血尿呈全程性血尿。

（4）留取血尿标本，送常规检查和细胞学检查。

（5）做好心理护理，消除患者恐惧情绪。应向患者进行安慰和解释，说明 1 000mL 尿中有 1 ~ 3mL 血就为肉眼血尿，失血是不严重的。血尿严重时应予卧床休息，并每天测量血压、脉搏。

（6）若血尿严重，应立即报告医生，遵医嘱给予膀胱冲洗，必要时行膀胱镜手术治疗。

（7）鼓励患者多饮水，每日 1 500 ~ 2 000mL。

（8）禁烟酒，少吃辛辣等刺激性食物。

（9）注意劳逸结合，避免剧烈运动。发现血尿及早检查、确诊，及时治疗。

## 五、脓尿的护理

**（一）概述**

脓尿指含有大量白细胞的尿液。正常尿液中可含有极少量白细胞。女性尿中白细胞数略高于男性。通常每高倍视野白细胞计数超过 5 个，离心尿每高倍视野超过 10 个可确定为脓尿。

**（二）常见原因及表现**

脓尿的出现常表示泌尿生殖系统或其邻近器官或组织有感染病变存在。泌尿生殖系统感染有非特异性或特异性两种。非特异性感染最常见的致病菌为大肠埃希菌。特异性感染的致病菌主要是结核杆菌。此外，也可由寄生虫所致。脓尿常伴随以下症状。

1. 疼痛　脓尿伴有肾绞痛者，多提示病变位于肾脏，如肾结石并发感染、肾结核、肾积脓、肾脓肿等；如伴有膀胱区疼痛者，则提示病变已侵犯尿道、前列腺，如尿道炎、前列腺炎等。

2. 膀胱刺激征　上尿路感染在未侵犯膀胱之前脓液不多，一般无膀胱刺激症状或症状较轻；下尿路感染则膀胱刺激症状较严重。

3. 痛性肿块　如肿块位于肾区，应考虑肾脓肿、肾积脓、肾周围脓肿、肾肿瘤等；如肿块位于膀胱区，则应考虑巨大膀胱憩室或肿瘤；如肿块位于右（左）下腹部，应考虑阑尾周围脓肿、输卵管、卵巢肿瘤等；如肾区同时伴有局部皮肤红、肿、热者，则多为肾周围脓肿，也可见于肾周围蜂窝织炎。

**（三）护理**

（1）评估患者的一般情况，包括年龄、饮食情况、每日饮水量、生活习惯、既往史、家族史及其心理状况等。

（2）评估患者的脓尿情况，有无脓尿伴随症状。

（3）协助患者做好各种辅助检查，以尽快明确病因。

（4）嘱患者多饮水，遵医嘱用药，并定期检查肝肾功能。

（5）有高热者及时给予物理降温。

（6）做好心理护理，多向患者解释、安慰，向其讲述疾病的概况及愈后情况，缓解患者的焦虑和紧张情绪。

（7）合理安排生活起居，养成规律的生活习惯，避免长期精神紧张，过度劳累，应劳逸结合，保持乐观的情绪，保证身心的休息。

（8）鼓励患者多进食高蛋白、高维生素、富含营养的饮食，维持营养的平衡。

## 六、乳糜尿的护理

### （一）概述

乳糜尿是指尿液中出现乳糜液或淋巴液，呈现乳白色。是由于从肠道上不能吸收糜液，造成乳糜反流进入尿中所致。混有血液时尿呈粉红色，称为乳糜血尿。可发生于任何年龄，以中年人多见，多在劳累、受凉感冒及高脂肪餐后发病。

### （二）常见原因及表现

1. 乳糜尿的发生原因

（1）非寄生虫性：如结核、恶性肿瘤等慢性进展性病变，广泛的侵占腹膜后淋巴管、淋巴结，使之破坏或阻塞所致，此类比较少见。

（2）寄生虫性：绝大多数由于丝虫病所致，是晚期丝虫病的常见并发症。

2. 乳糜尿的症状　常间歇发作，发作间歇多为数天或数月，偶见 1 年或数年发作 1 次，少数患者持续长期发作，也有经过数次发作后长期停止者。长期排乳糜尿患者由于丢失大量脂肪和蛋白，出现消瘦、贫血、疲乏、劳动力丧失、抵抗力下降，甚至因继发其他疾病而死亡。劳累或较大量摄入脂肪是乳糜尿发作的重要诱因。

### （三）护理

（1）评估患者的一般情况，包括年龄、饮食情况、每日饮水量、生活习惯、饮食习惯、既往史、家族史及其心理状况等。

（2）评估患者乳糜尿的情况，有无伴随症状及乳糜尿的程度。

（3）协助患者做好各种辅助检查，以尽快明确病因。

（4）嘱患者多饮水，遵医嘱用药，并定期检查肝肾功能。

（5）有高热者及时给予物理降温。

（6）做好心理护理，多向患者解释、安慰，向其讲述疾病的概况及愈后情况，缓解患者的焦虑和紧张情绪。

（7）病情观察：重症乳糜尿患者由于淋巴细胞、血浆蛋白大量丢失，导致患者贫血、消瘦、低蛋白血症．严重时可出现全身水肿，造成患者劳动力的丧失。发作期间须卧床休息。如患者小便乳糜凝块多，导致排尿困难，护士应给予患者腹部热敷、按摩或改变体位，并嘱其多饮水，鼓励其自行排尿。如需导尿需严格无菌操作，防止泌尿系感染。

（8）营养支持：治疗期间要控制肉类、蛋类、油腻食物摄入，避免油类（特别是猪油）和蛋白同时食入，禁辛辣及刺激性食物，以清淡为主，如新鲜蔬菜、水果、适量植物油、豆类食品，含脂肪少的鱼类及少量瘦肉，以补充机体脂肪酸，防止营养不良。重症乳糜尿患者由于病程长导致全身营养差、消瘦、贫血、头晕、心悸，甚至丧失自理能力。应给予补充足够蛋白及营养物质，以增强机体抵抗力，同时给予低脂饮食。

（9）合理安排生活起居，养成规律的生活习惯，避免长期精神紧张，过度劳累，应劳逸结合，保持乐观的情绪，保证身心的休息。

（10）教会患者自我护理的技巧，如有乳糜凝块排尿不畅时，嘱患者多饮水，下腹部热敷、按摩或改变体位，促使尿和凝块排出，如仍排不出应及时就诊。

## 七、排尿困难的护理

### （一）概述

排尿困难的含义广泛，凡排尿延迟、费力、不畅、尿线无力变细、滴沥等都称为排尿困难。常由膀胱以下梗阻性疾病引起，如前列腺增生、膀胱或尿道的结石、尿道狭窄、膀胱或尿道肿瘤、膀胱颈挛缩、包茎及包皮口狭窄等，此外神经系统疾病和下尿路肿块压迫亦可引起排尿困难。

### （二）常见原因及表现

排尿困难通常由于膀胱以下的尿路梗阻所致，临床表现为排尿踌躇、费力、尿不尽、尿线细、射程短、分叉、尿滴沥，排尿时间延长和排尿中断，尿潴留等。排尿困难轻者排尿延迟、尿线无力，重者尿线变细，排尿时间延长，排尿时需增加腹压才能排出尿液。可分为机械性和功能性两种：

1. 机械性排尿困难　由于膀胱颈以下机械性梗阻引起，常见于尿道狭窄、尿道肿瘤、先天性尿道瓣膜疾病、膀胱颈部疾病、前列腺增生等。

2. 功能性排尿困难　由于中枢和周围神经损害或支配膀胱的神经功能失调，使膀胱逼尿肌张力减弱而引起，常见于颅脑、脊柱损伤、糖尿病、盆腔手术等。

### （三）护理

（1）评估患者的一般情况，包括年龄、性别、个人生活习惯、生活工作环境、营养状况、心理状态等。

（2）评估患者排尿困难的程度，包括每日排尿次数、每次排尿量、每次排尿时间、是否伴有疼痛情况等。

（3）观察病情

①遵医嘱治疗原发疾病，缓解排尿困难。

②若因卧床引起排尿困难，在不影响病情的情况下，可协助患者下床排尿或以习惯姿势排尿。

③若因手术、留置导尿操作等原因造成的神经性膀胱痉挛，可嘱其深呼吸、放松；听流水声、温水清洗会阴部、轻轻按摩小腹、热敷下腹部膀胱区（按压用力均匀而轻，切忌粗暴，用力过猛可造成膀胱破裂）等，以诱导排尿反射。

④对尿道口水肿者，可用50%硫酸镁溶液湿敷或红外线照射消除水肿，减轻尿道口狭窄。

⑤使用开塞露刺激肠壁，使患者产生便意，可使尿液随大便排出。

⑥针灸、理疗等中医护理方法可刺激足三里、中极、曲骨、三阴交等穴位，促进神经功能传导，诱导排尿。

⑦各种处置无效后，可遵医嘱行导尿术、耻骨上膀胱造口术或其他尿流改道术。一次性导尿不超过1 000mL，严格无菌操作，必要时留置导尿管持续引流。

（4）留置尿管护理：长期留置尿管或膀胱造瘘管易引起尿路感染，应保持引流通畅，避免管道扭曲、折叠，及时排空膀胱。每日行尿道口消毒，遵医嘱给予膀胱冲洗，防止泌尿系感染。

①排尿训练：术前应用阿托品患者因同时松弛膀胱逼尿肌，易造成排尿困难，术前耐心指导和训练患者在床上使用便盆大小便，并解释必要性；拔除导尿管前可进行尿管夹闭训练膀胱肌群，预防导尿管拔除后排尿困难。

②会阴部护理：保持会阴部清洁干燥，无尿渍、分泌物残留，及时给予更换衣裤及床单位，增强患者舒适感，预防湿疹、皮炎。如已有皮炎湿疹者，要清洁会阴4 ~ 6/d，保持干燥，可在会阴部涂护肤粉剂。

（5）心理护理：评估患者心理问题，做好治疗、检查、手术的解释工作，说明各项治疗、检查的必要性、安全性和配合方法，消除患者顾虑，取得积极合作。

## 八、尿潴留的护理

### （一）概述

尿潴留是指膀胱胀满而尿却不能排出。分急性与慢性两种，多因各种不同的尿道阻塞所致。见于前列腺增生、尿道损伤、尿道狭窄、前列腺或尿道的急性炎症、脊髓损伤、会阴及盆腔手术损伤膀胱神经等。

### （二）常见原因及表现

1. 急性尿潴留常见病因。

（1）尿道疾病：最常见为尿道狭窄、外伤、结石、异物、炎症、肿瘤。

（2）前列腺疾病：如前列腺增生、肿瘤、炎症或脓肿。

（3）麻醉和手术后：如腹部、盆腔或肛门手术后，引起尿道括约肌痉挛而发生。

2. 临床表现

（1）急性尿潴留发病突然，膀胱胀满但滴尿不出，患者非常痛苦。耻骨上区可隆起，触及胀大的膀胱。

（2）慢性尿潴留发病缓慢，常见于前列腺增生症，尿道狭窄，神经源性膀胱，尿道结石等疾病。多为不完全性尿潴留，膀胱明显膨胀，但患者无明显痛苦。长期尿潴留可出现尿失禁，可引起双侧输尿管及肾积水，导致肾功能受损。

**（三）护理**

（1）评估患者的一般情况，包括年龄、饮食情况、每日饮水量、生活习惯、既往史、家族史及其心理状况等。

（2）评估患者发生尿潴留的原因，如是否存在尿道、前列腺疾病，有无腹部、盆腔手术史等。

（3）做好心理护理，多向患者解释、安慰，缓解患者的焦虑和紧张情绪。

（4）急性尿潴留给予留置导尿，第一次放尿量不得超过 1 000mL；如导尿失败，需行膀胱穿刺造口术，定期给予造瘘口处换药。

（5）如有留置尿管的女患者，应每日给予会阴冲洗；男患者给予消毒尿道口。无论留置尿管还是膀胱造瘘管，均应遵医嘱定期给予膀胱冲洗，预防逆行感染。

（6）饮食护理：应给予易消化、富于营养的清淡饮食，忌食辛辣刺激性食物。

## 九、少尿的护理

**（一）概述**

24h 尿量少于 400mL 或者每小时尿量少于 17mL，见于心、肾疾病和休克患者。

**（二）常见原因及表现**

1. 肾前性

（1）有效血容量减少：多种原因引起的休克、重度失水、大出血、肾病综合征和肝肾综合征，大量水分渗入组织间隙和浆膜腔，血容量减少，肾血流减少。

（2）心脏排血功能下降：各种原因所致的心功能不全，严重的心律失常，心肺复苏后体循环功能不稳定。血压下降所致肾血流减少。

（3）肾血管病变：肾血管狭窄或炎症，肾病综合征，狼疮性肾炎，长期卧床不起所致的肾动脉栓塞血栓形成；高血压危象，妊高征等引起肾动脉持续痉挛，肾缺血导致急性肾衰竭。

2. 肾性

（1）肾小球病变：重症急性肾炎，急进性肾炎和慢性肾炎因严重感染，血压持续增高或肾毒性药物作用引起肾功能急剧恶化。

（2）非肾小球病变：急性间质性肾炎包括药物性和感染性间质性肾炎；生物毒或重金属及化学毒所致的急性肾小管坏死；严重的肾盂肾炎并发肾乳头坏死。

3. 肾后性

（1）各种原因引起的机械性尿路梗阻：如结石，血凝块，坏死组织阻塞输尿管，膀胱进出口或后尿道。

（2）尿路的外压：如肿瘤、腹膜后淋巴癌、特发性腹膜后纤维化、前列腺肥大。

（3）其他：输尿管手术后，结核或溃疡愈合后瘢痕挛缩，肾严重下垂或游走肾所致的肾扭转，神经源性膀胱等。

**（三）护理**

（1）判断是否少尿：询问患者排尿次数和每日尿量，如何测量，是否精确等。

（2）分析原因：观察患者血压、脉搏、神志等，判断是否存在血容量不足；询问有无相关疾病，如心、肝、肾病史、泌尿系统结石等；询问患者近期是否使用损害肾脏的药物；是否食用有毒食物；有无蛇咬伤史或颅脑外伤史等。

（3）评估患者出现少尿前存在哪些诱发因素：如是否感染、劳累等。

（4）观察有无其他伴随症状：如水肿、高血压等：少尿水肿者限制水、钠、钾、盐的摄入量。

（5）做好对症和用药护理：如水肿护理，使用利尿药物后的护理。

（6）急性肾衰竭所致少尿患者，除对症治疗外，还需给予肾脏替代治疗，以维持内环境稳定，直到肾功能恢复。

（7）评估少尿对患者心理的影响，做好心理护理和解释工作。

## 十、多尿的护理

### （一）概述

如果饮水量为2 000mL，正常人的尿量为800 ~ 2 000mL，如果所排出的尿量在1d内>2 500mL，便是多尿症。正常成年人24h排尿量为1 000 ~ 2 000mL，平均为1 500mL。成年人24h尿量>2 500mL称为多尿。

### （二）常见原因及表现

（1）生理性多尿：见于习惯性多饮、精神紧张、输液或应用利尿药、脱水药等药物后。

（2）病理性多尿：见于糖尿病、尿崩症、慢性肾炎或肾盂肾炎晚期、急性肾衰竭多尿期、肾移植术后、营养不良及癔症等。

（3）按多尿的病理、生理分类，可分为两大类。

①高渗性多尿：尿比重在1.020以上，尿渗透压明显超过血浆渗透压，可由于葡萄糖排泄过多（糖尿病）、尿素排泄过多（高蛋白饮食、高热量鼻饲）、尿钠排泄过多（慢性肾上腺皮质功能减退症）引起。

②低渗性多尿：尿比重低于1.005，尿渗透压明显低于血浆渗透压。又有对加压素不敏感性多尿和对加压素敏感性多尿两种类型，前者因肾脏病变所致，见于各种原因引起的慢性间质性肾炎、低钾性肾病（原发性醛固酮增多症、慢性腹泻等）、高钙性肾病（甲状旁腺激素功能亢进等）、高尿酸血症、干燥综合征、多囊肾、肾性尿崩症等；后者见于尿崩症、烦渴多饮所致多尿。

### （三）护理

1. 病情观察

（1）准确记录患者尿量、尿比重、饮水量，观察液体出入量是否平衡，以及体重变化。

（2）观察饮食情况，如食欲缺乏，以及便秘、发热、皮肤干燥、倦怠、睡眠不佳症状等。

（3）观察脱水症状头痛、恶心、呕吐、胸闷、虚脱、昏迷。

2. 对症护理

（1）对于多尿、多饮者应给予扶助与预防脱水，根据患者的需要供应水。

（2）测尿量、饮水量、体重，从而监测液体出入量，正确记录，并观察尿色、尿比重等及电解质、血渗透压情况。

（3）患者夜间多尿而失眠、疲劳以及精神焦虑等应给予护理照料。

（4）注意患者出现的脱水症状，一旦发现要及早补液。

（5）保持皮肤、黏膜的清洁。

（6）有便秘倾向者及早预防。

（7）药物治疗及检查时，应注意观察疗效及不良反应，嘱患者准确用药。

3. 一般护理

（1）患者夜间多尿，白天容易疲倦，要注意保持安静舒适的环境，有利于患者休息。

（2）在患者身边经常备足温开水。

（3）定时测血压、体温、脉搏、呼吸及体重。以了解病情变化。

4. 健康指导

（1）患者由于多尿、多饮，要嘱患者在身边备足温开水。

（2）注意预防感染，尽量休息，适当活动。

（3）指导患者记录尿量及体重的变化。

（4）准确遵医给药，不得自行停药。

（5）门诊定期随访。

## 十一、无尿的护理

### （一）概述

24h 尿量少于 100mL 称为无尿或者闭尿，见于严重心，肾疾病和休克患者。

### （二）常见病因及表现

分为肾前性、肾性和肾后性。

1. 肾前性　休克、心力衰竭、脱水及其他引起有效血容量减少病症可导致肾小球滤过不足而出现无尿。

2. 肾性　各种肾脏实质性改变而导致的无尿。

3. 肾后性　因结石、尿路狭窄、肿瘤压迫引起尿路梗阻或排尿功能障碍所致无尿。

### （三）护理

（1）评估患者的一般情况、有无尿路梗阻、膀胱插管、糖尿病、其他慢性妇科疾病及感染等。

（2）严格控制入量，如体内液体过多，而又无法排泄，则易发生急性肺水肿及心力衰竭。

（3）注意有无高血钾征象，如烦躁、无力、呼吸困难、心律失常。

（4）要严格控制患者食用含钠、氯和蛋白质的饮食。因为钠会相应地引起水分子潴留，当血 $Na^+$、$Cl^-$ 各增加 1mEP 时，则约有 7.2mL 的水分被贮留在体内；食入的蛋白质，其分解产物也加重对肾和机体损害。

（5）急性肾衰竭所致无尿患者应采取肾脏替代治疗护理。

（6）做好心理护理，解除患者思想负担。

## 十二、蛋白尿的护理

正常人尿液中有少量蛋白质，其含量不大于 150mg/24h，故一般尿蛋白定性方法不能检出。当尿蛋白定量 >200mg/24h 时，常规尿蛋白定性试验呈阳性反应，称为蛋白尿。若每天持续超过 3.5g/l.73m$^2$（体表面积）或者 50mg/kg 体重，称大量蛋白尿。

### （一）常见原因及临床表现

1. 原因　多见于原发性或继发性肾小球疾病，各种原因所致的肾小管一间质疾病，肾小球滤过膜通透性增加或所带负电荷改变，导致肾小管重吸收能力降低，如肾盂肾炎、重金属中毒，先天性多囊肾以及各种后天性肾小管疾病等。剧烈运动、长途行军、高温环境、发热、严寒环境、精神紧张、充血性心力衰竭或直立性体位等也可出现功能性蛋白尿（一过性蛋白尿）。

2. 症状体征　生理性蛋白尿时由于人体受到某些刺激因素而出现的尿液中白色泡沫增多，因素解除后，可自行消失。病理性蛋白尿则可在数次尿液中反复呈现泡沫，无减少现象。

3. 辅助检查　定性检查，最好是晨尿，晨尿最浓，且可排除体位性蛋白尿。定性检查只是筛选检查，不作为准确的尿蛋白含量指标。尿蛋白定量检查。尿蛋白特殊检查（尿蛋白电泳检查，可辨别出选择性蛋白尿和非选择性蛋白尿。多发性骨髓瘤的尿蛋白电泳检查对分型有帮助）。

### （二）护理

1. 护理评估　蛋白尿发生的诱因、尿液留取的方法、发生蛋白尿期间的饮食和服药情况以及尿液泡沫持续的时间。

2. 护理要点及措施

（1）给予患者心理支持，全面了解患者病情、患者社会支持状况，及时观察患者情绪变化，加强与患者及其家属的有效沟通，消除患者焦虑、悲观等不良情绪，以增加患者的防御能力。

（2）对于尿蛋白高而引起水肿明显的患者，应注意观察患者水肿部位、程度，有无头晕、头痛等症状。评估患者每日的尿量、性状及能承受的活动量。密切观察血压及体重改变的情况。

（3）维持营养平衡，盐、蛋白质和水分的供给，应视患者水肿、高血压和肾功能情况而定，给予优质蛋白，即含必需氨基酸多的动物蛋白，如瘦肉、鱼类、鸡蛋、牛奶等，并辅以 α－酮酸治疗，以补充体内必需氨基酸的不足。

（4）预防血栓、栓塞：对于蛋白尿并伴有水肿的患者，由于某些蛋白质自尿中丢失，引起机体凝血，抗凝系统失衡，加之利尿药的应用进一步加重高凝状态，易发生血栓和栓塞。长期卧床会增加血栓形成的机会，故应保持适度的床上及床旁活动。病情缓解后可逐步增加活动量。当血液出现高凝状态时应给予抗凝药并辅以血小板解聚药物。一旦出现血栓或栓塞时，应及早给予尿激酶溶栓，并配合应用抗凝血药。

（5）预防感染：保持环境清洁，定时开门窗通风换气，定期进行空气消毒，尽量减少病区的探访人数，保持室内温度和湿度合适，注意日常护理。

3. 健康教育　避免诱发因素，如感染、劳累、妊娠等。慎用或免用肾毒性及诱发肾损伤的药物，如氨基糖苷类抗生素、先锋霉素等，以及药物可引起过敏反应而导致肾损伤，常见的有磺胺药、非类固醇类消炎药、抗结核药等。避免重体力劳动，有水肿明显者，应限盐、少饮水，卧床休息为主。水肿不重可进低盐饮食；无水肿不限制饮水和蛋白质食物的入量。蛋白尿患者应树立信心坚持治疗，保持心情愉快。定期复查尿蛋白定量，不适时随诊。

## 十三、水肿的护理

水肿是指过多的液体积聚在人体的组织间隙使组织肿胀，是肾小球疾病最常见的临床表现。

### （一）常见原因及临床表现

肾炎性水肿，其发生机制主要是由于肾小球滤过率下降，而肾小管的重吸收功能正常，引起水、钠潴留；毛细血管静水压增高而出现水肿。表现特点：水肿常为全身性，而以眼睑、头皮等组织疏松处为著。

肾病性水肿，主要是由于大量蛋白尿造成血浆蛋白过低，血浆胶体渗透压降低，导致液体从血管内进入组织间隙而产生水肿。此外，部分患者因有效血容量减少，激活了肾素。血管紧张素－醛固酮系统，抗利尿激素分泌增多，从而进一步加重水肿。表现特点：水肿一般较严重，多从下肢开始，由于增加的细胞外液量主要潴留在组织间隙，血容量常是减少的，故可无高血压及循环瘀血的表现。

### （二）护理

1. 评估

（1）病史：水肿发生的诱因及原因、时间、部位；水肿的特点、程度以及随时间的进展情况，有无出现全身性水肿；有何伴随症状，即有无出现尿量减少、头晕、乏力、呼吸困难、心搏加快、腹胀等；水肿的治疗经过尤其是患者的用药情况；详细了解所用药物的种类、剂量、用法、疗程、用药后的效果等。对于曾用激素和（或）免疫抑制药的患者，应评估其是否遵从医嘱用药、治疗效果如何；有无精神紧张；焦虑、抑郁的表现，其程度如何。

（2）身体评估：患者的精神状况、生命体征、尿量、体重的改变。全身皮肤的检查包括皮肤水肿的范围、程度、特点，如有无眼睑和面部水肿、下肢水肿、外阴水肿等；心肺检查有无啰音、胸腔积液征、心包摩擦音；腹部有无膨隆、叩诊有无移动性浊音、测量腹围的改变等。

（3）实验室及其他检查：尿常规检查、尿蛋白定性和定量；血清电解质有无异常；肾功能的指标，如 Ccr、血 BUN、血肌酐、浓缩与稀释试验的结果有无异常。此外，患者有无做过静脉肾盂造影、B 超、尿道 X 线片等检查，其结果如何。

2. 护理要点及措施

（1）皮肤护理：水肿较严重的患者应避免着紧身的衣服，卧床休息时宜抬高下肢，增加静脉回流，以减轻水肿。嘱患者经常变换体位，对年老体弱者可协助翻身，用软垫支撑受压部位，并适当予以按摩。对阴囊水肿者，可用吊带托起，每日会阴冲洗，呋喃西林湿敷外阴。协助患者做好全身皮肤黏膜的清洁，嘱患者注意保护好水肿的皮肤，如清洗时勿过分用力，避免损伤皮肤，避免撞伤、跌伤等。皮肤水肿，感觉减退，应避免使用热水袋，防止烫伤皮肤，必须使用时要测量温度，低于 40℃，毛巾包裹热水袋避免直接接触皮肤，每小时观察使用区域皮肤情况，更换部位。

严重水肿者应避免肌内注射，可采用静脉途径保证药物准确及时的输入。静脉穿刺拔针后，用无菌干棉球按压穿刺部位，防止液体从针口渗漏出来，注意无菌操作。观察皮肤有无红肿、破损、化脓等情况发生。体温有无异常。

（2）饮食护理：有明显水肿、高血压或少尿的患者，应严格限制水、钠的摄入。如水肿主要因低蛋白血症引起，在无氮质潴留时，可给予正常量的优质蛋白饮食，每日 1.0g/kg；对于有氮质血症的水肿患者，应同时限制食物中蛋白质的摄入。对于慢性肾衰竭的患者，可根据肾小球滤过率（GFR）来调节蛋白质的摄入量。低蛋白饮食的患者需注意提供足够的热量，以免引起负氮平衡。同时注意补充各种维生素。

（3）定期测量患者的体重，观察变化情况。观察水肿消长情况，有无胸腔、腹腔、心包积液的表现；有无急性左侧心力衰竭的表现；有无剧烈头痛、恶心、呕吐、视物模糊，甚至神志不清、抽搐等高血压脑病的表现。

记录 24 小时液体出入量。监测尿量的变化，如经治疗尿量没有恢复正常，反而进一步减少，甚至出现无尿，提示严重的肾实质损害。同时密切监测尿常规、肾小球滤过率、血尿素氮、血肌酐、血浆蛋白、血清电解质等变化。

（4）用药护理：遵医嘱使用利尿药、肾上腺糖皮质激素或其他免疫抑制药，观察药物的疗效及可能出现的不良反应。使用激素和免疫抑制药时，应特别注意交代患者及家属不可擅自加量、减量，甚至停药。

长期使用利尿药可出现电解质紊乱，如低钾、低氯血症。呋塞米等强效利尿药有耳毒性，表现为耳鸣、眩晕、听力丧失，一般是暂时性的，也可发生永久性耳聋，应避免与链霉素等氨基糖苷类抗生素同时使用。

使用糖皮质激素的患者可出现水钠潴留、血压升高、动脉粥样硬化、血糖升高、精神兴奋性增高、消化道出血、骨质疏松、继发感染、伤口不易愈合，以及类肾上腺皮质功能亢进症的表现，如满月脸、水牛背、多毛、向心性肥胖等，应密切观察患者的情况。

使用环磷酰胺等免疫抑制药时，容易引起出血性膀胱炎、骨髓抑制、消化道症状、肝功能损害、脱发等。这类药物对血管和局部组织的刺激性较大。服用糖皮质激素和细胞毒药物时应注意以下几点：①口服激素应饭后服用，以减少对胃黏膜的刺激；②长期用药者应补充钙剂和维生素 D，以防骨质疏松；③使用 CTX 时注意多饮水，以促进药物从尿中排泄。

3. 健康指导　告知患者及家属出现水肿的原因，如何观察水肿的变化，以及如何保护水肿部位的皮肤等，解释限制水钠对水肿消退的重要性，与患者一起讨论制订符合患者治疗要求而又能为患者接受的饮食计划。

## 十四、肾性高血压的护理

肾性高血压是指肾脏疾病引起的高血压，是由肾实质疾患或肾动脉狭窄引起，其发病机制有“容量依赖性高血压”及“肾素依赖性高血压”之分。

### （一）常见原因及临床表现

高血压是肾脏病的常见症状。肾性高血压较顽固，不易控制，更是导致肾功能恶化的重要原因之一。临床表现为继发于肾脏慢性疾病的高血压，血压常在（160 ~ 220）/（90 ~ 160）mmHg。

### （二）护理

1. 评估

（1）病史：患者有无慢性肾脏病史，有无糖尿病、高血脂、冠心病、脑卒中病史及家族史；详细了解所用降压药物的种类、剂量、用法、疗程、用药后的效果等。评估其是否遵从医嘱用药、治疗效果如何；有无精神紧张；焦虑、抑郁的表现，其程度如何。

（2）身体状况：患者的精神状况、生命体征，主要是血压的改变。全身检查包括眼底动脉、全身水肿表现；有无眩晕、恶心、呕吐以及高血压危象的表现等。

（3）辅助检查：血常规、尿常规、肾功能、动态血压检测、心电图、超声心动图、动态血压及眼底检查［Ⅰ级：视网膜动脉痉挛。Ⅱ级：A. 视网膜动脉轻度硬化；B. 视网膜动脉显著硬化。Ⅲ级：Ⅱ级加视网膜病变（出血或渗出）。Ⅳ级：Ⅲ级加视盘水肿］，其他检查如血脂情况。部分患者血浆肾素活性、血管紧张素Ⅱ水平增高。

2. 护理要点及措施

（1）病情观察

①观察高血压早期表现：头痛、头晕、颈项板紧、疲劳。

②观察意识变化：头痛、烦躁、眩晕、耳鸣、恶心呕吐、心悸、气急及视物模糊等表现，提示高血压危象及高血压脑病的发生。

③观察并发症：心绞痛，高血压脑病，脑血管病（包括脑出血、脑血栓形成、腔隙性脑梗死、短暂性脑缺血发作）。

④观察降压药的反应，使用降压药物前、后，以及早、中、晚睡前监测血压，对于血压波动较大、调整降压药物以及使用强效降压药物患者应给予持续血压监测，每 15 ~ 30 分钟 1 次。防止直立性低血压发生。

⑤观察肾功能：定时检测血清肌酐、尿素氮、内生肌酐清除率，了解肾功能情况，防止肾衰竭导致药物蓄积中毒致血压骤降，而危及生命。

⑥严格记录出入量，肾性高血压伴重度水肿患者应每天记录出入量和体重，评估水盐平衡、中心静脉压以及有无肺水肿等容量负荷过重的表现。

（2）一般护理：①根据高血压的程度，限制活动，血压在 180/110mmHg 以上的肾性高血压患者需绝对卧床休息；血压在 140 ~ 160/90 ~ 100mmHg 可适当活动，以调节自主神经功能紊乱；必要时使用一些镇静药缓解紧张和烦躁，提高睡眠质量，促进血压下降。②防正发生意外伤害的护理：评估患者有无发生坠床的危险，嘱患者起床或体位变化时避免用力过猛、突然变换体位，床上排尿，协助如厕，加用床档，避免坠床。

（3）用药护理

①采用较小的有效剂量，能够获得疗效且使不良反应最小。

②为有效防止靶器官的损害，24 小时血压稳定于目标范围内。按时服用降压药物，不要随意换药和减少药物的用量。

③服用降压药物期间，定时测量血压、脉搏，当血压突然升高或降低时要及时就医。

④口服降压药有血管紧张素转化酶抑制药（ACEI）、血管紧张素受体拮抗药（ARBS）、钙拮抗药（CCBS）、β－受体阻滞药、利尿药、α－受体阻滞药。每一类药物作用机制各不相同，但同一类药物作用机制基本相似，所以一般不主张同一类药物合用。

⑤服用利尿药的患者要定时复查血钾、血钠、血氯。

⑥警惕急性低血压反应：使用降压药后如有晕厥、恶心、乏力，立即平卧，采取头低脚高位，增加脑部血流量。如有头晕、眼花、耳鸣等症状时应卧床休息。

⑦静脉持续输入降压药的患者，静脉给药速度不可过快，避免血压骤降，引起心、脑、肾灌注不足。

⑧在应用降压药物治疗过程中，应嘱其卧床休息，满足生活需要。在变化体位时动作应尽量缓慢，防止发生直立性低血压。

（4）饮食护理

①少盐饮食：饮食应以清淡为宜，少吃咸食。吃盐过多，会使血管硬化和血压升高。世界卫生组织规定：每人每日摄盐量在 6g 以下。对于高血压患者，单纯限盐即可能使血压恢复正常；对中、重度高血压患者，限盐不仅可提高降压药物的疗效，还可使降压药物的剂量减少，从而大大减少降压药物的不良反应和药品费用。

②少吃甜食：甜食含糖量高，可在体内转化成脂肪，容易促进动脉硬化。

③少吃动物脂肪：动物含胆固醇量高，可不加。

④肾功能正常者宜多食含钾食物：钾在体内能缓冲钠的作用。食物有黄豆、小豆、番茄、西葫芦、芹菜、鲜蘑菇及各种绿叶蔬菜；水果有橘子、苹果、香蕉、梨、猕猴桃、柿子、菠萝、核桃、西瓜等。

⑤宜多吃含优质蛋白和维生素的食物：如鱼、牛奶、瘦肉、鸡蛋、豆类及豆制品。

⑥宜多食含钙丰富的食物：高血压患者每天坚持吃高钙食物，其中 2/3 左右的患者可收到明显的降

压效果。含钙的食物很多，如奶制品、豆制品、芝麻酱、虾皮、海带、骨头汤、黑木耳、核桃、沙丁鱼、鸡蛋等均含钙丰富。

（5）心理护理：肾性高血压患者易出现忧虑消沉等不良情绪，精神负担重，应给予高度同情，安慰并鼓励，要善于观察了解其心理变化，通过向患者讲述疾病常识解除患者顾虑，更好地协助各种检查，配合治疗、护理。引导患者正确面对患病事实，树立长期同疾病做斗争的信心。

3. 健康教育

（1）使患者了解相关高血压的知识、危险因素、非药物治疗与长期随访的重要性，坚持终身治疗的必要性，有针对性的纠正不良生活方式，如紧张、吸烟、酗酒，正确认识高血压药物的疗效和不良反应。

（2）向患者说明高血压病需坚持长期规律治疗和保健护理的重要性，将血压控制在“理想”水平的目的是防止靶器官进一步损害，使心、脑、肾得以保护。

（3）养成良好的生活习惯，情绪稳定，劳逸结合，避免熬夜，掌握放松紧张的心理的调控方式。

（4）积极控制心血管病的危险因素，戒烟、戒酒，控制体重、血糖，血脂和血压。

（5）合理饮食，减少食盐、动物脂肪的摄入量，多食水果、蔬菜，减少食物中饱和脂肪酸的含量和脂肪总量，保持排便通常。必要时服用缓泻药。

（6）适当参加体育锻炼，并注意血压变化，如有不适应及时休息；血压持续升高或出现头晕、头痛、恶心、呕吐等症状时及时就医。

4. 告知患者服用降压药注意事项

（1）采用较小的有效剂量，已获可能有的疗效而使不良反应最小。

（2）为有效防止靶器官的损害，24 小时血压稳定于目标范围内。按时服用降压药物，不要随意换药和减少药物的用量。

（3）服用降压药物期间，定时测量血压、脉搏，当血压突然升高或降低时要及时就医。

（4）服用利尿药的患者要定时复查血钾、血钠、血氯。

## 第二节　急性肾小球肾炎护理

### 一、概述

急性肾小球肾炎，简称急性肾炎，是以急性肾炎综合征为主要临床表现的一组疾病。急性起病，以血尿、蛋白尿、水肿、高血压为特点，并可有一过性氮质血症。多见于链球菌感染后，少数患者由其他细菌、病毒及寄生虫感染引起。本节主要介绍链球菌感染后急性肾炎。

本病是一种常见的肾脏疾病。好发于儿童，男性多见，预后大多良好，常在数月内自愈。

### 二、病因及发病机制

根据流行病学、临床表现、动物实验的研究已知本病多由 β－溶血性链球菌“致肾炎菌株”感染所致。常在扁桃体炎、咽炎、猩红热、丹毒、化脓性皮肤病等链球菌感染后发病，患者血中抗溶血性链球菌溶血素“O”滴度增高。感染的严重程度与是否发生急性肾炎及其严重性之间不完全一致。

本病主要由感染所诱发的免疫反应引起。链球菌感染后导致机体免疫反应，可在肾小球内形成抗原—抗体免疫复合物。链球菌的细胞壁成分或某些分泌蛋白刺激机体产生抗体，形成循环免疫复合物沉积于肾小球，或原位免疫复合物种植于肾小球，最终发生免疫反应引起双侧肾脏弥漫性炎症。

### 三、病理

本病病理类型为毛细血管内增生性肾炎。

**（一）大体标本**

肾脏体积增大，色灰白而光滑，表面可有出血点。切面皮质和髓质境界分明，锥体充血、肾小球呈灰白色点状。

### （二）光镜

病变通常为弥漫性肾小球病变，以内皮细胞和系膜细胞增生为主要表现。累及大多数肾小球。由于抗原抗体免疫复合物的形成，使得毛细血管内皮细胞及系膜细胞发生肿胀和增生，当增生时会促进微血管周围产生新月形的肥厚，肿大的新月形区产生纤维化，并形成瘢痕组织，阻塞肾小球的血液循环并压迫毛细血管，导致毛细血管腔狭窄，甚至闭塞。急性期可伴有中性粒细胞及单核细胞的浸润。电镜检查可见肾小球上皮细胞下有驼峰状大块电子致密物沉积。

### （三）免疫荧光

可见 IgG 及 C3 呈粗颗粒状沿系膜区和 / 或毛细血管壁沉积。

## 四、护理评估

### （一）病史

询问患者有无近期感染，特别是皮肤及上呼吸道感染（如皮肤脓疱疮、咽炎、扁桃体炎等）。有无近期外出或旅游接触病毒、细菌、真菌或寄生虫等情况。此外，近期的患病、手术或侵入性检查也会造成感染的发生。

### （二）身体评估

1. 潜伏期　急性肾炎多发生于前驱感染后，常有一定的潜伏期，平均 10 ~ 14d。这段时间相当于机体接触抗原后产生初次免疫应答所需时间。潜伏期的时间通常与前驱感染部位有关：咽炎一般 6 ~ 12d，平均 10d；皮肤感染一般 14 ~ 28d，平均 20d，由此可以看出通常呼吸道感染潜伏期较皮肤感染短。

2. 尿液异常　如以下内容所述。

（1）血尿：几乎全部患者都有肾小球源性血尿，约 30% ~ 40% 的患者出现肉眼血尿，且常为第一症状，尿液呈混浊红棕色，为洗肉水样或棕褐色酱油样。肉眼血尿持续 1 ~ 2 周后转为镜下血尿。镜下血尿持续时间较长，常 3 ~ 6 月或更久。

（2）蛋白尿：绝大多数患者有蛋白尿。蛋白尿一般不重，常为轻、中度，仅不到 20% 的病例呈大量蛋白尿（>3.5g/d）。尿沉渣中尚可见白细胞，并常有管型（颗粒管型、红细胞管型及白细胞管型等）。

3. 水肿　常为首发症状。见于 70% ~ 90% 左右的患者，多表现为早起眼睑水肿，面部肿胀，呈现所谓的“肾炎病容”，并与平卧位置及组织疏松程度有关。严重时出现全身水肿、胸腔积液、腹腔积液，指压可凹性不明显。

4. 高血压　70% ~ 90% 的患者有不同程度的高血压，一般为轻度或中度的增高，成人多在（150 ~ 180）/（90 ~ 100）mmHg。少数出现严重高血压，甚至并发高血压脑病。患者可表现为头痛、头昏、失眠，甚至昏迷、抽搐。

5. 肾功能异常　部分患者在起病早期可因尿量减少而出现一过性氮质血症，常于 1 ~ 2 周后随尿量增加而恢复正常，仅极少数患者可出现急性肾衰竭。

6. 全身症状　除水肿、血尿之外，患者常伴有腰酸腰痛、食欲减退、恶心呕吐、疲乏、精神不振、心悸、气急，部分患者有发热，体温一般在 38℃左右。

7. 并发症　部分患者在急性期可发生较严重的并发症：

（1）急性充血性心力衰竭：多见于老年人。在小儿患者中急性左心衰竭可成为急性肾炎首发症状，如不及时治疗，可迅速致死。此症常发生于肾炎起病后第 1 ~ 2 周内，一般表现为少尿、水肿加重，渐有呼吸困难，不能平卧，肺底有水泡音或哮鸣音，心界扩大，心率加速，第一心音变钝，常有收缩期杂音，有时可出现奔马律，肝大，颈静脉怒张。患者病情危急，但经过积极抢救利尿后，症状常迅速好转。急性肾炎并发急性心力衰竭的原因主要是肾小球滤过率降低及一系列内分泌因素引起水钠潴留，循环血容量急骤增加。

（2）高血压脑病：常见症状是剧烈头痛及呕吐，继之出现视力障碍，意识改变，嗜睡，并可发生阵发性惊厥或癫痫样发作。本症是在全身高血压的基础上，脑内阻力小血管自身调节紊乱，血压急剧升高，脑血管痉挛引起脑缺血和脑水肿所致。

（3）急性肾衰竭：随着近年来对急性充血性心力衰竭和高血压脑病及时有效地防治，这两类并发症的死亡率已明显下降，因此急性肾炎的主要致死并发症为急性肾衰竭。链球菌感染后急性肾炎并发急性肾衰竭预后较其他病因所致者为佳，少尿或无尿一般持续 3 ~ 5d 后，肾小球滤过功能改善，尿量增加，肾功能逐渐恢复。

**（三）实验室检查**

1. 尿液检查　相差显微镜检查示尿中 80% 以上的红细胞是外形扭曲变形的多形性红细胞。尿沉渣中红细胞管型具有诊断价值，也可见到少量白细胞、上皮细胞、透明管型及颗粒管型。尿蛋白一般不重，定量通常为 1 ~ 2g/d，只有大约不到 20% 的病例可呈大量蛋白尿（>3.5g/d）。

2. 血常规检查　常见轻度贫血，呈轻度正色素、正红细胞性贫血，此与血容量增大血液稀释有关。白细胞计数大多正常，但当感染病灶未愈时，白细胞总数及中性粒细胞常增高。

3. 血生化检查　血清补体 C3 及总补体在起病时下降，8 周内逐渐恢复至正常，血清抗链球菌溶血素 O（ASO）抗体升高（大于 1:400），循环免疫复合物及血清冷球蛋白可呈阳性。血沉常增快，一般在 30 ~ 60mm/h（魏氏法）。

**（四）心理社会评估**

（1）评估患者对疾病的反应：是否存在焦虑、恐惧等负性情绪，护士要耐心听取患者的倾诉以判断他（或她）对患病的态度。

（2）评估可能会帮助患者的家属、朋友、重要关系人的能力。

（3）评估患者及其家属对疾病治疗的态度：对于年龄较小的患者，家属往往因过分着急而过分约束或放纵患儿，护理人员应特别注意评估患儿及其家属对疾病病因、注意事项及预后的认识、目前的心理状态及对护理的要求。

## 五、护理诊断及医护合作性问题

1. 体液过多　与肾小球滤过率下降、尿量减少、水钠潴留有关。
2. 活动无耐力　与水肿及低盐饮食有关。
3. 营养不良　低于机体需要量与食欲不振，摄入量减少有关。
4. 潜在并发症　急性充血性心力衰竭、高血压脑病、急性肾衰竭。
5. 有皮肤完整性受损的危险　与水肿、营养摄入差有关。

## 六、计划与实施

通过治疗与护理，患者的水、电解质保持平衡，水肿减轻，无体液潴留症状。患者体重维持在正常范围内，无营养不良的表现。护士能及时发现并发症并能及时给予处理。

**（一）观察病情**

注意观察水肿的部位、程度及消长情况，记录 24h 出入液量，监测尿量变化。密切观察血压及体重改变的情况。观察有无急性左心衰竭和高血压脑病的表现。监测实验室检查指标如尿常规、肾功能、血电解质等结果。

**（二）活动与休息**

急性期患者应绝对卧床休息，症状比较明显者卧床休息 4 ~ 6 周，直至肉眼血尿消失、水肿消退及血压恢复正常后，逐步增加活动，可从事轻体力活动，1 ~ 2 年内避免重体力活动和劳累。

**（三）饮食护理**

根据水肿、高血压及肾功能损害程度确定饮食原则。一般认为肾功能正常者蛋白质入量宜保持正常，按 1g/（kg · d）供给。出现氮质血症及明显少尿阶段时应限制蛋白质的摄入，按 0.5g/（kg · d）供给，且优质蛋白，即富含必需氨基酸的动物蛋白如牛奶、鸡蛋、瘦肉等所占的比例在 50qo 以上。热能的供给：25 ~ 30kcal/（kg · d），约为每日 1 600 ~ 2 000kcal。热能的主要来源是碳水化合物及脂肪，其中脂肪以植物性脂肪为主。

在水肿及高血压时，每日食盐以 1 ～ 2g 为宜。如果患者出现少尿或高钾血症，应限制富含钾的食物，如海带、紫菜、菠菜、山药、香蕉、枣、坚果、浓肉汤、菜汤等。根据患者的尿量适当控制液体摄入，一般计算方法是前一天患者尿量 + 500mL。严重水肿、少尿或无尿者液体入量应低于 1 000mL/d。

**（四）用药护理**

急性肾炎主要的病理生理改变是水钠潴留，细胞外液容量增大，发生水肿、高血压，直至循环过度负荷，心功能不全，故利尿降压是对症治疗的重点。

1. 利尿剂　高度水肿者使用利尿剂，达到消肿、降压，预防心、脑并发症的目的。常用噻嗪类利尿剂，如使用氢氯噻嗪 25mg，每日 2 ～ 3 次口服。必要时给予袢利尿剂，如呋塞米 20 ～ 60mg/d，注射或分次口服。一般不用保钾利尿剂。长期使用利尿剂可以发生电解质紊乱（如低血钾等）、低氯性代谢性碱中毒、继发性高尿酸血症、高血糖及高脂蛋白血症等，护士应严密观察患者有无不良反应。

2. 降压药物　积极而稳步地控制血压可增加肾血流量，改善肾功能，预防心、脑并发症。常用的药物为普萘洛尔 20 ～ 30mg，每日 3 次口服。还可使用钙通道阻滞剂如硝苯地平 20 ～ 40mg/d，分次口服，或者使用血管扩张药如肼屈嗪 25mg，每日 2 次。

3. 抗炎药物　有上呼吸道或皮肤感染者，应选用无肾毒性抗生素治疗，如青霉素、头孢霉素等，一般不主张长期预防性使用抗生素。反复发作的慢性扁桃体炎，待肾炎病情稳定后（尿蛋白少于 +，尿沉渣红细胞少于 10 个 / 高倍视野）可做扁桃体摘除。术前术后两周注射青霉素。

4. 中药治疗　本病多属实证，根据辨证可分为风寒、风热、湿热，因此可分别予以宣肺利尿、凉血解毒等疗法。但应注意目前有文献报道防己、厚朴和马兜铃等中药可引起肾间质炎症和纤维化，应避免应用上述中药。

**（五）透析治疗的护理**

少数发生急性肾衰竭而有透析指征时，应及时给予透析（血液透析或腹膜透析均可）。特别是下列两种情况：

（1）出现急性肾衰竭，特别是发生高血钾时。

（2）严重水钠潴留，引起急性左心衰竭者。由于本病具有自愈倾向，肾功能多可逐渐恢复，一般不需要长期维持透析。

**（六）健康教育**

（1）指导患者积极锻炼身体，增强体质，改善身体防御功能，减少感冒的发生，改善环境卫生，注意个人清洁卫生，避免或减少上呼吸道及皮肤感染，可降低急性肾炎的发病率。嘱患者及家属一旦发生感染应及时使用抗菌药物，重视慢性疾病治疗，如慢性扁桃体炎、咽炎、龋齿、鼻窦炎及中耳炎。在链球菌流行时可短期使用抗菌药物以减少发病。

（2）指导患者避免接触有害于肾的因素，如劳累、妊娠及应用肾毒性药物，如氨基糖苷类抗生素。

（3）教会患者及家属计算出入量、测量体重和血压的方法。

（4）指导患者及家属有关药物的药理作用、剂量、不良反应及服用时的注意事项。

（5）嘱患者病情变化时应及时就医，不可耽误。

（6）病情预后：患者可于 1 ～ 4 周内出现利尿、消肿、降压。仅 6% ～ 18% 的患者遗留尿异常和高血压而转成慢性肾炎，只有不到 1% 的患者可因急性肾衰竭救治不当而死亡。

## 七、预期结果与评价

（1）患者的水、电解质保持平衡，水肿减轻，无体液潴留。

（2）患者体重维持在正常范围内，无营养不良的表现。

（3）患者能充分休息。

（4）护士及时发现患者有无并发症出现。

（5）患者皮肤完整，无受损。

# 第三节　急进性肾小球肾炎护理

## 一、概述

急进性肾小球肾炎是以急性肾炎综合征、肾功能急剧恶化、多早期出现少尿型急性肾衰竭为临床特征，病理类型为新月体肾小球肾炎的一组疾病。根据免疫病理可分为三型：Ⅰ型（抗肾小球基膜型）、Ⅱ型（免疫复合物型）、Ⅲ型（无免疫复合物）。

## 二、病因及发病机制

引起急进性肾炎的有下列疾病：

### （一）原发性肾小球疾病

（1）原发性弥漫性新月体肾炎。

（2）继发于其他原发性肾小球肾炎：如膜增殖性肾小球肾炎、IgA 肾炎等。

### （二）继发于全身性疾病

急性链球菌感染后肾小球肾炎、急性感染性心内膜炎、系统性红斑狼疮，肺出血－肾炎综合征等。

## 三、病理

病理类型为新月体肾小球肾炎。光镜下以广泛的大新月体形成为主要特征，病变早期为细胞新月体，后期为纤维新月体。另外，Ⅱ型常伴有肾小球内皮细胞和系膜细胞增生，Ⅲ型常可见肾小球节段性纤维素样坏死。免疫病理学检查是分型的主要依据，Ⅰ型 IgG 和 C3 呈光滑线条状沿肾小球毛细血管壁分布；Ⅱ型 IgG 和 C3 呈颗粒状沉积于系膜区及毛细血管壁；Ⅲ型肾小球内无或仅有微量免疫沉积物。电镜下可见Ⅱ型电子致密物在系膜区和内皮下沉积，Ⅰ型和Ⅲ型无电子致密物。

## 四、护理评估

### （一）健康史

护士要询问患者有无近期感染，特别是皮肤及上呼吸道感染（例如近期得过皮肤脓疱疮、咽炎、扁桃体炎等）。有无近期外出或旅游而暴露于病毒、细菌、真菌或寄生虫的情况。

### （二）身体评估

患者可有前驱呼吸道感染，起病多突然，病情急骤进展。急性肾炎综合征（血尿、蛋白尿、水肿、高血压）、早期出现少尿或无尿、进行性肾功能恶化并发展成尿毒症，为其临床特征。患者常伴有中度贫血。此病可有三种转归：①在数周内迅速发展为尿毒症。②肾功能损害的进行速度较慢，在几个月或 1 年内发展为尿毒症。③少数患者治疗后病情稳定，甚至痊愈或残留不同程度肾功能损害。

### （三）辅助检查

（1）血尿素氮及肌酐呈持续性增高，内生肌酐清除率明显降低，不同程度的代谢性酸中毒及高血钾，血钙一般正常，血磷也在正常范围，镜下血尿。

（2）血常规有贫血表现。

（3）免疫学检查异常主要有抗 GBM 抗体阳性（Ⅰ型）、ANCA 阳性（Ⅲ型）。此外，Ⅱ型患者的血循环免疫复合物及冷球蛋白可呈阳性，并可伴血清补体 C3 降低。

### （四）心理社会评估

（1）评估患者对疾病的反应，护士要耐心听取患者的倾诉以判断他（或她）对患病的态度。

（2）评估可能会帮助患者的家属、朋友、重要关系人的能力。

（3）评估患者及其家属对疾病治疗的态度。

## 五、护理诊断及医护合作性问题

1. 营养不良：低于机体需要量与食欲不振，摄入量减少有关。
2. 潜在并发症　急性充血性心力衰竭、高血压脑病、急性肾衰竭。
3. 有感染的危险　与机体免疫力低下有关。
4. 体液过多　与肾功能损害、水钠潴留有关。
5. 焦虑　与缺乏诊断及治疗的相关知识，或对治疗及预后不可知有关。

## 六、计划与实施

急进性肾小球肾炎的治疗包括针对急性免疫介导性炎症病变的强化治疗以及针对肾病变后果的对症治疗两方面。总体治疗目标是患者能够维持营养平衡、维持出入量平衡、维持水电解质和酸碱平衡、无感染发生、焦虑程度减轻。

### （一）一般治疗及护理

患者应卧床休息，进低盐、低蛋白饮食，每日每公斤体重所给蛋白质量及水分可按急性肾炎原则处理，纠正代谢性酸中毒及防治高钾血症。注意个人卫生，保持皮肤清洁，要经常用温水擦洗，剪短指甲以免抓破皮肤。保持床铺被褥整洁、干燥、平整，预防皮肤感染。一旦发生感染后及早给予青霉素或敏感抗生素治疗。

### （二）强化血浆置换疗法

应用血浆置换机分离患者的血浆和血细胞，弃去血浆，以等量正常人的血浆和患者血细胞重新输入体内，以降低血中抗体或免疫复合物浓度。通常每日或隔日 1 次，每次置换血浆 2 ~ 4L，直到血清抗体或免疫复合物转阴、病情好转，一般需置换 10 次左右。该疗法需配合糖皮质激素及细胞毒药物，以防止在机体大量丢失免疫球蛋白后大量合成而造成反跳。该疗法适用于各型急进性肾炎，但主要适用于Ⅰ型。

### （三）甲泼尼龙冲击伴环磷酰胺治疗

以抑制炎症反应，减少抗体生成，为强化治疗之一。甲泼尼龙 500 ~ 1 000mg 溶于 5% 葡萄糖液中静脉点滴，每日或隔日 1 次，3 次为一疗程。甲泼尼龙冲击疗法也需伴以泼尼松及环磷酰胺口服治疗。甲泼尼龙冲击时护士应注意观察有无感染和水、钠潴留等不良反应。

### （四）替代治疗

急性肾衰竭已达透析指征者，应及时透析。肾移植应在病情静止半年后进行。

### （五）健康教育

护士应给患者相关指导，包括用药、饮食、活动的方法。教育患者增强自我保健意识，预防感染，防止受凉；呼吸道感染高发季节应避免或尽量减少到人群密集的场所，以避免发生感染，加重病情。一旦发生感染后应及早就医。

## 七、预期结果与评价

（1）患者能够维持营养平衡。
（2）患者无感染发生。
（3）患者维持出入量平衡。
（4）患者维持水电解质和酸碱平衡。
（5）患者主诉焦虑程度减轻。

# 第四节　慢性肾小球肾炎护理

## 一、概述

慢性肾小球肾炎简称慢性肾炎，是以蛋白尿、血尿、水肿、高血压为基本临床表现，起病方式各不相同，病程迁延，进展缓慢，可有不同程度的肾功能减退，最终将发展为慢性肾衰竭的一组肾小球病。慢性肾小球肾炎可发生于任何年龄，但多见于青壮年，男性多于女性。

## 二、病因及发病机制

多数患者病因不明，急性链球菌感染后肾炎迁延不愈，可转为慢性肾炎。大部分慢性肾炎与急性肾炎之间并无明确关系，可能是由于各种细菌、病毒、原虫、支原体、真菌、药物及毒物侵入体内后通过免疫机制、炎症介质因子及非免疫机制等引起本病。目前乙型肝炎病毒感染所致的肾炎，已引起人们的重视。

（1）免疫机制：一般认为是变态反应所致的肾小球免疫性炎症损伤，大部分是免疫复合物型。循环免疫复合物沉积于肾小球，或由于肾小球原位的抗原与抗体形成复合物而激活补体，引起肾组织损伤。

（2）非免疫机制：①肾内血管硬化：肾小球病变能引起肾内血管硬化，加重肾实质缺血性损害。肾脏病理检查显示，慢性肾炎患者的肾小动脉血管硬化的发生率明显高于正常肾脏，而硬化的小动脉可进一步引起肾缺血从而加重肾小球的损害。②高血压加速肾小球硬化：在肾炎后期，患者可因水，钠潴留等因素而出现高血压，持续的高血压会引起缺血性改变，导致肾小动脉狭窄、闭塞，加速肾小球的硬化。③高蛋白负荷的影响：高蛋白饮食使肾血流量及肾小球滤过率增加，持续的高灌注及高滤过最终将导致肾小球硬化。④肾小球系膜的超负荷状态：正常时肾小球系膜具有吞噬：清除免疫复合物及其他蛋白质颗粒的功能，是一种正常保护性作用。当超负荷时，为了吞噬这些物质，促使系膜细胞增生，系膜基质增多，系膜区明显扩张，终于使肾小球毛细血管阻塞、萎缩。

## 三、病理

常见的为系膜增生性肾小球肾炎、膜性肾病、系膜毛细血管性肾小球肾炎及局灶性节段性肾小球硬化等。早期可表现为肾小球内皮细胞及系膜细胞增生，基底膜增厚；晚期肾皮质变薄、肾小球毛细血管袢萎缩，发展为玻璃样变或纤维化，剩余肾单位呈代偿性增生与肥大，使肾表面呈颗粒状，肾体积缩小，最后呈“固缩肾”。除肾小球病变外，尚可伴有不同程度肾间质炎症及纤维化，肾小管萎缩，肾内小血管硬化等。

## 四、护理评估

### （一）健康史

详细询问患者有无急性肾小球肾炎及其他肾病史，就诊情况和治疗经过，家族中有无类似疾病者等。

### （二）身体评估

慢性肾炎多发生于青壮年，出现症状时的年龄多在 20 ~ 40 岁之间。起病多隐匿，进展较缓慢（2 ~ 3 年至数十年不等）。大多数慢性肾炎患者无明显的急性肾炎史，小部分则是由急性肾炎迁延不愈而进入慢性阶段。由于慢性肾炎是一组病因和病理改变不完全相同的疾病，故临床表现有很大差异，现将慢性肾炎的共同性表现，归纳如下。

1. 尿液异常改变　尿异常几乎是慢性肾炎患者必有的症状。蛋白尿和血尿出现较早，多数为轻度蛋白尿和镜下血尿，部分患者可出现大量蛋白尿或肉眼血尿。多数患者由于蛋白尿因而排尿时泡沫明显增多且不易消失，尿蛋白含量不等，一般常在 1 ~ 3g/d，亦可呈大量蛋白尿（>3.5g/d）。在尿沉渣中常有颗粒管型和透明管型，伴有轻度至中度血尿，偶有肉眼血尿。

2. 水肿　大多数患者有不同程度的水肿，轻者仅面部、眼睑和组织疏松部位轻至中度可凹性水肿，一般无体腔积液。水肿重时则遍及全身，并可有胸腔或腹腔积液，少数患者始终无水肿。

3. 高血压　大多数慢性肾炎患者迟早会出现高血压，有些患者以高血压为首发症状，多为中等度血压增高，尤其以舒张压增高明显。血压可持续性升高，亦可呈间歇性升高。有的患者因血压显著增高而出现头胀、头晕、头痛、失眠、记忆力减退。持续高血压数年之后，可使心肌肥厚，心脏增大，心律失常，甚至发生心力衰竭。患者可伴有“慢性肾炎眼底改变”，即眼底视网膜动脉变细、迂曲反光增强和动静脉交叉压迫现象，少数可见絮状渗出物和出血。

4. 肾功能损害　慢性肾炎的肾功能损害呈慢性进行性损害，早期主要表现为肾小球滤过率下降，多数患者在就诊时未降到正常值的50%以下，因此血清肌酐及尿素氮可在正常范围内，临床上不出现氮质血症等肾功能不全的症状。后期随着被损害的肾单位增多，肾小球滤过率下降至正常值的50%以下，若这时在应激状态（如外伤、出血、手术或药物损害等）下，加重肾脏的负担，则可发生尿毒症症状。进展快慢主要与病理类型相关，如系膜毛细血管性肾炎进展较快，膜性肾病进展较慢，但也与是否配合治疗、护理和有无加速病情发展的因素，如感染、劳累、血压增高及使用肾毒性药物等有关。

5. 贫血　慢性肾炎在水肿明显时，可有轻度贫血，这可能与血液稀释有关。如有中度以上贫血，多数是与肾内促红细胞生成素减少有关，表明肾单位损伤严重。

### （三）实验室检查及辅助检查

1. 尿液检查　尿蛋白为轻度至中度增加，定性为+～++，定量常在1～3g/d，尿沉渣可见红细胞增多和管型。

2. 血液检查　早期血常规检查多正常或轻度贫血。晚期红细胞计数和血红蛋白明显下降。晚期肾功能检查示血肌酐和尿毒氮增高，内生肌酐清除率下降。

3. B超　晚期可见肾脏缩小，皮质变薄，肾脏表面不平，肾内结构紊乱。

4. 肾活检病理检查　有助于确诊本病，判明临床病理类型、指导治疗及预后。

### （四）心理社会评估

（1）患者对疾病的反应，如焦虑、否认、悲观情绪。

（2）家庭成员对疾病的认识及应对能力，是否能督促患者按时服药、定期复诊。

（3）患者及家属有无坚持长期用药的思想准备，如果患者最终发展为慢性肾衰竭，是否有足够的经济基础以保证患者的终生用药及透析治疗。

## 五、护理诊断与医护合作性问题

1. 营养失调：低于机体需要量　与食欲降低有关。

2. 活动无耐力　与低蛋白血症有关。

3. 体液过多　与肾小球滤过率下降有关。

4. 知识缺乏　缺乏慢性肾炎治疗、护理知识。

5. 预感性悲哀　与疾病的漫长病程及预后不良有关。

## 六、计划与实施

通过积极地治疗与护理，患者食欲增加，营养状况得到改善，患者水肿等症状得到缓解，能遵医嘱按时、准确地服用药物并坚持合理饮食。在进行健康教育之后，能够积极参与自我护理。患者焦虑感或恐惧感减轻，情绪稳定。

### （一）饮食护理

视患者水肿、高血压和肾功能情况控制盐、蛋白质和水的摄入。给予优质蛋白、低磷饮食，以减轻肾小球毛细血管高压力、高滤过状态，延缓肾小球硬化和肾功能减退。有明显水肿和高血压者需低盐饮食。

### （二）用药护理

药物治疗的目的主要是保护肾功能，延缓或阻止肾功能的下降。

1. 利尿降压药物　积极控制高血压是防止本病恶化的重要环节，但降压不宜过低，以避免肾血流量骤减。有钠水潴留容量依赖性高血压患者可选用噻嗪类利尿药，如氢氯噻嗪，一般剂量为12.5 ~ 50mg，1次或分次口服。对肾素依赖性高血压则首选血管紧张素转换酶抑制剂，如贝那普利10 ~ 20mg，每日1次。此外，常用钙拮抗剂，如氨氯地平5 ~ 10mg，每日1次。也可选用β受体阻断药，如阿替洛尔12.5 ~ 25mg，每日2次。高血压难控制时可选用不同类型降压药联合应用。近年研究证实，血管紧张素转换酶抑制剂延缓肾功能恶化的疗效，并不完全依赖于它的降全身高血压作用，已证实该类药对出球小动脉的扩张强于对入球小动脉的扩张，所以能直接降低肾小球内高压，减轻高滤过，抑制系膜细胞增生和细胞外基质的堆积，以减轻肾小球硬化，延缓肾衰竭，故此药可作为慢性肾炎患者控制高血压的首选药物。应用血管紧张素转换酶抑制剂时应注意防止高钾血症，血肌酐大于350μmol/L的非透析治疗患者不宜使用。

2. 血小板解聚药　长期使用血小板解聚药可延缓肾功能减退，应用大剂量双嘧达莫或小剂量阿司匹林对系膜毛细血管性肾小球肾炎有一定疗效。

3. 糖皮质激素和细胞毒药物　一般不主张积极应用，但患者肾功能正常或仅轻度受损，肾体积正常，病理类型较轻，尿蛋白较多，如无禁忌者可试用。

**（三）活动与休息**

慢性肾炎患者若无明显水肿、高血压、血尿、尿蛋白及无肾功能不全表现者可以从事轻度的工作或学习，但不能从事重体力劳动、避免劳累、受寒、防止呼吸道感染等。有明显水肿、血尿、持续性高血压或有肾功能进行性减退者，均应卧床休息和积极治疗。若有发热或感染时，应尽快控制。

**（四）健康教育**

（1）护士应告诉患者常见的诱发因素：慢性肾炎病因尚未明确，但反复发作常有明显的诱因，如感染、劳累、妊娠等。应向患者及家属解释各种诱因均能导致慢性肾炎的急性发作，加重肾功能的恶化，必须尽量避免这些诱发因素。

（2）慎用或免用肾毒性及诱发肾损伤的药物：药物引起的肾损害有两种类型，一类是药物本身具有肾毒性，如氨基糖苷类抗生素（包括新霉素、庆大霉素、妥布霉素、阿米卡星和链霉素等）、先锋霉素、二性霉素、顺铂及造影剂也是具有肾毒性的药物。另一类是药物可引起过敏反应而导致肾损害，此类药物常见的有磺胺药、非类固醇类消炎药（如吲哚美辛、布洛芬、芬必得等）、利福平等。

（3）戒烟戒酒，不要盲目相信甚至服用"偏方秘方"药物。

（4）告诉患者一旦出现水肿或水肿加重、尿液泡沫增多、血压增高或有急性感染时，应及时到医院就诊。

## 七、预期结果与评价

（1）患者的营养状况能最大限度地促进康复，防止病情恶化。

（2）患者能充分地休息，有充足的睡眠。

（3）患者的水、电解质能保持平衡。

（4）患者能正视自己的疾病，积极参与自我护理。

（5）患者情绪状态稳定，焦虑、悲哀程度减轻。

# 第五节　隐匿性肾小球肾炎护理

## 一、概述

隐匿性肾小球肾炎也称为无症状性血尿和（或）蛋白尿（asymptomatic hematuria and/or proteinuria），患者无水肿、高血压及肾功能异常，仅表现为肾小球源性血尿和（或）蛋白尿的一组肾小球疾病。

## 二、治疗原则

抗感染、抗凝、保护肾功能及中医药等治疗。

## 三、护理要点

（1）本病症状较轻，一般无须特殊护理。
（2）大量蛋白尿或血尿时应注意休息。
（3）根据病情变化给予对症治疗和护理。

## 四、健康指导

（1）告知患者保持乐观心态，减轻思想压力。
（2）保护肾功能，避免肾损害因素：如感染、劳累、肾毒性药物等。对反复发作的慢性扁桃体炎，急性期过后及时摘除。
（3）定期检测尿常规，至少 3 ～ 6 个月检测 1 次。

# 第六节　紫癜性肾炎护理

## 一、概述

过敏性紫癜（henoch – schonlein purpura，HSP）是以 IgA 为主的循环免疫复合物在组织沉积，引起以皮肤紫癜、出血性胃肠炎、关节炎、肾损害和其他器官受累为特征的临床综合征或多系统疾病，病变以全身弥漫性坏死性小血管炎及毛细血管损害为基本病变。其中伴肾损害，称为过敏性紫癜性肾炎（henoch – schonlein purpura nephritis，HSPN），本病好发于儿童，男女比例为 2 ∶ 1。

## 二、治疗原则

抗过敏、保护肾功能、抗凝、抗血小板聚集、糖皮质素、免疫抑制药及中医药等治疗。

## 三、护理要点

1. 病因护理　大多数患者因过敏而诱发，如病毒、细菌感染，某些食物、药物，寒冷，植物花粉，虫咬等。与患者沟通交流寻找过敏源，以避免诱发因素。

2. 皮肤护理　皮肤紫癜瘙痒时，以温水清洗皮肤，避免刺激性强的肥皂或粗糙毛巾，应剪短指甲，防止抓破皮肤致感染。静脉穿刺时尽量避开紫癜处，缩短止血带的缠压时间。

3. 病情观察及护理　如有腹泻、黑粪、腹痛等表现应采取屈膝卧位，减轻疼痛，禁止腹部热敷，以防止肠出血，视情节禁食或进易消化的软食，避免食用生冷、辛辣刺激性食物。关节疼痛肿胀时，应卧床休息减少走动，注意保暖，保持肢体功能位。

4. 并发症观察及护理　如下所述。

（1）急性胰腺炎：极少见，主要表现为剧烈腹痛、腹胀、恶心、呕吐、发热。应做好病情观察，一旦确诊应绝对卧床休息并禁食，给予镇痛、胃肠减压等治疗，注意口腔及皮肤护理，防止口腔炎及压疮的发生。

（2）肺出血：为儿童少见的并发症，病死率高，表现为乏力、胸痛、咳嗽、咯血、呼吸困难，注意监测生命体征变化，做好病情观察，加强营养，预防感染等。

## 四、健康指导

（1）本病大多预后良好，特别是儿童。

（2）告知患者如过敏原因已明确，应避免再次接触；过敏原因不明确时，尽量避免食用海产品、辛辣刺激性强的食物，减少可能的诱发因素。

（3）避免可能的诱发因素：感染、受凉、潮湿、蛋白质食物、寒冷、粉尘、花粉等。

（4）出院后注意观察皮肤等过敏情况，以判断是否再复发，做到早发现、早诊治，减少并发症。

（5）每月复查血、尿常规及肝肾功能、血脂等，随病情好转而递减。

# 第七章 内分泌系统疾病的护理

## 第一节 概述

### （一）内分泌系统的组成

内分泌系统（endocrine system）由全身各部的内分泌腺、内分泌组织和内分泌细胞构成。内分泌腺在结构上是独立的器官，主要包括垂体、甲状腺、甲状旁腺、肾上腺等（图 7–1）。内分泌组织是指分散在其他组织器官内的内分泌细胞团，如胰腺内的胰岛、睾丸内的间质细胞、卵巢内的卵泡和黄体等。此外，还有分散在胃肠道、前列腺、胎盘、心、肝、肺、肾、脑等器官内的内分泌细胞。

内分泌腺的组织结构有以下特点：①无导管，又称无管腺；②腺细胞常排列成索状、团块状或囊泡状；③腺组织内有丰富的毛细血管和毛细淋巴管。

内分泌细胞分泌的高效生物活性物质称为激素（hormone）。激素通过体液运送，作用于其他部位的器官、组织或细胞，称为体液调节。

内分泌系统与神经系统关系密切。神经系统通过对内分泌系统的作用间接地调节人体各器官的功能，称为神经 – 体液调节。

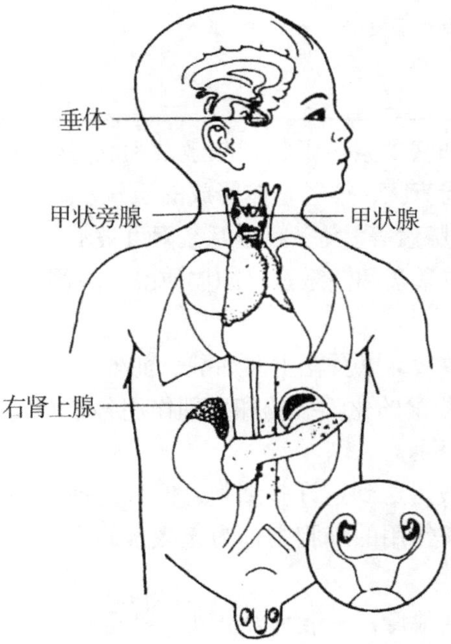


图 7–1　人体内分泌腺概况

### （二）激素

1. 激素的分类　根据化学属性，激素主要分为含氮激素和类固醇（甾体类）激素两大类，见表 7–1。

表 7-1　部分激素及其化学性质

| 主要来源 | 激素 | 英文缩写 | 化学性质 |
|---|---|---|---|
| 下丘脑 | 促甲状腺激素释放激素 | TRH | 肽类 |
| | 促性腺激素释放激素 | GnRH | 肽类 |
| | 促肾上腺皮质激素释放激素 | CRH | 肽类 |
| | 生长素释放抑制激素（生长抑素） | GHRIH（SS） | 肽类 |
| | 生长素释放激素 | GHRH | 肽类 |
| | 促黑激素释放因子 | MRF | 肽类 |
| | 促黑激素释放抑制因子 | MIF | 肽类 |
| | 催乳素释放因子 | PRF | 肽类 |
| 神经垂体 | 催乳素释放抑制因子 | PIF | 肽类 / 胺类 |
| | 抗利尿激素 | ADH | 肽类 |
| | 催产素 | OXT | 肽类 |
| 腺垂体 | 促肾上腺皮质激素 | ACTH | 肽类 |
| | 促甲状腺激素 | TSH | 糖蛋白 |
| | 促卵泡激素 | FSH | 糖蛋白 |
| | 黄体生成素 | LH | 糖蛋白 |
| | 促黑激素 | MSH | 肽类 |
| | 生长激素 | GH | 蛋白质 |
| | 催乳素 | PRL | 蛋白质 |
| 甲状腺滤泡 | 甲状腺素（四碘甲腺原氨酸） | $T_4$ | 胺类 |
| | 三碘甲腺原氨酸 | $T_3$ | 胺类 |
| 甲状腺 C 细胞 | 降钙素 | CT | 肽类 |
| 甲状旁腺 | 甲状旁腺激素 | PTHL | 蛋白质 |
| 胰岛 B 细胞 | 胰岛素 | | 蛋白质 |
| 胰岛 A 细胞 | 胰高血糖素 | | 肽类 |
| 肾上腺皮质 | 糖皮质激素（如皮质醇） | | 类固醇 |
| | 盐皮质激素（如醛固酮） | | 类固醇 |
| 肾上腺髓质 | 肾上腺素 | E | 胺类 |
| | 去甲肾上腺素 | NE | 胺类 |

含氮激素：①蛋白质类激素，如胰岛素、甲状旁腺激素和腺垂体分泌的多种激素等；②肽类激素，如下丘脑促垂体区细胞分泌的多种调节肽、神经垂体释放的激素、降钙素和胃肠道激素等；③胺类激素，如甲状腺激素、去甲肾上腺素和肾上腺素等。大多数含氮激素可被消化液破坏，作为药物应用时不宜口服。

类固醇激素主要包括肾上腺皮质激素和性激素，如皮质醇、醛固酮、雌激素、孕激素以及雄激素等。类固醇激素可以口服。

另外，还有胆钙化醇等固醇类激素，以及花生四烯酸、前列腺素和血栓素等二十烷酸类激素。

2. 激素作用的一般特性　不同激素的化学结构和生理作用各不相同，但这些激素作用时通常具有一些共同特征，称为激素作用的一般特性。

（1）相对特异性激素可通过体液运送到达许多细胞，但只选择性地作用于一些特定细胞，这称为激素作用的特异性。而能够被某种激素作用的细胞则称为该激素的靶细胞。靶细胞膜、胞质或胞核内存在着能被该激素激活的受体。

（2）高效能激素在血液中的浓度很低，一般为 nmol/L，甚至在 pmol/L 级。但激素引起的生理效应却很显著，如 1mg 的甲状腺激素即可使机体增加产热约 4 200kJ。

（3）信息传递作用激素是内分泌系统调控靶细胞的信息携带者。激素只能对靶细胞的生理、生化过程起加强或减弱的作用，既不参与靶细胞的具体生理生化活动，也不为靶细胞提供物质成分或能量。

（4）激素间的相互作用不同激素的生理作用虽不相同，但在某一生理过程的调节中，不同激素可以相互影响。激素间的互相作用可有竞争、协同、拮抗和允许等。

例如生长激素、甲状腺激素、肾上腺髓质激素、糖皮质激素及胰高血糖素，在升高血糖效应上表现出协同作用；而胰岛素则降低血糖，在对血糖的调节中与上述激素有拮抗作用；黄体酮与醛固酮受体有弱亲和性，当黄体酮浓度升高时，可与醛固酮竞争受体，从而减弱其作用；另外，有的激素本身并不能直接对某些器官、组织或细胞产生生理效应，然而它的存在可使另一种激素的作用明显增强，这种现象称为允许作用。允许作用最明显的例子：糖皮质激素对心肌和血管平滑肌无收缩作用，但是儿茶酚胺要发挥对心血管的调节作用必须有糖皮质激素存在。

### （三）激素的运输方式

大多数激素分泌后在微循环处进入血管，随血液循环运送至身体其他部位发挥调节作用，这种方式称为远距分泌；少数激素分泌后在细胞外液扩散，调节邻近细胞的活动，称为旁分泌；还有些内分泌细胞分泌的激素作用于该细胞本身的受体，对该细胞的活动进行反馈调节，称为自分泌。

## 一、垂体

### （一）形态和位置

垂体（hypophysis）位于颅底的垂体窝，椭圆形，约 0.5g，女性略大于男性，在妊娠时可达 1g。它是机体最重要的内分泌腺，见图 7–2 垂体（矢状切面）。

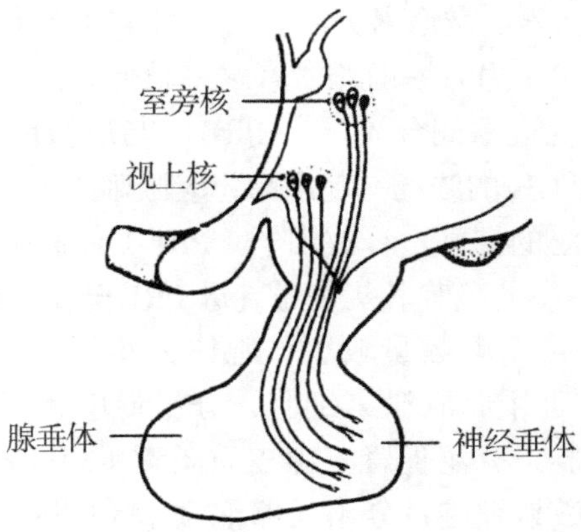


图 7–2 垂体（矢状切面）

### （二）垂体的结构和功能

垂体由腺垂体（adenohypophysis）和神经垂体（neurohypophysis）两部分组成。腺垂体分为远侧部、结节部和中间部；神经垂体分为神经部和漏斗。远侧部称垂体前叶，中间部和神经部称垂体后叶。如下所示：

- 垂体
  - 腺垂体
    - 远侧部（垂体前叶）
    - 结节部
    - 中间部
  - 神经垂体
    - 神经部
    - 漏斗
- 中间部、神经部：垂体后叶

1. 腺垂体 腺垂体主要结构是远侧部和结节部，约占垂体体积的 75%，细胞排列成索状或团状，细胞索之间有丰富的窦状毛细血管。根据 HE 染色性质分为嗜酸性细胞、嗜碱性细胞和嫌色细胞 3 种。

（1）嗜酸性细胞（oxyphil cell） 约占 40%，胞体大，圆形或多边形，胞质内充满粗大的嗜酸性颗粒，又分为两种细胞：①生长激素细胞，数量较多，分泌生长激素（growth hormone，GH）；②催乳激素细胞，女性较多，在分娩前期和哺乳期功能旺盛，分泌催乳激素（prolactin，PRL）。

① GH 的生理作用：a. 促进机体各组织生长发育，尤其是骨骼、肌肉及内脏的生长发育。人幼年期 GH 分泌不足，将出现生长停滞、身材矮小症状，称为侏儒症（dwarfism）。GH 对脑的发育影响不大，因此侏儒症患者一般智力正常。幼年期 GH 分泌过多可患巨人症（gigantism）。成年人骨骺已闭合，GH

分泌过多不能促进长骨生长，只使软骨成分较多的手足、肢端短骨、面骨及其软组织异常生长，导致手足粗大、鼻大唇厚、下颌突出等，称为肢端肥大症( acromegaly )。b. GH 可广泛影响骨、肌肉、软骨、心、肝、肾、肺、肠、脑及皮肤等组织的代谢，促进蛋白质的合成和脂肪的分解。GH 可抑制外周组织摄取与利用葡萄糖，从而提高血糖水平。GH 分泌过多的患者（如巨人症、肢端肥大症患者）多伴有高血糖。

GH 分泌的调节：①下丘脑分泌的生长激素释放激素（growth hormone releasing hormone，GHRH）促进腺垂体分泌 GH，而生长抑素（growth hormone inhibiting hormone，GHRIH）则抑制生长激素的分泌。②血中糖、氨基酸与脂肪酸均可影响 GH 的分泌，其中以低血糖对 GH 分泌的刺激作用最强。血中氨基酸与脂肪酸增多，也可促进 GH 分泌。一般认为，低血糖对 GH 分泌的刺激作用是通过促进下丘脑的 GHRH 分泌实现的。③慢波睡眠时期，GH 分泌增加，进入慢波睡眠约 60min 为 GH 分泌高峰；而异相睡眠时期，GH 分泌减少。④运动、应激刺激、甲状腺激素、雌激素与睾酮均能促进 GH 分泌。

② PRL 的生理作用：a. 促进乳腺发育，引起并维持泌乳。女性青春期乳腺的发育主要由雌激素刺激，孕激素、生长素、糖皮质激素、甲状腺激素及 PRL 也起着重要作用。在妊娠期，较高水平的雌激素、孕激素和 PRL 使乳腺进一步发育。此时的乳腺具备泌乳能力但不泌乳，因为高浓度的雌激素、孕激素抑制了 PRL 的泌乳作用。分娩后，雌激素、孕激素水平明显降低，PRL 才能发挥始动和维持泌乳作用。婴儿吸吮乳头反射性引起 PRL 大量分泌。b. PRL 对卵巢黄体功能与性激素合成有一定作用。小剂量 PRL 能促进排卵和黄体生长，并刺激雌激素、孕激素分泌。大剂量 PRL 则抑制雌激素、孕激素分泌。闭经溢乳综合征的特征为闭经、溢乳与不孕，患者一般雌激素水平较低，而 PRL 浓度却异常增高。在男性，PRL 可促进前列腺和精囊腺的生长，促进睾酮合成。c. PRL 参与应激反应。在应激状态下，血中 PRL 往往与促肾上腺皮质激素（ACTH）和 GH 的浓度一起增高，应激刺激停止数小时后才逐渐恢复到正常水平。

PRL 分泌的调节：下丘脑分泌的催乳素释放因子（PRF）促进腺垂体分泌 PRL，而催乳素释放抑制因子（PIF）则抑制 PRL 的分泌。婴儿吸吮乳头刺激乳母 PRL 分泌，即通过 PRF 实现。

（2）嗜碱性细胞（basophil cell） 数量较少，胞体大小不一，呈椭圆形或多边形，胞质内充满嗜碱性颗粒。分为 3 种细胞：①促甲状腺激素细胞，分泌促甲状腺激素（thyroid stimulating hormone，TSH）；②促肾上腺皮质激素细胞，分泌促肾上腺皮质激素（adrenocorticotropic hormone，ACTH）和促脂解素（lipotropin）；③促性腺激素细胞，分泌促卵泡激素（follicle stimulating hormone，FSH）和黄体生成素（luteinizing hormone，LH）。

TSH、ACTH、FSH 和 LH 合称促激素，其靶器官均为内分泌腺或组织。促激素一方面可促进靶腺的生长发育，同时也可促进靶腺分泌。如 ACTH 可促进肾上腺皮质束状带生长，并促进糖皮质激素的分泌。

（3）嫌色细胞（chromophobe cell） 约占 50%，胞体较小，可能是脱颗粒的嗜酸性细胞、嗜碱性细胞，或是未分化的贮备细胞，能分化成其他腺细胞。

2. 神经垂体 神经垂体由大量无髓神经纤维，垂体细胞和有孔毛细血管构成。无髓神经纤维由下丘脑视上核和室旁核的神经内分泌细胞的轴突构成，形成神经束，经漏斗进入神经部。视上核和室旁核内的神经内分泌细胞胞质中有颗粒，这些颗粒沿轴突运输至神经部，在神经部中颗粒聚集成团，光镜下呈均质状嗜酸性小体，称为赫林体（Herring body）。颗粒内的激素以胞吐方式释放入毛细血管，可见神经垂体本身无内分泌功能，只是储存和释放视上核和室旁核所分泌的激素。视上核和室旁核的神经内分泌细胞合成抗利尿激素（antidiuretic hormone，

（1）抗利尿激素（ADH） ADH（和催产素 coxytoic，oxt）。ADH 又称血管升压素（VP）。生理剂量的 ADH 主要促进肾远曲小管和集合管重吸收水，使尿液浓缩。但在大失血等情况下，血中 ADH 浓度明显升高，可表现出一定缩血管作用。

（2）催产素（OXT）

①生理作用：OXT 可促进哺乳期乳腺排出乳汁，刺激有孕子宫收缩。雌激素可增加子宫对催产素的敏感性，而孕激素的作用则相反。

②分泌调节：a. 吸吮可刺激乳头中丰富的感觉神经末梢，反射性引起下丘脑分泌和神经垂体释放 OXT，从而导致乳汁排出，称为射乳反射。焦虑、烦恼、恐惧和不安都可抑制 OXT 分泌，抑制乳母排乳。

以射乳反射为基础可建立条件反射，如母亲见到婴儿或听到其哭声均可引起射乳。b. 在临产或分娩时，子宫和阴道受到压迫和牵拉可反射性引起催产素的分泌释放，加强子宫收缩。在临床上催产素用于诱导分娩，预防或控制产后出血。

## 二、甲状腺

### （一）形态和位置

甲状腺（thyroid gland）呈“H”形，分为左、右两个侧叶，连接两个侧叶的中间部分称甲状腺峡。有的在峡上缘向上延伸出一个锥状叶。侧叶分别贴于喉下部和气管上部的两侧，甲状腺峡一般位于第 2 ~ 4 气管软骨环的前方（图 7–3，图 7–4）。颈筋膜包绕甲状腺并将其固定于喉软骨上，因此甲状腺可随吞咽上、下移动。

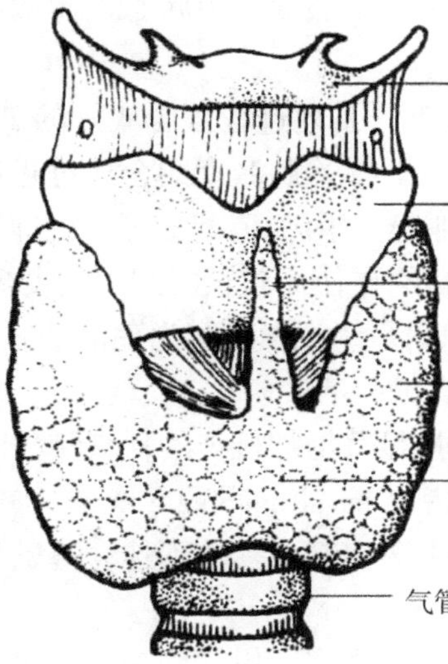


图 7–3　甲状腺（前面）

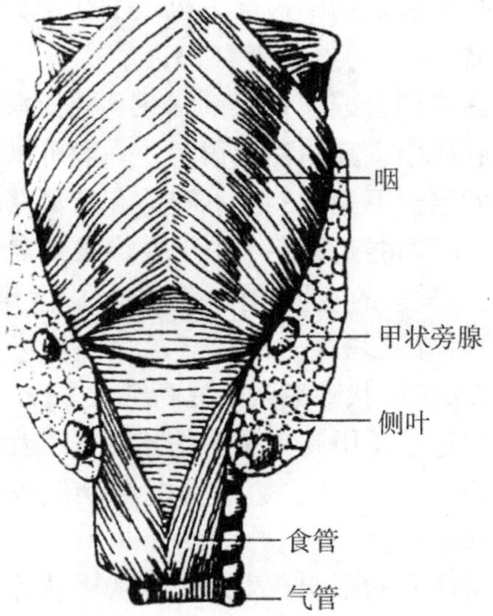


图 7–4　甲状腺（后面）

### （二）微细结构

甲状腺表面覆有薄层结缔组织被膜，被膜发出小梁伸入实质内，将腺体分成不完全的小叶，每个小叶内含有 20 ~ 40 个滤泡。滤泡是由滤泡上皮细胞围成的囊泡状结构。滤泡间有丰富的毛细血管和滤泡旁细胞（图 7–5）。

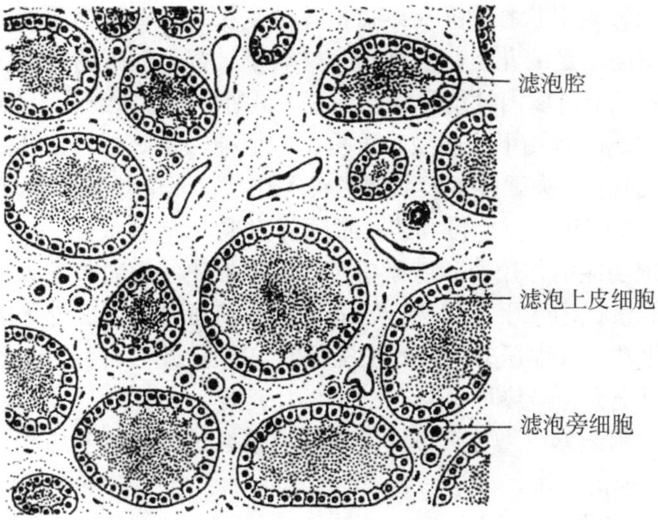


图 7–5　甲状腺的微细结构（高倍）

1. 滤泡上皮细胞（follicular epithelial cell）　滤泡上皮细胞通常为单层立方上皮，细胞核圆形，位于中央，电镜下，具有典型的分泌含氮类激素细胞的特点。滤泡上皮细胞分泌甲状腺激素。

2. 滤泡旁细胞（parafollicular cell） 滤泡旁细胞，又称甲状腺C细胞。常以单个细胞嵌在滤泡上皮细胞之间，并附于基膜或成群散布于滤泡间的结缔组织内，细胞体积较大，呈卵圆形，着色较浅，故又称亮细胞。滤泡旁细胞分泌降钙素（calcitonin，CT），其生理作用详见本章后文调节钙磷代谢的激素部分。

**（三）甲状腺激素**

1. 甲状腺激素的合成 甲状腺激素（thyroid hormones）主要有两种，包括甲状腺素（thyroxine，$T_6$）和三碘甲腺原氨酸（3，5，3'–triiodothyronine，$T_3$）。甲状腺素又称四碘甲腺原氨酸。血液中$T_4$含量较多，约占总量的90%，但$T_3$的生物学活性较$T_4$强约5倍，是甲状腺激素发挥生理作用的主要形式。

甲状腺激素合成的主要原料是碘和甲状腺球蛋白（thyroglobulin，TG）上的酪氨酸残基。碘主要来源于食物，人每天从食物中摄取无机碘100 ~ 200μg，其中1/3被甲状腺摄取。甲状腺内碘浓度比血液中高20 ~ 25倍。

甲状腺激素的合成包括碘的活化、酪氨酸残基的碘化和耦联等一系列过程。合成好的$T_3$和$T_4$储存在滤泡腔的胶质中，其储存量很大，一般可供机体利用2 ~ 3个月。甲状腺激素的合成过程都是在同一过氧化酶系的催化下完成的。咪唑类和硫氧嘧啶类药物（如甲巯咪唑、丙硫氧嘧啶等）可抑制该酶系，从而治疗甲状腺功能亢进症。由于甲状腺激素储存量很大，以上药物要使用较长时间才能发挥作用。

2. 甲状腺激素的生物学作用 甲状腺激素广泛影响机体的代谢、生长发育和生理活动。

（1）对代谢的影响

①产热效应：甲状腺激素能提高绝大多数组织细胞的能量代谢，显著增加机体的耗氧量和产热。因此，甲状腺功能亢进症（甲亢）患者怕热多汗，食欲增加，基础代谢率（basal metabolic rate，BMR）可较正常平均水平高50% ~ 100%。而甲状腺功能减退症（甲减）患者畏寒怕冷，食欲不佳，基础代谢率可较正常平均值低30% ~ 45%。

②对物质代谢的影响：生理浓度的甲状腺激素以促进蛋白质合成为主，甲状腺功能减退患者的蛋白质合成减少，但组织间的黏蛋白增多，引起黏液性水肿（myxedema）；大剂量甲状腺激素则以促进蛋白质分解为主，因而甲状腺功能亢进症患者由于骨骼肌中的蛋白质大量分解，常感疲乏无力。甲状腺激素促进糖的吸收，增加糖原分解和糖异生作用，同时能增强肾上腺素、胰高血糖素和糖皮质激素等的生糖作用，故甲状腺功能亢进症患者多表现出糖耐量异常。甲状腺激素既可促进脂肪的合成又可促进脂肪水解和脂肪酸的氧化，同时促进肝脏降解胆固醇。因而，甲状腺功能亢进症患者血浆胆固醇水平降低，而甲状腺功能减退症患者血浆胆固醇水平则高于正常。

（2）对生长发育的影响甲状腺激素对维持机体的生长、发育极为重要，尤其是对脑和长骨的生长发育影响极大。甲状腺功能不足的儿童，表现出身材矮小、智力低下的特征，称呆小症（克汀病）。治疗呆小症应在婴儿出生后三个月以内补给甲状腺激素。此外，甲状腺激素还对生长激素有允许作用。

（3）对神经系统功能的作用甲状腺激素可提高中枢神经系统的兴奋性。因此，甲状腺功能亢进症患者可有喜怒无常、烦躁不安、失眠多梦及肌肉颤动等症状；而甲状腺功能减退症患者则一般有表情淡漠、行动迟缓、记忆减退、少言语、反应慢和终日嗜睡等表现。

（4）对心血管系统功能的作用甲状腺激素可使心率加快、心肌收缩力加强，增加心排出量。同时，甲状腺激素大大提高能量代谢水平，代谢产物的增加可使血管舒张、外周阻力下降。因此，甲状腺功能亢进症患者的血压变化常为收缩压升高、舒张压降低，脉压变大。由于甲状腺功能亢进症患者心肌做功、耗氧增加，可出现心肌肥大，最终可引起充血性心力衰竭。

（5）其他作用甲状腺激素可增加食欲，并影响生殖系统的发育及功能。成人甲状腺激素分泌过多或过少，均能引起生殖功能的紊乱。

3. 甲状腺激素分泌的调节

（1）下丘脑－腺垂体－甲状腺轴的调节 下丘脑分泌的促甲状腺激素释放激素（thyrotropin releasing hormone，TRH）经垂体门脉运送至腺垂体，促进腺垂体合成分泌促甲状腺激素（TSH）。TSH作用于甲状腺，一方面促进甲状腺滤泡的生长，也同时促进甲状腺激素的合成、分泌和释放。该调节系统称为下丘脑—腺垂体—甲状腺轴。血液中的 $T_4$、$T_3$，对下丘脑和腺垂体有反馈抑制作用（图 7-6），这种负反馈机制是维持体内 $T_4$、$T_3$ 浓度相对稳定的重要机制。

当饮食中长期缺碘，甲状腺激素合成将会减少。由于甲状腺激素对腺垂体抑制作用减弱，TSH 将持续处于高水平，从而刺激甲状腺增生。缺碘引起的甲状腺肿大，临床上称为单纯性甲状腺肿，由于发病具有地域性特点，又称地方性甲状腺肿。

（2）自身调节甲状腺能根据血液碘的情况，调节对碘的摄取利用以及甲状腺激素的合成，这种调节称为自身调节。外源碘量增加时，起初 $T_4$、$T_3$ 合成增加，但超过一定限度后，$T_4$、$T_3$ 合成速度不增反降。过量的碘的抗甲状腺效应称为 Wolff-Chaikoff 效应。临床上常用大剂量碘处理甲状腺危象和做手术前准备。

（3）自主神经对甲状腺活动的影响甲状腺受自主神经的支配，交感神经促进甲状腺激素的合成、分泌，而副交感神经的作用则相反。

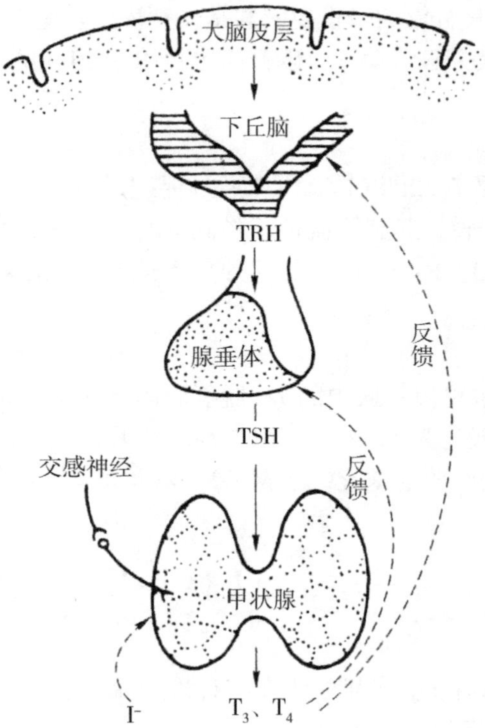


**图 7-6　甲状腺激素分泌调节示意**

——→表示促进　……→表示抑制

## 三、甲状旁腺

### （一）形态和位置

甲状旁腺（parathyroid gland）为卵圆形小体．位于甲状腺两侧叶后方，上、下各一对（图 5-4）。当甲状腺增生时，甲状旁腺可包埋在甲状腺侧叶中，甲状腺手术时易被误伤或误切。

### （二）微细结构

甲状旁腺的表面有一薄层结缔组织被膜，实质内的腺细胞排列成索状或团块状，其间有丰富的毛细血管。腺细胞分为主细胞和嗜酸性细胞两种。

1. 主细胞　主细胞（chief cell）是构成腺实质的主体细胞，体积较小，呈圆形或多边形，分泌甲状旁腺素（parathyroid hormone，PTH），PTH 的生理作用详见本章第五节调节钙磷代谢的激素部分。

2. 嗜酸性细胞　嗜酸性细胞体积较大，着色较深，胞质内含有许多嗜酸性颗粒，其功能尚不清楚。

## 四、调节钙磷代谢的激素

人体影响钙磷代谢的激素主要有甲状旁腺分泌的甲状旁腺素（PTH），以及甲状腺 C 细胞分泌的降钙素（CT）和维生素 3。

### （一）甲状旁腺激素

甲状旁腺激素（PTH）是由 84 个氨基酸组成的直链多肽。

1. PTH 的生理作用　PTH 的生理作用主要是升高血钙和降低血磷。甲状腺手术时，如果误切甲状旁腺，会致血钙降低和血磷上升，造成严重后果。

PTH 对钙、磷的调节主要通过对骨、肾和小肠的作用实现。PTH 可促进溶骨作用，动员骨钙入血；可促进远球小管对钙的重吸收，减少尿钙排出，同时可抑制近球小管对磷的重吸收，增加尿磷排出；还可通过促进维生素 $D_3$ 的活化而促进小肠对钙的吸收。

2. PTH 的分泌调节　调节 PTH 分泌的最重要因素是血钙浓度。血钙浓度降低可刺激甲状旁腺细胞分泌 PTH，血钙升高时可抑制甲状旁腺活动。血磷升高也可引起 PTH 的分泌增加，这可以解释慢性肾功能衰竭时血中 PTH 的升高。

### （二）降钙素

降钙素（calcitonin，CT）主要是 32 肽激素。CT 通过促进成骨，抑制溶骨，抑制肾小管对钙、磷的重吸收和间接抑制小肠吸收钙和磷，起到降血钙、降血磷的作用。CT 的分泌也主要接受血钙浓度的调节，当血钙浓度升高时分泌增加。PTH 和 CT 的这种负反馈调节机制在维持血钙浓度相对稳定中发挥重要作用。

### （三）维生素 $D_3$

维生素 $D_3$ 可由食物中摄取，也可由皮肤中的 7—脱氢胆固醇在紫外线照射下转化。维生素 $D_3$ 在肝脏羟化为 25–OH–$D_3$，进而在肾脏羟化为 1，25–（OH）2–$D_3$ 而具活性。1，25–（OH）2–$D_3$ 最主要的作用是促进小肠黏膜上皮细胞对钙的吸收。缺乏维生素 D3，对儿童可引起佝偻病，对成人则可引起骨质疏松症。

## 五、肾上腺

### （一）形态和位置

肾上腺（adrenal gland）左、右各一，分别位于左、右肾上端的内上方，与肾共同被包在肾筋膜和脂肪囊内，左侧近似半月形，右侧呈三角形。

### （二）结构和功能

肾上腺实质可分为皮质和髓质。

1. 皮质的结构和功能

（1）皮质的结构肾上腺皮质位于腺实质外周部分，约占肾上腺的 80% ~ 90%，根据细胞排列形式不同，将皮质由外向内依次分为球状带、束状带和网状带（图 7–7）。

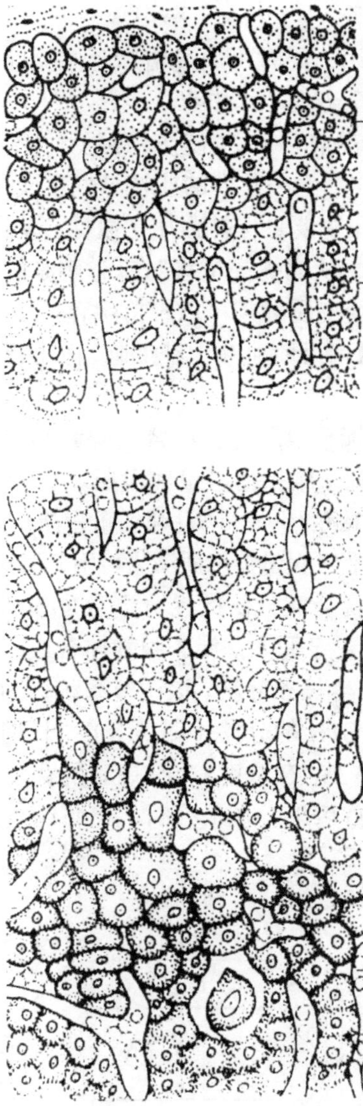


图 7-7　肾上腺的微细结构（高倍）

球状带（zona glomerulosa）：较薄，位于皮质浅层。细胞较小，呈矮柱状或多边形，排列成球状细胞团，细胞团之间有窦状毛细血管。球状带细胞分泌盐皮质激素，主要为醛固酮，其功能在肾脏的泌尿功能部分叙述。

束状带（zona fasciculate）：最厚，位于球状带深面。细胞体积较大，呈多边形，常由 1 ~ 2 行细胞排列成条索状。条索间有纵行的窦状毛细血管。束状带细胞分泌糖皮质激素，主要为皮质醇，即氢化可的松。

网状带（zona reticularis）：位于髓质交界处，细胞呈多边形，细胞相互吻合成网，细胞较小，形状不规则，界限不清。网状带细胞分泌性激素，以雄激素为主，也有少量雌激素。

（2）糖皮质激素的生理作用糖皮质激素对机体功能和代谢影响广泛，具体作用如下：

①对物质代谢的作用：糖皮质激素促进糖异生，升高血糖。肾上腺皮质功能亢进（库欣病）或大量使用糖皮质激素治疗的患者可使血糖升高，甚至出现糖尿。而肾上腺皮质功能低下（艾迪生病）患者则易出现低血糖。

糖皮质激素促进肝外组织（特别是肌肉组织）蛋白质分解，加速氨基酸转移至肝脏生成肝糖原。库欣病患者可有肌肉消瘦无力、骨质疏松、皮肤变薄等表现，伤口也不易愈合。

糖皮质激素促进脂肪分解，有利于糖异生。身体不同部位的脂肪组织对糖皮质激素的敏感性不同。四肢的敏感性较高，而颈面部、躯干部位的敏感性较低。因此，库欣病患者四肢消瘦，呈“向心性肥胖”，出现“满月脸”、“水牛背”等特征体形。

糖皮质激素有较弱的保钠排钾的作用，同时可通过增加肾血流促进水的排出。肾上腺皮质功能低下的患者，水的排出可发生明显障碍，甚至出现“水中毒”。

②参与应激反应：当机体遇到感染、缺氧、饥饿、创伤、疼痛、手术、寒冷及精神紧张等伤害性刺激时，血中 ACTH、糖皮质等激素浓度升高，并产生一系列的非特异性反应，称之为应激反应。

在应激反应中，糖皮质等激素的作用主要是保持血压、血糖，从而保障重要器官血液和能量的供应，以及减少免疫反应对机体的自身伤害等，从而提高机体对应激刺激的耐受能力。实验表明，动物切除肾上腺皮质后数天内将死亡，如果及时补给皮质醇则可以维持生存。

③对其他器官组织的作用：糖皮质激素可使血液中红细胞、血小板和中性粒细胞数量增多，淋巴细胞、嗜酸性粒细胞和巨噬细胞数量减少。

糖皮质激素可通过允许作用提高血管平滑肌对去甲肾上腺素和肾上腺素的敏感性，同时可降低毛细血管壁的通透性、减少血浆的滤出，有利于维持血容量和血压。

糖皮质激素能增加胃酸分泌和胃蛋白酶的生成，诱发和加重胃溃疡。因此，溃疡患者应慎用糖皮质激素。

糖皮质激素可提高中枢神经系统兴奋性。大量糖度质激素可引起注意力不集中、烦躁不安和失眠等现象。

（3）糖皮质激素分泌的调节下丘脑合成分泌的促肾上腺皮质激素释放激素（corticotropin releasing hormone，CRH）通过垂体门脉系统运送到腺垂体，促进腺垂体合成、分泌促肾上腺皮质激素（ACTH）。ACTH 作用于肾上腺皮质束状带，促进其生长和分泌。该调节系统称为下丘脑—腺垂体—肾上腺皮质轴。血液中糖皮质激素可反馈抑制 CRH 和 ACTH 的分泌（图 7-8）。长期大量使用糖皮质激素治疗时，由于糖皮质激素的这种反馈抑制作用，血液中 ACTH 浓度较低，患者的肾上腺皮质束状带萎缩。如果突然停药，则会引起肾上腺皮质功能不足，导致严重后果。在治疗时，可将糖皮质激素与 ACTH 交替使用，避免患者肾上腺皮质的萎缩；在停药时，要逐渐减量。

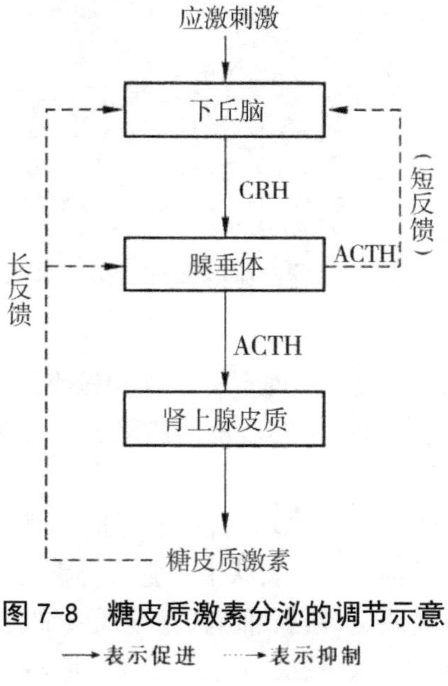


**图 7-8　糖皮质激素分泌的调节示意**

→表示促进　┈→表示抑制

ACTH 的分泌还受体内“生物钟”节律的影响，呈日周期性。一般早晨 6 ~ 8 时达最高峰，以后逐渐减少，到下午 6 ~ 11 时最低。糖皮质激素分泌也随之表现出昼夜周期变化。

2. 髓质的结构和功能

肾上腺髓质位于肾上腺的中央，占肾上腺的 10% ~ 20%，主要由髓质细胞构成，髓质细胞体积较大，圆形或多边形，胞质染色较淡，若用铬盐处理，胞质内可见黄褐色的嗜铬颗粒，故髓质细胞又称为嗜铬细胞（chromaffin cell）。嗜铬细胞分为两种：肾上腺素细胞约占嗜铬细胞的 80%，分泌肾上腺素（adrenallne，Adr 或 E）；去甲肾上腺素细胞约占嗜铬细胞的 20%，分泌去甲肾上腺素（noradrenaline，NE）。

肾上腺素与去甲肾上腺素的生理作用广泛而多样。当机体内外环境急剧变化，如运动、低血压、创伤、寒冷、紧张、恐惧等紧急情况时，交感神经系统与肾上腺髓质活动增强，这种反应被称为应急反应。髓质激素大量分泌时，可使中枢神经系统兴奋性提高，反应更加灵敏；使心率加快，心肌收缩力增强，心排出量增加，血压升高；使呼吸频率堵加，通气量增加；促进肝糖原与脂肪分解，升高血糖和脂肪酸，可为骨骼肌、心肌等提供更多能源等。以上变化，有利于机体对抗内外环境的剧变。

## 六、胰岛

### （一）胰腺结构及分泌的激素

胰岛（pancreas islet）是由内分泌细胞组成的球形细胞团，分布于腺泡之间（图 7–9）。在 HE 染色中，胰岛细胞着色浅淡，极易鉴别。成人胰腺约为 100 万个胰岛，在胰尾部分布较多。胰岛大小不等，直径 75 ～ 500μm，小的仅由 10 多个细胞组成，大的有数百个细胞。胰岛细胞呈团索状分布，细胞间有丰富的有孔毛细血管。人胰岛主要有 A、B、D 和 PP 这 4 种细胞，但在 HE 染色切片中不易区分，用 Mallory 等特殊染色法以及电镜和免疫组织化学法均可显示。

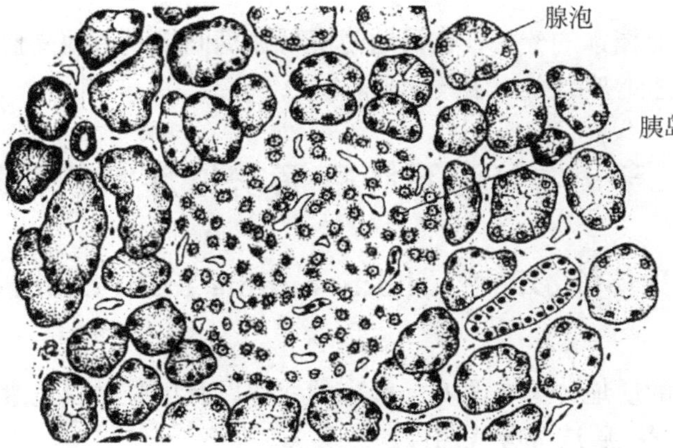


图 7–9　胰的微细结构

1. A 细胞　又称甲细胞或 α 细胞，约占胰岛细胞总数的 20%，细胞体积较大，多分布在胰岛周边部。A 细胞分泌胰高血糖素（glucagon）。

2. B 细胞　又称乙细胞或 β 细胞，约占胰岛细胞总数的 70%，多分布于胰岛的中央部。B 细胞分泌胰岛素（insulin）。

3. D 细胞　又称丁细胞或 δ 细胞，约占胰岛细胞总数的 5%。散布于 A、B 细胞之间，D 细胞分泌生长抑素，其作用是抑制和调节 A、B 或 PP 细胞的分泌活动。

4. PP 细胞　数量很少，主要存在于胰岛的周边部；另外，还可见于外分泌部的导管上皮内及腺泡细胞间。PP 细胞质内也有分泌颗粒，分泌胰多肽，它有抑制胃肠运动和胰液分泌以及减弱胆囊收缩等作用。

以下重点介绍胰岛素和胰高血糖素的生理作用和分泌调节。

### （二）胰岛激素的生理功能及分泌调节

1. 胰岛素　胰岛素是由 51 个氨基酸残基构成的蛋白. 相对分子质量约 5 800，由一条 21 个氨基酸残基的 A 链和一条 30 个氨基酸的 B 链借两个双硫键连接而成。血液中胰岛素以游离形式或以与血浆蛋白结合的形式存在，只有游离型的具有生物活性，半衰期为 4min，主要在肝脏灭活。

（1）生理作用　胰岛素是一种以促进合成代谢为主的激素。

①对糖代谢的调节：胰岛素促进血液中的葡萄糖进入组织细胞并氧化利用，促进肝糖原和肌糖原的合成，抑制糖原分解和糖异生，从而降低血糖。胰岛素缺乏时血糖浓度升高，如超过肾糖阈，将出现糖尿。

②对脂肪代谢的调节：胰岛素可促进脂肪的合成与储存，抑制脂肪的分解。胰岛素缺乏时，脂肪分解增加，肝内生成的酮体增加，可引起酮血症，甚至酮症酸中毒。

③对蛋白质代谢的调节：胰岛素促进氨基酸进入细胞内合成蛋白质；抑制蛋白质的分解。所以胰岛素在机体的生长方面与生长素有协同作用。

（2）胰岛素分泌的调节血糖浓度是调节胰岛素分泌的最主要因素。当血糖浓度升高时，胰岛素分泌明显增加，从而降低血糖；当血糖浓度下降至正常水平时，胰岛素的分泌降回到基础水平。

血中脂肪酸、酮体和氨基酸（主要为精氨酸和赖氨酸）浓度升高也可促进胰岛素分泌。胰高血糖素可直接刺激 B 细胞分泌胰岛素，也可以通过升高血糖而间接刺激胰岛素分泌。一些胃肠道激素如促胃液素、促胰液素、缩胆囊素和抑胃肽等有刺激胰岛分泌的作用。

胰岛受迷走神经和交感神经支配。支配胰腺的迷走神经兴奋可引起胰岛素的释放，称为迷走－胰岛素系统。交感神经兴奋则抑制胰岛素的分泌。

2. 胰高血糖素　胰高血糖素是由 29 个氨基酸组成的多肽。

（1）生理作用胰高血糖素是一种促进分解代谢、促进能量动员的激素。胰高血糖素能促进肝糖原分解，促进糖异生，使血糖浓度升高。胰高血糖素还可促进脂肪分解，促进酮体生成。

（2）分泌调节血糖浓度是最重要的调节因素。血糖升高时胰高血糖素分泌减少，反之增加。人饥饿时胰高血糖素分泌显著增加，促进糖异生以维持血糖。胰岛素和胰高血糖素是维持血糖水平相对稳定最重要的因素。

胰岛素可直接抑制胰高血糖素的分泌，也可通过降低血糖间接刺激胰高血糖素的分泌。交感神经兴奋促进胰高血糖素的分泌，迷走神经则抑制其分泌。

## 第二节　内分泌系统疾病常见症状的护理

### 一、身体外形改变（body outline form change）

#### （一）定义

包括体形的变化，毛发的质地、分布改变，面容的变化以及皮肤黏膜色素沉着等。这些异常多与脑垂体、甲状腺、甲状旁腺、肾上腺或部分代谢性疾病有关。

#### （二）评估

1. 病因评估

（1）身高异常：体格异常高大见于发生在青春期前腺垂体生长激素分泌过多的巨人症（gigantism），发生在青春期后的肢端肥大症（acromegaly）；体格异常矮小见于发生在儿童时期的腺垂体生长激素缺乏的垂体性侏儒症（dwarfism）；体格矮小和智力低下见于发生在成熟前的甲状腺功能减退的呆小病（cretinism）。

（2）体重异常：肥胖见于下丘脑疾病、Cushing 综合征、2 型糖尿病（肥胖型）、性功能减退症、甲状腺功能减退症、代谢综合征等疾病；消瘦见于甲状腺功能亢进症、1 型与 2 型糖尿病（非肥胖型）、嗜铬细胞瘤、神经性厌食等疾病。

（3）毛发异常：全身性多毛见于先天性肾上腺皮质增生、Cushing 病等疾病；毛发脱落见于甲状腺功能减退症、睾丸功能减退、肾上腺皮质和卵巢功能减退等疾病。

（4）面容异常：眼球突出见于甲状腺功能亢进症，满月脸见于 Cushing 病，头皮脸皮增厚、口唇增厚、耳鼻长大见于肢端肥大症等。

（5）皮肤异常：皮肤色素沉着见于原发性肾上腺皮质功能减退症、先天性肾上腺皮质增生症、异位 ACTH 综合征等；紫纹见于 Cushing 综合征；病理性痤疮见于 Cushing 综合征、先天性肾上腺皮质增生症等。

2. 症状评估　除了身高、体重的改变以外，还包括其他身体特征的改变，如生长发育及第二性征情况，全身营养状况，面容表情情况，皮肤的色泽、弹性情况，毛发颜色、分布和多少等情况。

3. 相关因素评估　身体外形的改变是否引起心理障碍，有无其他伴随症状，治疗及用药情况等。

#### （三）护理措施

1. 提供患者心理支持

（1）加强接触和沟通，鼓励患者表达自我感受。

（2）给予相关知识的讲解，提供资料和与其他病友交流，使其了解疾病的转归和治疗效果，使其有战胜疾病的信心。

（3）关注患者是否有自卑、焦虑、抑郁等心理问题，提供心理医生疏导。

2. 协助家庭给予支持

（1）了解家庭成员关系、知识结构，给予相关知识讲解。

（2）鼓励家属与患者多沟通、多交流，相互表达自身感受。

（3）把患者治疗情况告知家属，使其督促患者配合。

（4）家属和患者共同有信心，消除患者心理疾患，防止自杀等行为发生。

3. 促进患者社会交流

（1）鼓励患者参加社会团体或病友俱乐部等组织。

（2）帮助患者增加与他人沟通的技巧。

（3）教育周围人勿歧视患者，多给予患者心理安慰。

4. 协助患者装扮自己指导患者选择适当饰物修饰自己，如突眼的佩戴眼镜；毛发稀疏的戴帽子；肥胖、侏儒和巨人症患者可指导其选择合适的衣服等。

## 二、性功能异常（sexual disfunction）

### （一）定义

包括生殖器官发育迟缓或发育过早、性欲减退或丧失，女性月经紊乱、溢乳、闭经或不孕，男性勃起功能障碍（ED）、乳房发育迟缓等。

### （二）评估

1. 病因评估

（1）下丘脑－垂体疾病：如垂体细胞瘤－催乳素瘤（prolactinoma）、成年人原发性腺垂体功能减退症等可引起女性溢乳、闭经、不育，男性阳痿、性功能减退；儿童期起病的腺垂体生长激素缺乏或性激素分泌不足可导致患者青春期器官不发育，第二性征缺如等。

（2）甲状腺疾病：如成年型甲减可引起男性阳痿、女性不育症；幼年型甲减可引起性早熟等。

（3）肾上腺疾病：如 Cushing 综合征由于肾上腺激素产生过多以及雄激素和皮质醇对垂体促性腺激素的抑制作用，女性可引起月经减少或停经，轻度多毛、痤疮，明显男性化，男性可引起性欲减退，阴茎缩小，睾丸变软；肾上腺皮质功能减退症由于肾上腺皮质激素分泌不足可引起女性阴毛、腋毛减少或脱落、稀疏，月经失调或闭经，男性可引起性功能减退。

（4）糖尿病：也可引起男性性功能减退。

2. 症状评估　患者有无皮肤干燥、粗糙，毛发脱落、稀疏或增多，女性闭经溢乳，男性乳房发育；外生殖器的发育是否正常，有无畸形。

3. 相关因素评估　性功能异常是否引起心理障碍，有无其他伴随症状，治疗及用药情况等。

### （三）护理措施

1. 评估性功能障碍的型态　提供一个隐蔽舒适的环境和恰当的时间，鼓励患者描述目前的性功能、性活动与性生活型态，使患者以开放的态度讨论问题。

2. 提供专业指导

（1）护士应接受患者讨论性问题时所呈现的焦虑，对患者表示尊重、支持。询问患者使其烦恼的有关性爱或性功能方面的问题，给患者讲解所患疾病及用药治疗对性功能的影响，使患者积极配合治疗。

（2）提供可能的信息咨询服务，如专业医师、心理咨询师、性咨询门诊等。

（3）鼓励患者与配偶交流彼此的感受，并一起参加性健康教育及阅读有关性教育的材料。

（4）女性患者若有性交疼痛，可建议使用润滑剂。

## 三、 排泄功能异常（excretory disfunction）

### （一）定义

排泄是机体将新陈代谢所产生的废物排出体外的生理过程，是人体的基本生理需要之一，也是维持生命的必要条件之一。人体排泄废物的途径有皮肤、呼吸道、消化道及泌尿道。内分泌疾病常见排泄功能异常为多尿，腹泻及便秘。

### （二）评估

1. 病因评估

（1）多尿

①垂体性尿崩症：因下丘脑—垂体病变使抗利尿激素分泌减少或缺乏，肾远曲小管重吸收水分下降，排出低比重尿，量可达到 5 000mL/d 以上。

②糖尿病：尿内含糖多引起溶质性利尿，尿量增多。

③原发性醛固酮增多症：引起血中高浓度钠，刺激渗透压感受器，摄入水分增多，排尿增多。

（2）腹泻与便秘

①甲状腺功能亢进症可引起多汗、排便次数增多、排稀软便；便秘则可见于甲状腺功能减退的患者。

②糖尿病可引起患者胃肠功能紊乱，可腹泻、便秘交替出现。

2. 症状评估　患者排便、排尿次数、性质、量；尿量、尿比重是否正常；尿量与饮食的关系等。

3. 相关因素评估　多尿症状之外是否有其他的伴随症状，如有无多饮多尿，有无多食消瘦，有无高血压等。胃肠功能紊乱是否与用药有关、是否还伴随其他症状等。

### （三）护理措施

1. 提供心理支持　安慰患者，消除焦虑和紧张的情绪。

2. 提供适当的排泄环境　为患者提供单独隐蔽的环境及充裕的时间。

3. 选取适宜的排泄姿势　床上使用便器时，采取患者舒适的体位及姿势。

4. 皮肤护理　多尿患者注意皮肤清洁干燥，温水清洗会阴部皮肤，勤换衣裤等，腹泻患者注意每次大便后用软纸轻擦肛门、温水清洗，并在肛门周围涂油膏以保护皮肤。

5. 给予药物　便秘患者给予缓泻剂、通便剂或灌肠；腹泻患者给予止泻药、口服补钾液，注意观察用药后的作用、效果。

6. 合理安排膳食　便秘患者多摄取富含纤维素的食物，如蔬菜、水果、粗粮等，并多饮水；腹泻患者鼓励多饮水，酌情给予清淡的饮食，避免油腻、辛辣、高纤维的食物。

7. 密切观察病情　准确记录排泄物的颜色、性质、量，正确留取标本送检。

## 四、骨痛（bone ache）

### （一）定义

骨痛为代谢性骨病的常见症状，严重者常发生自发性骨折，或轻微外伤即引起骨折。

### （二）评估

1. 病因评估

（1）由于维生素 D 代谢障碍所导致的骨质软化性骨关节病，如阳光照射不足、消化不良、维生素 D 缺乏和磷摄入不足等引起的老年性、失用性骨质疏松。

（2）脂质代谢障碍引起的高脂血症性关节病，骨膜和关节腔组织脂蛋白转运代谢障碍性关节炎。

（3）嘌呤代谢障碍引起的痛风。

（4）糖尿病引起的糖尿病性骨病。

（5）皮质醇增多引起的皮质醇增多症性骨病。

（6）甲状腺或甲状旁腺疾病引起的骨关节病。

2. 症状评估骨痛出现的时间、诱因、部位、性质、缓急程度、加重缓解因素以及相关伴随症状等。

### （三）护理措施

1. 心理护理　患者由于疼痛影响进食和睡眠，可能导致关节畸形、骨折及其他功能脏器的损害，带给患者巨大的精神压力，可能出现情绪低落、焦虑、抑郁、悲观等情绪，应给予患者及家属讲解相关疾病知识，适时告知预后，介绍成功病例，增强患者战胜疾病的信心；给予患者理解、同情和正确指引，防止患者发生意外；鼓励家属给予患者心理支持。

2. 休息与体位　急性期给予卧床休息，避免体力劳动，如痛风患者可抬高患肢，骨质疏松患者可卧硬板床等。

3. 饮食护理　进食避免复发及加重的食物或进食富含钙质和维生素 D 的食物，饮食宜清淡、易消化，避免辛辣和刺激性食物，戒烟酒，避免咖啡因的摄入过多。

4. 用药护理　指导患者正确用药，观察药物疗效、不良反应，及时处理不良反应。

# 第三节　甲状腺功能亢进症

甲状腺功能亢进症（hyperthyroidism，简称甲亢）是指多种病因导致甲状腺激素分泌增多而引起的临床综合征。

## 一、病因和发病机制

### （一）甲亢的病因分类

见（表 7-2）。

表 7-2　甲亢的病因分类

| |
|---|
| 1. 甲状腺性甲亢 |
| ①Grave's 病 |
| ②自主性高功能甲状腺结节或腺瘤（ Plummer 病） |
| ③多结节性甲状腺肿伴甲亢 |
| ④滤泡性甲状腺癌 |
| ⑤碘甲亢 |
| ⑥新生儿甲亢 |
| 2. 垂体性甲亢 |
| 3. 异源性 TSH 综合征 |
| ①绒毛膜上皮癌伴甲亢 |
| ②葡萄胎伴甲亢 |
| ③肺癌和胃肠道癌伴甲亢 |
| 4. 卵巢甲状腺肿伴甲亢 |
| 5. 仅有甲亢症状而甲状腺功能不增高 |
| ①甲状腺炎甲亢：亚急性甲状腺炎：慢性淋巴细胞性甲状腺炎；放射性甲状腺炎 |
| ②药源性甲亢 |

### （二）Graves 病（简称 GD）病因

又称毒性弥漫性甲状腺肿或 Basedow 病、Parry 病。是一种伴甲状腺激素分泌增多的器官特异性自身免疫病，占甲亢的 80% ~ 85%，

1. 遗传因素　GD 的易感基因主要包括人类白细胞抗原（如 HLA-B8、DR3 等）、CTLA-4 基因和其他一些与 GD 特征性相关的基因（如 GD-1，GD-2）。

2. 环境因素　（危险因素）细菌感染（肠耶森杆菌）、精神刺激、雌激素、妊娠与分娩、某些 X 染色体基因等。

3. GD 的发生与自身免疫有关　遗传易感性、感染、精神创伤等诱因，导致免疫系统功能紊乱，Ts 功能缺陷，对 Th 细胞（T 辅助细胞）抑制作用减弱，B 淋巴细胞产生自身抗体，TSH 受体抗体（TRAb）与 TSH 受体结合而产生类似于 TSH 的生物学效应，使 GD 有时表现出自身免疫性甲状腺功能减退症

的特点。

## 二、临床表现

### （一）一般临床表现

多见于女性，男：女为 1:（4 ~ 6），20 ~ 40 岁多见。

1. 高代谢综合征　患者可表现为怕热多汗，皮肤、手掌、面、颈、腋下皮肤红润多汗。常有低热，严重时可出现高热。患者常有心动过速、心悸、胃纳明显亢进，但体重下降，疲乏无力。

2. 甲状腺肿　不少患者以甲状腺肿大为主诉，呈弥漫性、对称性肿大，质软，吞咽时上下移动。少数患者的甲状腺肿大不对称，或肿大不明显。

3. 眼征眼征有以下几种：①睑裂增宽，上睑挛缩（少眨眼睛和凝视）。② Mobius 征：双眼看近物时，眼球辐辏不良（眼球内侧聚合困难或欠佳）。③ von Graefe 征：眼向下看时，上眼睑因后缩而不能跟随眼球下落，出现白巩膜。④ Joffroy 征：眼向上看时，前额皮肤不能皱起。⑤ Stellwag 征：瞬目减少，炯炯发亮。

4. 神经系统　神经过敏，易于激动，烦躁多虑，失眠紧张，多言多动，有时思想不集中，但偶有神情淡漠、寡言抑郁者。

5. 心血管系统　心率快，心排血量增多，脉压加大，多数患者述说心悸、胸闷、气促，活动后加重，可出现各种期前收缩及心房纤颤等。

6. 消化系统　食欲亢进，但体重明显减轻为本病特征。腹泻，一般大便呈糊状。肝可稍大，肝功能可不正常，少数可有黄疸及维生素 B 族缺乏的症状。

7. 肌肉骨骼　甲亢性肌病、肌无力、肌萎缩、周期性瘫痪。

8. 生殖系统　女性月经减少或闭经，男性阳痿，偶有乳腺增生。

9. 造血系统　白细胞总数减少，周围血淋巴细胞比例增高，单核细胞增加，血容量增大。

### （二）特殊临床表现

（1）甲亢危象：甲状腺功能亢进症在某些应激因素作用下，导致病情突然恶化，出现高热（39℃以上）、烦躁不安、大汗淋漓、恶心、呕吐、心房颤动等，严重者出现虚脱、休克、谵妄、昏迷等全身代谢功能严重紊乱，并危及患者生命安全。对甲亢患者应提高警惕，从预防着手，一旦发生危象，应立即采取综合措施进行抢救。

（2）甲亢性心脏病：心脏增大、严重心律失常、心力衰竭。

（3）淡漠型甲亢：神志淡漠、乏力、嗜睡、反应迟钝、明显消瘦。

（4）$T_3$ 型甲亢、$T_4$ 型甲亢。

（5）亚临床型甲亢：$T_3$、$T_4$ 正常，TSH 降低。

（6）妊娠期甲亢：体重不随妊娠相应增加，四肢近端肌肉消瘦，休息时心率 >100 次 /min。

（7）胫前黏液性水肿。

（8）甲状腺功能正常的 Graves 眼病。

（9）甲亢性周期性瘫痪。

### （三）实验室检查

1. 血清甲状腺激素测定　①血清总甲状腺素（$TT_4$）：是判断甲状腺功能最基本的筛选指标。$TT_4$ 受甲状腺结合球蛋白（TBG）结合蛋白量和结合力变化的影响，又受妊娠、雌激素、急性病毒性肝炎等的影响而升高。受雄激素、低蛋白血症、糖皮质激素等的影响而下降。②血清总三碘甲状腺原氨酸（$TT_3$）：亦受 TBG 影响。③血清游离甲状腺素（$FT_4$）、游离三碘甲状腺原氨酸（$FT_3$）：是诊断甲亢的首选指标，其中 $FT_4$ 敏感性和特异性较高。

2. 促甲状腺激素测定（TSH）　是反映甲状腺功能的最敏感的指标。ICMA（免疫化学发光法）：第三代 TSH 测定法，灵敏度达到 0.001mU/L。取代 TRH 兴奋试验，是诊断亚临床型甲状腺功能亢进症和亚临床型甲状腺功能减退症的主要指标。

3. TRH 兴奋试验　正常人 TSH 水平较注射前升高 3 ~ 5 倍，高峰出现在 30min，并且持续 2 ~ 3h。静注 TRH 后 TSH 无升高则支持甲亢。

4. 甲状腺摄 $^{131}I$ 碘率　总摄取量增加，高峰前移。

5. $T_3$ 抑制试验　鉴别甲状腺肿伴摄碘增高由甲亢或单纯性甲状腺肿所致。

6. 其他　促甲状腺激素受体抗体（TRAb）、甲状腺刺激抗体（TSAb）测定。

## 三、诊断

1. 检测甲状腺功能　确定有无甲状腺毒症：有高代谢症状、甲状腺肿等临床表现者，常规进行 TSH、$FT_4$ 和 $FT_3$ 检查。如果血中 TSH 水平降低或者测不到，伴有 $FT_4$ 和（或）$FT_3$，升高，可诊断为甲状腺毒症。当发现 $FT_4$，升高反而 TSH 正常或升高时，应注意有垂体 TSH 腺瘤或甲状腺激素不敏感综合征的可能。

2. 病因诊断　甲状腺毒症的诊断确立后，应结合甲状腺自身抗体、甲状腺摄 $^{131}I$ 率、甲状腺超声、甲状腺核素扫描等检查具体分析其是否由甲亢引起及甲亢的原因。

3. GD 的诊断标准　如下所述。

（1）甲亢诊断成立。

（2）甲状腺呈弥漫性肿大或者无肿大。

（3）TRAb 和 TSAb 阳性。

（4）其他甲状腺自身抗体如 TPPAb、TGAb 阳性。

（5）浸润性突眼。

（6）胫前黏液性水肿。

具备前 2 项者诊断即可成立，其他 4 项进一步支持诊断确立。

## 四、治疗

### （一）一般治疗

情绪不稳定、精神紧张者可服用一些镇静药，如地西泮、氯氮䓬等；心悸及心动过速者可用普萘洛尔、阿替洛尔等药；保证足够的休息；增加营养，包括糖类、蛋白质、脂肪和维生素等摄入量较正常人增加。

### （二）甲亢的特征性治疗

1. 抗甲状腺药物　常用的抗甲状腺药物分为硫脲类和咪唑类两类。硫脲类包括甲硫氧嘧啶或丙硫氧嘧啶；咪唑类包括甲巯咪唑、卡比马唑。比较常用的是丙硫氧嘧啶和甲巯咪唑。

适应证：①病情轻、中度患者；甲状腺轻、中度肿大，较小的毒性弥漫性甲状腺肿。②年龄在 20 岁以下。③手术前或放射碘治疗前的准备。④甲状腺手术后复发且不能做放射性核素 $^{131}$ 碘治疗。⑤作为放射性核素 $^{131}$ 碘治疗的辅助治疗。

不良反应：①粒细胞减少：发生率约为 10%，治疗开始后 2 ~ 3 个月内，或 WBC $< 3\times10^9/L$ 或中性粒细胞 $< 1.5\times10^9/L$ 时应停药。②皮疹：发生率为 2% ~ 3%。③胆汁淤积性黄疸、血管神经性水肿、中毒性肝炎、急性关节痛等较为罕见，如发生则须立即停药。

2. 甲状腺手术治疗　如下所述。

（1）适应证：①中、重度甲亢，长期服药无效，停药后复发或不能坚持长期服药者。②甲状腺很大，有压迫症状。③胸骨后甲状腺肿。④结节性甲状腺肿伴甲亢。⑤毒性甲状腺腺瘤。

（2）禁忌证：①较重或发展较快的浸润性突眼。②合并较重心、肝、肾疾病，不能耐受手术者。③妊娠前 3 个月和第 6 个月以后。④轻症可用药物治疗者。

3. 放射性核素 $^{131}$ 碘治疗　如下所述。

（1）适应证：①毒性弥漫性中度甲状腺肿，年龄在 25 ~ 30 岁以上。②抗甲状腺药物治疗无效或过敏。③不愿手术或不宜手术，或手术后复发。④毒性甲状腺腺瘤。

（2）禁忌证：①妊娠、哺乳期。② 25 岁以下。③严重心、肝、肾衰竭或活动性肺结核。④ WBC $< 3\times10^9/L$

或中性粒 < $1.5\times10^9$/L。⑤重症浸润性突眼。⑥甲亢危象。⑦甲状腺不能摄碘。

（3）剂量：根据甲状腺组织重量和甲状腺 $^{131}$I 摄取率计算。

（4）并发症：①甲状腺功能减退症：国内报告治疗后 1 年内的发生率 4.6% ~ 5.4%，以后每年递增 1% ~ 2%。②放射性甲状腺炎：7 ~ 10d 发生，严重者可给予阿司匹林或糖皮质激素治疗。

4. 其他药物治疗　如下所述。

（1）碘剂：应减少碘摄入，忌食含碘丰富的食物。复方碘化钠溶液仅用在术前、甲亢危象时。

（2）β – 受体阻滞药：作用机制是阻断甲状腺激素对心脏的兴奋作用；阻断外周组织 $T_4$ 向 $T_3$ 转化，主要在抗甲状腺药物初治期使用，可较快控制甲亢的临床症状。

5. 甲亢危象的治疗　如下所述。

（1）抑制甲状腺激素合成及外周组织中，$T_4$ 转化为 $T_3$：首选丙硫氧嘧啶，首次剂量 600mg 口服，以后给予 250mg，每 6h 口服 1 次，待症状缓解后，或甲巯咪唑 60mg，继而同等剂量每日 3 次口服至病情好转，逐渐减为一般治疗剂量。

（2）抑制甲状腺激素释放：服丙硫氧嘧啶 1h 后再加用复方碘口服溶液 5 滴，每 8h 服 1 次，首次剂量为 30 ~ 60 滴，以后每 6 ~ 8h 服 5 ~ 10 滴，或碘化钠 1g 加入 10% 葡萄糖盐水溶液中静脉滴注 24h，以后视病情逐渐减量，一般使用 3 ~ 7d。每日 0.5 ~ 1.0g 静脉滴注，病情缓解后停用。

（3）降低周围组织对 TH 反应：选用 β 肾上腺素能受体阻断药，无心力衰竭者可给予普萘洛尔 30 ~ 50mg，6 ~ 8h 给药 1 次，或给予利舍平肌内注射。

（4）肾上腺皮质激素：氢化可的松 50 ~ 100mg 加入 5% ~ 10% 葡萄糖溶液静脉滴注，每 6 ~ 8h 滴注 1 次。

（5）对症处理：首先应去除诱因，其次高热者予物理或药物降温；缺氧者给予吸氧；监护心、肾功能；防治感染及各种并发症。

## 五、常见护理问题

### （一）潜在并发症——甲亢危象

（1）保证病室环境安静。

（2）严格按规定的时间和剂量给予抢救药物。

（3）密切观察生命体征和意识状态并记录。

（4）昏迷者加强皮肤、口腔护理，定时翻身、以预防压疮、肺炎的发生。

（5）病情许可时，教育患者及家属感染、严重精神刺激、创伤等是诱发甲亢的重要因素，应加以避免；指导患者进行自我心理调节，增强应对能力；提醒家属或病友要理解患者现状，应多关心、爱护患者。

### （二）营养失调——与基础代谢率增高，蛋白质分解加速有关

1. 饮食　高糖类、高蛋白、高维生素饮食，提供足够热量和营养以补充消耗，满足高代谢需要。成人每日总热量应在 12 000 ~ 14 000u，约比正常人高 50%。蛋白质每日 1 ~ 2g/kg 体重，膳食中可以各种形式增加奶类、蛋类、瘦肉类等优质蛋白以纠正体内的负氮平衡。餐次以一日 6 餐或一日 3 餐中间辅以点心为宜。主食应足量。每日饮水 2 000 ~ 3 000mL，补偿因腹泻、大量出汗及呼吸加快引起的水分丢失，心脏病者除外，以防水肿和心力衰竭。忌食生冷食物，减少食物中粗纤维的摄入，调味清淡可改善排便次数增多等消化道症状。慎用卷心菜、花椰菜、甘蓝等致甲状腺肿的食物。

2. 药物护理　有效治疗可使体重增加，应指导患者按时按量规则服药，不可自行减量或停服。

3. 其他　定期监测体重、血 BUN 等。

### （三）感知改变——与甲亢所致浸润性突眼有关

1. 指导患者保护眼睛　戴深色眼镜，减少光线和灰尘的刺激。睡前涂抗生素眼膏，眼睑不能闭合者覆盖纱布或眼罩，将角膜、结膜损伤、感染和溃疡的可能性降至最低限度。眼睛勿向上凝视，以免加剧眼球突出和诱发斜视。

2. 指导患者减轻眼部症状的方法　0.5% 甲基纤维素或 0.5% 氢化可的松溶液滴眼，可减轻眼睛局部

刺激症状；高枕卧位和限制钠盐摄入可减轻球后水肿，改善眼部症状；每日做眼球运动以锻炼眼肌，改善眼肌功能。

3. 定期眼科角膜检查　以防角膜溃疡造成失明。

**（四）个人应对无效——与甲亢所致精神神经系统兴奋性增高、性格与情绪改变有关**

1. 解释情绪、行为改变的原因，提高对疾病认知水平观察患者情绪变化，与患者及其亲属讨论行为改变的原因，使其理解敏感、急躁易怒等是甲亢临床表现的一部分，可因治疗而得到改善，以减轻患者因疾病而产生的压力，提高对疾病的认知水平。

2. 减少不良刺激，合理安排生活保持环境安静和轻松的气氛，限制访视，避免外来刺激，满足患者基本生理及安全需要。忌饮酒、咖啡、浓茶，以减少环境和食物对患者的不良刺激。帮助患者合理安排作息时间，白天适当活动，避免精神紧张和注意力过度集中，保证夜间充足睡眠。

3. 帮助患者处理突发事件以平和、耐心的态度对待患者，建立相互信任的关系。与患者共同探讨控制情绪和减轻压力的方法，指导和帮助患者处理突发事件。

### 六、健康教育

告诉患者有关甲亢的临床表现、诊断性试验、治疗、饮食原则及眼睛的防护方法。上衣宜宽松，严禁用手挤压甲状腺以免甲状腺受压后甲状腺激素分泌增多，加重病情。强调长期服用抗甲状腺药物的重要性，长期服用抗甲状腺药物者应每周查血常规1次。每日清晨卧床时自测脉搏，定期测量体重，脉搏减慢、体重增加是治疗有效的重要标志。每隔 1 ~ 2 个月门诊随访作甲状腺功能测定。出现高热、恶心、呕吐、大汗淋漓、腹痛、腹泻、体重锐减、突眼加重等症状提示可能发生甲亢危象应及时就诊。掌握上述自我监测和自我护理的方法，可有效地降低本病的复发率。

本病病程较长，多数经积极治疗后，预后良好，少数患者可自行缓解。心脏并发症可为永久性。放射性碘治疗、甲状腺手术治疗所致甲状腺功能减退症者需终身替代治疗。

## 第四节　甲状腺功能减退症

甲状腺功能减退症（hypothyroidism，简称甲减），是由各种原因导致的低甲状腺激素血症或甲状腺激素抵抗而引起的全身性低代谢综合征。按起病年龄分为三型，起病于胎儿或新生儿，称为呆小病；起病于儿童者，称为幼年性甲减；起病于成年，称为成年性甲减。前两者常伴有智力障碍。

### 一、病因

1. 原发性甲状腺功能减退　由于甲状腺腺体本身病变引起的甲减，占全部甲减的 95% 以上，且 90% 以上原发性甲减是由自身免疫、甲状腺手术和甲亢 $^{131}I$ 治疗所致。

2. 继发性甲状腺功能减退　由下丘脑和垂体病变引起的促甲状腺激素释放激素（TRH）或者促甲状腺激素（TSH）产生和分泌减少所致的甲减，垂体外照射、垂体大腺瘤、颅咽管瘤及产后大出血是其较常见的原因；其中由于下丘脑病变引起的甲减称为三发性甲减。

3. 甲状腺激素抵抗综合征　由于甲状腺激素在外周组织实现生物效应障碍引起的综合征。

### 二、临床表现

1. 一般表现　易疲劳、怕冷、体重增加、记忆力减退、反应迟钝、嗜睡、精神抑郁、便秘、月经不调、肌肉痉挛等。体检可见表情淡漠，面色苍白，皮肤干燥发凉、粗糙脱屑，颜面、眼睑和手皮肤水肿，声音嘶哑，毛发稀疏、眉毛外 1/3 脱落。由于高胡萝卜素血症，手脚皮肤呈姜黄色。

2. 肌肉与关节　肌肉乏力，暂时性肌强直、痉挛、疼痛，嚼肌、胸锁乳突肌、股四头肌和手部肌肉可有进行性肌萎缩。腱反射的弛缓期特征性延长，超过 350ms（正常为 240 ~ 320ms），跟腱反射的半弛缓时间明显延长。

3. 心血管系统　心肌黏液性水肿导致心肌收缩力损伤、心动过缓、心排血量下降。ECG 显示低电压。由于心肌间质水肿、非特异性心肌纤维肿胀。左心室扩张和心包积液导致心脏增大，有学者称之为甲减性心脏病。冠心病在本病中高发。10% 患者伴发高血压。

4. 血液系统　由于下述四种原因发生贫血：①甲状腺激素缺乏引起血红蛋白合成障碍；②肠道吸收铁障碍引起铁缺乏；③肠道吸收叶酸障碍引起叶酸缺乏；④恶性贫血是与自身免疫性甲状腺炎伴发的器官特异性自身免疫病。

5. 消化系统　厌食、腹胀，便秘，严重者出现麻痹性肠梗阻或黏液水肿性巨结肠。

6. 内分泌系统　女性常有月经过多或闭经。长期严重的病例可导致垂体增生、蝶鞍增大。部分患者血清催乳素（PRI）水平增高，发生溢乳。原发性甲减伴特发性肾上腺皮质功能减退和Ⅰ型糖尿病者，属自身免疫性多内分泌腺体综合征的一种。

7. 黏液性水肿昏迷　本病的严重并发症，多在冬季寒冷时发病。诱因为严重的全身性疾病、甲状腺激素替代治疗中断、寒冷、手术、麻醉和使用镇静药等。临床表现为嗜睡、低体温（$T < 35℃$）、呼吸徐缓、心动过缓、血压下降、四肢肌肉松弛、反射减弱或消失，甚至昏迷、休克、肾功能不全危及生命。

## 三、实验室检查

1. 血常规　多为轻、中度正细胞正色素性贫血。

2. 生化检查　血清三酰甘油、总胆固醇、LDLC 增高，HDL-C 降低，同型半胱氨酸增高，血清 CK、LDH 增高。

3. 甲状腺功能检查　血清 TSH 增高、$T_4$、$FT_4$ 降低是诊断本病的必备指标。在严重病例血清 T 和 $FT_3$ 减低。亚临床甲减仅有血清 TSH 增高，但是血清 $T_4$ 或 $FT_4$ 正常。

4. TRH 刺激试验　主要用于原发性甲减与中枢性甲减的鉴别。静脉注射 TRH 后，血清 TSH 不增高者提示为垂体性甲减；延迟增高者为下丘脑性甲减；血清 TSH 在增高的基值上进一步增高，提示原发性甲减。

5. X 线检查　可见心脏向两侧增大，可伴心包积液和胸腔积液，部分患者有蝶鞍增大。

## 四、治疗要点

1. 替代治疗　左甲状腺素（$L \sim T_4$）治疗，治疗的目标是将血清 TSH 和甲状腺激素水平恢复到正常范围内，需要终身服药。治疗的剂量取决于患者的病情、年龄、体重和个体差异。补充甲状腺激素，重新建立下丘脑—垂体—甲状腺轴的平衡一般需要 4 ~ 6 周，所以治疗初期，每 4 ~ 6 周测定激素指标。然后根据检查结果调整 $L \sim T_4$ 剂量，直到达到治疗的目标。治疗达标后，需要每 6 ~ 12 个月复查 1 次激素指标。

2. 对症治疗　有贫血者补充铁剂、维生素 $B_{12}$、叶酸等胃酸低者补充稀盐酸，并与 TH 合用疗效好。

3. 黏液水肿性昏迷的治疗

（1）补充甲状腺激素：首选 TH 静脉注射，直至患者症状改善，至患者清醒后改为口服。

（2）保温、供氧、保持呼吸道通畅，必要时行气管切开、机械通气等。

（3）氢化可的松 200 ~ 300mg/d 持续静滴，患者清醒后逐渐减量。

（4）根据需要补液，但是入水量不宜过多。

（5）控制感染，治疗原发病。

## 五、护理措施

### （一）基础护理

1. 加强保暖　调节室温在 22 ~ 23℃，避免病床靠近门窗，以免患者受凉。适当地使体温升高，冬天外出时，戴手套，穿棉鞋，以免四肢暴露在冷空气中。

2. 活动与休息　鼓励患者进行适当的运动，如散步、慢跑等。

3. 饮食护理　饮食以高维生素、高蛋白、高热量为主。多进食水果、新鲜蔬菜和含碘丰富的食物如海带等。桥本甲状腺炎所致甲状腺功能减退者应避免摄取含碘食物，以免诱发严重黏液性水肿。不宜食生凉冰食物，注意食物与药物之间的关系，如服中药忌饮茶。

4. 心理护理　加强与患者沟通，语速适中，并观察患者反应，告诉患者本病可以用替代疗法达到较好的效果，树立患者配合治疗的信心。

5. 其他　建立正常的排便形态，养成规律、排便的习惯。

### （二）专科护理

1. 观察病情　监测生命体征变化，观察精神、神志、语言状态、体重、乏力、动作、皮肤情况，注意胃肠道症状，如大便的次数、性状、量的改变，腹胀、腹痛等麻痹性肠梗阻的表现有无缓解等。

2. 用药护理　甲状腺制剂从小剂量开始，逐渐增加，注意用药的准确性。用药前后分别测脉搏、体重及水肿情况，以便观察药物疗效；用药后若有心悸、心律失常、胸痛、出汗、情绪不安等药物过量的症状时，要立即通知医师处理。

3. 对症护理　对于便秘患者，遵医嘱给予轻泻剂，指导患者每天定时排便，适当增加运动量，以促进排便。注意皮肤防护，及时清洗并用保护霜，防止皮肤干裂。适量运动，注意保护，防止外伤的发生。

4. 黏液性水肿昏迷的护理

（1）保持呼吸道通畅，吸氧，备好气管插管或气管切开设备。

（2）建立静脉通道，遵医嘱给予急救药物，如 L ~ $T_3$，氢化可的松静滴。

（3）监测生命体征和动脉血气分析的变化，观察神志，记录出入量。

（4）注意保暖，主要采用升高室温的方法，尽量不给予局部热敷，以防烫伤。

### （三）健康教育

1. 用药指导　告诉患者终身坚持服药的重要性和必要性以及随意停药或变更药物剂量的危害；告知患者服用甲状腺激素过量的表现，提醒患者发现异常及时就诊；长期用甲状腺激素替代者每 6 ~ 12 个月到医院检测 1 次。

2. 日常生活指导　指导患者注意个人卫生，注意保暖，注意行动安全。防止便秘、感染和创伤。慎用催眠、镇静、止痛、麻醉等药物。

3. 自我观察指导　患者学会自我观察，一旦有黏液性水肿的表现，如低血压、体温低于 35℃、心动过缓，应及时就诊。

# 第五节　亚急性甲状腺炎

## 一、疾病概述

亚急性甲状腺炎（subacute thyroiditis）在临床上较为常见。多见于 20 ~ 50 岁成人，但也见于青年与老年，女性多见，3 ~ 4 倍于男性。

慢性淋巴细胞性甲状腺炎（chronic lymphocytic thyroiditis）又称桥本病（Hashimoto disease）或桥本甲状腺炎。目前认为本病与自身免疫有关，也称自身免疫性甲状腺炎。本病多见于中年妇女，有发展为甲状腺功能减退的趋势。

## 二、护理评估

### （一）健康评估

1. 亚急性甲状腺炎　本病可能与病毒感染有关，起病前常有上呼吸道感染。发病时，患者血清中对某些病毒的抗体滴定度增高，包括流感病毒、柯萨奇病毒、腺病毒、腮腺炎病毒等。

2. 慢性淋巴细胞性甲状腺炎　目前认为本病病因与自身免疫有关。这方面的证据较多。本病患者血清中抗甲状腺抗体、包括甲状腺球蛋白抗体与甲状腺微粒体抗体常明显升高。甲状腺组织中有大量淋巴细胞与浆细胞浸润。本病可与其他自身免疫性疾病同时并存，如恶性贫血、舍格伦综合征、慢性活动性肝炎、系统性红斑狼疮等。本病患者的淋巴细胞在体外与甲状腺组织抗原接触后，可产生白细胞移动抑制因子。上述情况也可在Graves病与特发性黏液性水肿患者中见到，提示三者有共同的发病因素。因此，Graves病、特发性黏液性水肿与本病统称为自身免疫性甲状腺病。自身免疫性甲状腺病也可发生于同一家族中。

### （二）临床症状与评估

1. 亚急性甲状腺炎

（1）局部表现：早期出现的最具有特征性的表现是甲状腺部位的疼痛，可先从一叶开始，以后扩大或转移到另一叶，或者始终局限于一叶。疼痛常向颌下、耳后或颈部等处放射，咀嚼或吞咽时疼痛加重。根据病变侵犯的范围大小，检查时可发现甲状腺弥漫性肿大，可超过正常体积的2～3倍；或在一侧腺体内触及大小不等的结节，表面不规则，质地较硬，呈紧韧感，但区别于甲状腺癌的坚硬感；病变部位触痛明显，周围界限尚清楚；颈部淋巴结一般无肿大。到疾病恢复期，局部疼痛已消失，急性期出现的甲状腺结节如体积较小可自行消失，如结节较大，仍可触及，结节不规则、坚韧、表面不平，周围界限清楚，无触痛。有些患者病变轻微，甲状腺不肿大或仅有轻微肿大，也可无疼痛。

（2）全身表现：早期，起病急骤，可有咽痛、畏寒、发热、寒战、全身乏力、食欲不振等。如病变较广泛，甲状腺滤泡大量受损，甲状腺素释放入血，患者可出现甲状腺功能亢进的表现，如烦躁、心慌、心悸、多汗、怕热、易怒、手颤等。有些患者病变较轻，仅有轻度甲亢症状或无甲亢症状。随着病情的发展，甲状腺滤泡内甲状腺素释放、耗竭，甲状腺滤泡细胞又尚未完全修复，患者可出现甲状腺功能减退症状，如乏力、畏寒、精神差、易疲劳等。随着甲状腺滤泡细胞的修复及功能恢复，临床表现亦逐渐恢复正常。

2. 慢性淋巴细胞性甲状腺炎

（1）局部症状：本病起病缓慢，甲状腺肿为其突出的临床表现，一般呈中度弥漫性肿大，仍保持甲状腺外形，但两侧可不对称，质韧如橡皮，表面光滑，随吞咽移动。但有时也可呈结节状，质较硬。甲状腺局部一般无疼痛，但部分患者甲状腺肿大较快，偶可出现压迫症状，如呼吸或咽下困难等。

（2）全身症状：早期病例的甲状腺功能尚能维持在正常范围内，但血清TSH可增高，说明该时甲状腺储备功能已下降。随着疾病的发展，临床上可出现甲状腺功能减退或黏液性水肿的表现。本病但也有部分患者甲状腺不肿大、反而缩小，而其主要表现为甲状腺功能减退。慢性淋巴细胞性甲状腺炎也可出现一过性甲状腺毒症，少数患者可有突眼，但程度一般较轻。本病可与Graves病同时存在。

### （三）辅助检查及评估

1. 亚急性甲状腺炎　早期血清$T_3$、$T_4$等可有一过性增高，红细胞沉降率明显增快，甲状腺摄碘率明显降低，血清甲状腺球蛋白也可增高；以后血清$T_3$、$T_4$降低，TSH增高；随着疾病的好转，甲状腺摄碘率与血清$T_3$、$T_4$等均可恢复正常。

2. 慢性粒巴细胞性甲状腺炎

（1）血清甲状腺微粒体（过氧化物酶）抗体、血清甲状腺球蛋白抗体：明显增加，对本病有诊断意义。

（2）血清TSH：可升高。

（3）甲状腺摄碘率：正常或增高。

（4）甲状腺扫描：呈均匀分布，也可分布不均或表现为“冷结节”。

（5）其他实验室检查：红细胞沉降率（ESR）可加速，血清蛋白电泳丙种球蛋白可增高。

### （四）心理—社会评估

甲状腺炎患者由于甲状腺激素分泌增多、神经兴奋性增高，常表现为悲观、抑郁、恐惧，担心自己的疾病转化为甲亢；且本病易反复，有较长的服药史，容易失去战胜疾病的信心。

## 三、护理诊断

1. 疼痛　与甲状腺炎症有关。

2. 体温过高　与炎症性疾病引起有关。

3. 营养失调　低于机体需要量，与疾病有关。

4. 知识缺乏　与患者未接受或不充分接受相关疾病健康教育有关。

5. 焦虑　与疾病所致甲状腺肿大有关。

## 四、护理目标

（1）患者住院期间疼痛发生时能够及时采取有效的方法缓解。

（2）患者住院期间体温维持正常。

（3）患者住院期间体重不下降并维持在正常水平。

（4）患者住院期间能够复述对其进行健康教育的大多部分内容，能够说出、理解并能够执行，配合医疗护理有效。

（5）患者住院期间主诉焦虑有所缓解，对治疗有信心。

## 五、护理措施

### （一）生活护理

嘱患者尽量卧床休息，减少活动，评估患者疼痛的程度、性质，可为患者提供舒适的环境，使其放松，教会患者自我缓解疼痛的方法如分散注意力等，必要时可遵医嘱给予止痛药缓解疼痛，注意观察用药后有无不良反应发生。

### （二）病情观察

观察患者生命体征，主要是体温变化和心率变化。体温过高时采取物理降温，并按照高热患者护理措施进行护理，并注意监测降温后体温变化，嘱患者多饮水或其喜爱的饮料。

### （三）饮食护理

嘱患者进食高热量、高蛋白质、高维生素并易于消化的食物，指导患者多摄入含钙丰富的食物，防止治疗期间药物不良反应引起的骨质疏松，同时对于消瘦的患者应每天监测体重。

### （四）心理护理

多与患者接触、沟通，了解患者心理状况，鼓励患者说出不良情绪，给予开导，缓解患者焦虑情绪。

### （五）用药护理

（1）亚急性甲状腺炎：轻症病例用阿司匹林、吲哚美辛等非甾体抗炎药以控制症状。阿司匹林 0.5 ~ 1.0g，每日 2 ~ 3 次，口服，疗程一般在 2 周左右。症状较重者，可给予泼尼松 20 ~ 40mg/d，分次口服，症状可迅速缓解，体温下降，疼痛消失，甲状腺结节也很快缩小或消失。用药 1 ~ 2 周后可逐渐减量，疗程一般为 1 ~ 2 个月，但停药后可复发，再次治疗仍有效。有甲状腺毒症者可给予普萘洛尔以控制症状。如甲状腺摄碘率已恢复正常，停药后一般不再复发。少数患者可出现一过性甲状腺功能减退；如症状明显，可适当补充甲状腺制剂。有明显感染者，应做有关治疗。

（2）慢性淋巴细胞性甲状腺炎：早期患者如甲状腺肿大不显著或症状不明显者，不一定予以治疗，可随访观察。但若已有甲状腺功能减退，即使仅有血清 TSH 增高（提示甲状腺功能已有一定不足）而症状不明显者，均应予以甲状腺制剂治疗。一般采用干甲状腺片或左旋甲状腺素（$L\text{-}T_4$），剂量视病情反应而定。宜从小剂量开始，干甲状腺片 20mg/d，或 $L\text{-}T_4$ 25 ~ 50μg/d，以后逐渐增加。维持剂量为干甲状腺片 60 ~ 180mg/d，或 $L\text{-}T_4$100 ~ 150μg/d，分次口服。部分患者用药后甲状腺可明显缩小。疗程视病情而定，有时需终身服用。

（3）伴有甲状腺功能亢进的患者，应予以抗甲状腺药物治疗，但剂量宜小，否则易出现甲状腺功能减退。一般不采用放射性碘或手术治疗，否则可出现严重黏液性水肿。

（4）糖皮质激素虽可使甲状腺缩小与抗甲状腺抗体滴定度降低，但具有一定不良反应，且停药后可复发，故一般不用。但如甲状腺迅速肿大或伴有疼痛、压迫症状者，可短期应用以较快缓解症状。每日泼尼松 30mg，分次口服。以后逐渐递减，可用 1 ~ 2 个月。病情稳定后停药。

（5）如有明显压迫症状，经甲状腺制剂等药物治疗后甲状腺不缩小，或疑有甲状腺癌者，可考虑手术治疗，术后仍应继续补充甲状腺制剂。

用药期间注意观察患者使用激素治疗后有无不良反应的发生，注意患者的安全护理。

### （六）健康教育

评估患者对疾病的知识掌握程度以及学习能力，根据患者具体情况制定合理的健康教育计划并有效实施，帮助患者获得战胜疾病的信心。

# 第八章　普外科疾病护理

## 第一节　食管癌护理

### 一、病因与发病机制

关于食管癌的发病因素，近年来有许多深入的研究和调查，但尚无公认的结论。一般认为可能与饮食习惯、吸烟、饮酒、营养、食管慢性炎症、口腔卫生不佳和遗传易感性有关。食物的物理刺激如粗、硬、烫的饮食，吸烟、饮酒、吃酸菜、咀嚼烟叶、槟榔被认为可反复刺激食管，引起慢性炎，最终发生恶变。在我国食管癌高发区，人们喜爱食用腌制的蔬菜，这些食品常被真菌污染，真菌除产生毒素外，与亚硝胺的合成有密切关系。亚硝胺是致癌物质，大量存在于饮水和食物中，也能在体内合成。根据国内外研究，水及饮食中缺乏钼、锌、钛等微量元素，可能使植物中硝酸盐聚集，为合成亚硝胺提供前生物，从而直接或间接与食管癌的发生有关系。此外口腔、食管的长期慢性炎，导致上皮增生，最后可能发生癌变。扩散途径可通过直接扩散、淋巴道转移和血行转移。

### 二、临床表现与诊断

食管癌可发生在食管任何位置，但中段最多，约占50%；下段次之，占30%；上段最少，占20%。

**（一）症状与体征**

食管癌早期有大口进硬食时的梗阻感、进食后食管异物感、吞咽时食管内疼痛及胸骨后闷胀不适感，这些症状时轻时重，呈进行性加重，但进展缓慢。食管癌中期是以进行性吞咽困难为特征的典型症状。有些患者梗阻较重会出现进食后呕吐。晚期食管癌多为癌肿的并发症和压迫症状，表现为压迫气管导致咳嗽、呼吸困难；癌肿侵犯气管发生食管气管漏时，有进食呛咳、发热、咳脓痰、肺炎和肺脓肿形成；侵犯喉返神经出现声音嘶哑；侵犯膈神经导致膈肌麻痹时出现呼吸困难、膈肌反常运动；癌肿远处转移时，则出现锁骨上淋巴结肿大、肝大、黄疸、腹腔肿块及腹腔积液等。身体多处持续性疼痛，应考虑骨骼转移可能；出现恶病质，表现为极度消瘦和衰竭。

**（二）诊断**

1. X线检查　早期食管癌的病变仅侵犯食管黏膜或黏膜下层。早期食管癌的X线征象为：局限性食管黏膜皱襞增粗、中断，潜在的龛影，小的充盈缺损。晚期则为充盈缺损、管腔狭窄和梗阻。按食管癌形态特点可分为5型：①髓质型，约占60%，肿瘤累及食管壁的全层，向腔内外生长，伴有中重度梗阻，食管造影显示明显的充盈缺损，晚期可见肿瘤的软组织阴影。②蕈伞型，占15%～20%，肿瘤向腔内突出，呈扁平状肿块，累及食管壁一部分，梗阻症状轻，食管造影显示部分管壁呈不对称的碟影充盈缺损。③溃疡型，占10%～15%，肿瘤在食管壁上呈大小不等的溃疡，梗阻症状轻，食管造影显示较大的溃疡龛影。④缩窄型：占10%左右，肿瘤呈环形或短管形狭窄，食管造影显示对称性高度梗阻，梗阻以上的食管显著扩张。⑤腔内型，约占2%，瘤体呈管腔内巨大包块，可有蒂、息肉状，表面可有溃疡，食管壁浸润不明显，病变段食管明显扩张，腔内可见椭圆形或腊肠状肿块阴影。

2. 细胞学检查　检查工具为带网的气囊，拉网获取食管脱落细胞，做脱落细胞巴氏染色检查，两次阳性结果才能确诊。

3. 食管镜检查　早期食管癌在食管镜下显示黏膜充血水肿、糜烂或小的菜花样突起。

4. CT 检查　了解食管癌向腔外扩展情况和有无腹腔内器官或淋巴结转移，对决定手术有参考价值。

## 三、治疗原则

食管癌的治疗包括外科治疗、放射及药物治疗以及手术加放射和药物综合治疗。

### （一）手术治疗

1. 根治性切除手术　适于早期病例，可彻底切除肿瘤，以胃、结肠或空肠做食管重建术。

2. 姑息性切除手术多为中晚期病例，虽可切除肿瘤，但不易彻底切净。

3. 姑息性手术　晚期肿瘤不能切除的病例，为减轻患者的吞咽困难，可采用食管腔内置管术、胃造口术、食管胃转流或食管结肠转流吻合术，这些手术对延长患者生存时间效果不大。

### （二）放射治疗

1. 术前放疗加手术　术前放疗可使癌肿缩小，减少淋巴结转移，可提高手术切除率，减少术中癌肿扩散。病例选择的标准是食管中段或上中段癌，根据病史、食管造影所见手术切除可能性小，一般情况好，可进半流饮食者，放疗后休息 2 ~ 3 周再行手术。

2. 单纯放射　病理选择的标准是颈、上胸段食管癌及其他不宜手术的中晚期食管癌，一般情况较好。放疗的危险性较小，常见并发症有放射性肺炎、放疗后狭窄、气管食管漏、放射性骨髓炎、出血等详见本节护理问题部分。

### （三）药物治疗

可用于缓解晚期癌肿患者的症状，常与其他疗法综合应用，但食管癌化疗效果不佳。

## 四、常见护理问题

### （一）疼痛

1. 相关因素　①手术后各种管道的刺激。②手术造成的组织及神经末梢的损伤，物理切割等引起的炎症反应。③手术后患者深呼吸、咳嗽及主动或被动变换体位等的基本活动牵拉震荡胸廓及胸壁伤口。

2. 临床表现　患者自诉疼痛，一般在术后 1 ~ 3d 内显著，以后逐日递减，疼痛性质多为刺痛或刀割样疼痛，呈持续性或阵发性加重，常在深呼吸、咳嗽或变换体位后加剧，疼痛剧烈时可放射到同侧的肩部或背部。

3. 护理措施　如下所述。

（1）向患者及家属解释疼痛的原因、持续时间和治疗护理措施，解除患者的顾虑，稳定其情绪。

（2）协助患者采取舒适卧位，并定时调整，协助患者进行呼吸训练和有效咳嗽。

（3）避免外界不良刺激，为患者提供安静、舒适的休息、睡眠环境。

（4）妥善固定胸腔闭式引流管，防止牵拉引起疼痛，患者有明显刺激疼痛时，应及时调整其位置。

（5）做各项治疗护理操作时，动作要轻柔，避免牵拉伤口引起疼痛。

（6）鼓励患者描述疼痛的部位、性质、程度、范围和自我耐受力，观察患者疼痛情况，正确评估疼痛，必要时遵医嘱应用镇静或止痛药物。

（7）教会并指导患者及家属正确使用分散注意力的方法来降低患者对疼痛的敏感性。

### （二）清理呼吸道无效

1. 相关因素　①开胸手术后伤口剧烈疼痛致使患者惧怕咳嗽。②全身麻醉后引起呼吸道分泌物增多，纤毛运动减弱。③全身麻醉使膈肌受抑制，术后患者疲乏无力，排痰困难。

2. 临床表现　患者呼吸急促，胸闷，发绀，听诊呼吸音减弱或消失并伴有干湿啰音；患者咳嗽无效或没有咳嗽。

3. 护理措施　如下所述。

（1）戒烟：术前应戒烟 3 周以上，指导患者进行深呼吸训练，教会其有效咳痰的方法：咳嗽时让患者采取坐位，深吸气后屏气 3 ~ 5s 后用力从胸部深处咳嗽，不要从口腔后面或咽喉部咳嗽，也可轻轻进行肺深部咳嗽，将痰引至大气管处，再用力咳出。

（2）术前雾化吸入：术前行雾化吸入能有效排除肺底部分泌物，预防术后肺炎、肺不张的发生。

（3）体位引流：对痰量多的患者，在病情许可的情况下可采用体位引流的方法，使患侧肺朝上，引流支气管开口朝下，2 ~ 3 次 /d，每次 5 ~ 10min，同时鼓励患者深呼吸及有效咳嗽，减少肺部并发症的发生。

（4）指导并协助患者深呼吸、有效咳嗽：有效咳痰方法如下。①叩拍胸背震动支气管内痰液，使其松动，以利排出。护士应协助患者采取坐位或患侧朝上的侧卧位，五指并拢，掌指关节屈曲，有节律地、由下至上、由外至内叩拍患者胸背部。叩拍时用力适度，避免在肋骨、伤口、乳房等处拍打，以免引起患者损伤或剧烈疼痛。②扶持前胸后背：护士站在非手术侧，从前后胸壁扶持术侧胸廓，轻压伤口，以不限制胸廓膨胀为宜。嘱患者深吸气后用力咳嗽。③腹部加压：护士站在手术侧，双手扶住患者的左上腹，在患者咳嗽的同时辅以压力，可增加膈肌作用力，促进排痰。

（5）术后雾化吸入：2 ~ 4 次 /d，常用的雾化吸入药物有庆大霉素 8 万 U、糜蛋白酶 5mg、地塞米松 5mg、异丙托溴铵 500μg 等加入生理盐水 5mL。氧气驱动雾化吸入调节氧流量为 6 ~ 8L/min，每次 15 ~ 20min。

（6）合理止痛：准确评估患者的疼痛程度，主动及时给予止痛，减轻患者的疼痛和不适，有利于患者休息和恢复体力，主动咳嗽和排痰。

（7）保持病室内适宜的温湿度，防止患者黏膜干燥，注意保暖，防止土呼吸道感染引起呼吸道分泌物增多而影响痰液的排出。

### （三）低效型呼吸形态

1. 相关因素　①疼痛。②手术操作对肺部的牵拉。③麻醉后呼吸功能的障碍。④胸腔积液或积气。

2. 临床表现　①呼吸浅快。②脉搏增快。③端坐呼吸。

3. 护理措施

（1）评估患者的呼吸形态（频率、节律、幅度及呼吸音等情况）. 观察患者有无胸闷、气急、口唇发绀等缺氧症状。

（2）指导鼓励患者进行有效的呼吸、深呼吸及腹式呼吸，每 2 ~ 4h 行有效咳痰，及时排除呼吸道分泌物，保持呼吸道通畅。腹式呼吸的方法：患者取仰卧位，双手置于腹部，吸气时保持胸部不动，腹部上升鼓起，呼气时尽量将腹壁下降呈舟腹状，呼吸缓慢均匀，频率≤ 8 ~ 12/min。

（3）向患者解释低效型呼吸形态的原因、呼吸锻炼和有效咳嗽的重要性，解除顾虑，使其主动配合。

（4）移动体位或咳嗽时给予有效的胸部保护，减轻胸部疼痛，必要时应用镇静或止痛药物。

（5）遵医嘱给予吸氧 2 ~ 4L/min，血压平稳后取半卧位。

（6）痰液黏稠不易咳出者，给予雾化吸入 2 ~ 4 次 1d，以促进痰液排出。

（7）保持室内适宜的温湿度，定时开窗通风。

（8）必要时配合医师行胸腔穿刺或胸腔闭式引流，解除积液和积气。

### （四）生活自理能力缺陷

1. 相关因素　①疼痛。②手术创伤。③活动耐力下降。④术后留置多根管道。

2. 临床表现　①自我进食缺陷。②沐浴自理缺陷。③穿衣自理缺陷。④如厕自理缺陷。⑤使用器具自理缺陷。

3. 护理措施　如下所述。

（1）评估患者自理缺陷的项目、程度、范围，制定生活护理计划，满足患者需求。

（2）做好与患者的沟通工作，解释说明加强自我护理对促进康复的意义，鼓励患者主动参与自理活动。

（3）与患者及家属共同讨论患者能够自理的范围、程度，制定自我护理计划，促进自理能力的恢复。

（4）妥善固定各引流管道，为患者活动提供方便。

（5）观察患者活动时有无呼吸困难、心悸、发绀等症状，掌握其自理能力的恢复情况及时给予帮助和支持。

**（五）潜在并发症——出血**

1. 相关因素　与手术创面大，患者凝血功能障碍或肿瘤破裂有关。

2. 临床表现　引流液呈血性、量多，患者烦躁不安、皮肤黏膜苍白、末梢湿冷、脉搏快而细数、血压下降、尿量减少等血容量不足的表现。

3. 护理措施　如下所述。

（1）观察胃肠减压引流液的颜色、性状及量，并做好 24h 总结。食管癌术后一般 6 ~ 12h 可从胃管内引流少量血性胃液，术后第一个 24h 引流量 100 ~ 200mL，术后 48h 引流量约 300mL，如引流大量血性液，应考虑有活动性出血，应减小负压吸引力，并及时报告医生，及时处理。

（2）观察胸腔闭式引流液的颜色、性状及量，并做好 24h 总结。食管癌术后一般 24h 引流量约为 500mL，如术后胸腔引流液突然增多，呈鲜红色，超过 200mL/h，且呈递增趋势，连续 3h，患者表现为面色苍白、表情淡漠、心率加快，应考虑胸腔内活动性出血可能，应立即报告医生，遵医嘱给予止血及补充血容量等措施，必要时做好开胸止血的准备。

（3）严密监测生命体征，观察神志、皮肤黏膜、末梢情况，发现异常及时处理。

（4）定时观察切口渗血情况。

（5）保持引流管通畅，定时挤压，防止血凝块阻塞管道，影响病情观察延误抢救时机。

（6）妥善固定胃管，每日检查胃管固定情况，防止因胃管压迫鼻腔黏膜引起损伤或出血。

**（六）潜在并发症——感染**

1. 相关因素　与手术创伤、呼吸道分泌物增加、使用侵入性插管、抵抗力降低、皮肤受损有关。

2. 临床表现　①体温升高。②脉搏增快。③白细胞计数升高。④引流液浑浊。⑤胸痛、胸闷。⑥乏力、食欲缺乏。⑦伤口感染可见脓性分泌物，局部红、肿、热、痛。

3. 护理措施　如下所述。

（1）密切观察体温的变化。

（2）指导患者注意保暖，预防感冒。

（3）指导协助患者进行有效的深呼吸及咳痰，彻底清除呼吸道分泌物，预防肺部感染。

（4）术前当日认真备皮，切勿损伤皮肤，预防切口感染。

（5）注意保持伤口敷料清洁、干燥、定期换药，观察切口愈合情况，发现感染迹象及时处理。

（6）保持胸腔闭式引流管通畅，防止阻塞；妥善固定，防止引流管口及衔接处脱落；水封瓶液面应低于胸腔 60cm 左右，搬动患者或更换胸腔闭式引流瓶时须夹闭胸管，防止引流液倒流引起逆行感染。胸腔闭式引流装置要求：密闭、通畅、无菌。其装置组成：水封瓶的橡皮盖上插有两根长短不一的玻璃管，长管插入瓶内，并没入水面下 2 ~ 3cm，上端接引流管排液或排气；短管一端通大气另一端插入引流瓶内 4 ~ 5cm，将引流的气体排出 。

目前临床上使用的一次性胸腔引流调压水封贮液瓶，由贮液仓、水封仓和调压仓三部分组成。

该装置优点有：①密闭性能好，能有效防止脱管、倒吸、使用方便，可悬挂于床边，易于转运患者。②贮液仓容量大、标有刻度，便于护士临床观察和记录引流液量。③引流瓶只需每周更换一次，减少了感染机会，同时也大大减少了护理工作量。

（7）引流管一旦滑出或脱管，应立即用凡士林纱布封闭伤口，再做进一步处理。

（8）严格掌握拔管指征，术后 48 ~ 72h，引流液 < 50mL/d，且颜色变淡，无渗血倾向时，即可拔除。拔管时嘱患者深吸气并屏住呼吸后快速拔除胸管，用无菌凡士林纱布覆盖伤口；拔管后应注意观察患者呼吸情况，有无胸痛、呼吸困难等症状，观察局部伤口有无渗血、渗液和漏气，并定时更换敷料直至伤口愈合。

（9）严格各项无菌操作，遵医嘱合理使用抗生素。

（10）提供高蛋白、高热量、高维生素营养支持，提高机体抵抗力。

### （七）潜在并发症——食管吻合口漏

1. 相关因素　与感染、营养不良、手术操作不当、过早进食有关。

2. 临床表现　①持续性的体温升高。②脉搏增快。③白细胞计数升高。④胸腔穿刺或胸腔引流液中可见浑浊、带臭味液体，混有食物残渣。⑤胸痛、胸闷、呼吸困难、频繁刺激性咳嗽。⑥听诊术侧肺呼吸音明显减弱或消失。⑦严重者出现黄疸、休克，甚至菌血症。

3. 护理措施　如下所述。

（1）保持持续有效的胃肠减压，充分引流胃内液体及气体，降低吻合口张力，促进吻合口愈合。

（2）妥善固定胃管，并在胃管出鼻尖处做好标记，防止脱出。一旦脱出，不可盲目插入，以免损伤吻合口。

（3）指导并监督患者按规定正确饮食或禁食：胃肠减压期间禁食水，做好口腔护理。胃肠功能恢复后可少量饮水，次日起进半量流质 3d，再改为全量流质 3d，然后给予半流饮食，2 周后可进软食。护士应注意观察患者进食后有无腹胀、腹痛、恶心、呕吐等不适。

（4）有颈部吻合口的患者避免过早采取半坐卧位，并限制颈部过早、过多活动。

（5）遵医嘱给予静脉高营养或空肠营养治疗，增加机体抵抗力。空肠营养的应用：以往食管癌术后肠外营养应用比较广泛，但目前食管癌术后早期肠内营养越来越受到人们的重视。具体方法：将十二指肠营养管的顶端插入胃管的第一个侧孔，并用丝线做两处固定，术前留置胃管同时经鼻孔将双管送进胃内，术中切除食管后，分离胃管和营养管，用弯卵圆钳送入幽门以下。

（6）遵医嘱给予抗感染治疗。

（7）严密观察生命体征，胸腔闭式引流液的颜色、性质及量，认真听取患者主诉，如出现胸部剧痛及全身中毒症状时，应及时报告，加强护理。

（8）一旦确诊发生吻合口漏，应及早作闭式引流，应用大剂量抗生素控制感染及输血、输液等全身支持治疗。同时停止口服，改经胃管或做空肠造瘘供给营养。

### （八）潜在并发症——胃动力障碍

1. 相关因素　①手术切除迷走神经引起胃动力减弱。②手术使胃提入胸腔，解剖位置发生变化。③手术创伤抑制胃液分泌。④电解质紊乱、营养不良。⑤不完全性机械性幽门梗阻。

2. 临床表现　①胸闷、气短。②上腹饱胀。③溢出性呕吐。④胃肠减压量 >500mL/d。⑤ X 线检查示胃内有较高液平面。⑥透视胸胃无蠕动或蠕动微弱。

3. 护理措施　如下所述。

（1）指导患者术后正确饮食，少量多餐，避免暴饮暴食，餐后保持半坐或站立位，并适当活动，借助重力加速胃排空。

（2）保持水、电解质平衡，避免电解质紊乱和营养不良等诱发因素；一旦出现胃动力障碍，应积极纠正水、电解质和酸碱紊乱。

（3）护士应注意观察患者进食后有无腹胀、腹痛、恶心、呕吐等不适，及时发现病情变化。

（4）及时禁食、水，留置胃管，充分胃肠减压，充分引流胃内液体及气体，解除胃潴留。

（5）加强营养，遵医嘱给予静脉高营养或空肠营养。

（6）遵医嘱给予胃动力药物的使用，如多潘立酮、甲氧氯普胺等以增强胃动力，促进胃排空。

### （九）潜在并发症——胃食管反流

1. 相关因素　与胃食管接合部解剖位置的改变、去神经化影响与体位不当有关。

2. 临床表现　①胃灼热。②进食后胸痛。③反胃。④间歇性吞咽困难（炎症刺激所致）。⑤食管外症状（咽炎、声嘶、呛咳、吸入性肺炎）。

3. 护理措施　如下所述。

（1）指导患者合理正确进食方法，少量多餐，忌食巧克力、咖啡等高脂、高糖饮食，戒烟，避免过量饮酒，餐后保持半坐或站. 立位，并适当活动，睡前 2 ~ 3h 勿进食，尽量采用低坡卧位（30° ）睡眠。

（2）遵医嘱使用制酸和胃动力药如雷尼替丁、西咪替丁、奥美拉唑等。

### （十）尿潴留

1. 相关因素　①全身麻醉的影响。②尿道损伤。③镇痛药物的使用。④排尿习惯的改变。⑤心理因素。

2. 临床表现　患者主诉下腹胀痛、排尿困难，体检见耻骨上膨隆，叩诊呈实音。

3. 护理措施　如下所述。

（1）做好心理护理，做好解释和安慰工作，解除患者的焦虑和不安。

（2）妥善留置尿管，避免损伤尿道引起排尿困难。

（3）术前 3d 进行床上排尿的训练，以免因排尿姿势不习惯而导致尿潴留。

（4）拔除尿管前，予夹闭尿管 4 ~ 6h，待膀胱充盈患者有尿意后开放，以训练膀胱收缩功能。

（5）病情许可的情况下应尽早拔除尿管，防止泌尿系统感染的发生，对留置导尿者应注意观察患者有无尿道口红、肿、痛、分泌物增多等感染的症状，发现异常，应及时处理。

（6）鼓励患者尽早床上活动或下床活动，对于不能下床者应协助患者抬高上身或采取坐位尽量以习惯的姿势进行排尿。

（7）对于术后使用镇痛泵的患者可适当延长留置尿管时间。

（8）注意私密性保护措施，为患者创造适合的排尿环境，消除患者窘迫和紧张情绪。

（9）热敷、按摩下腹部以放松肌肉，促进排尿。

（10）利用条件反射诱导排尿，让患者听流水声、温水冲洗会阴部诱导排尿。

（11）如采取各种方法仍不能排尿，应再次行导尿术。

### （十一）废用综合征

废用综合征是指机体感受到或可能感受到因不能活动造成的负面作用，个体处于或有可能处于身体系统发生退化或功能发生改变的状态。

1. 相关因素　手术使肋骨、胸骨、多处肌肉受损，手术创伤大，术后剧烈疼痛、疲乏无力，加上多根置管等因素造成患者体位和活动受限。

2. 临床表现　主要表现在术侧肩关节强直、手臂活动受限、压疮、肺不张、腹胀等。

3. 护理措施　如下所述。

（1）鼓励患者术后尽早床上活动或离床活动：早期活动有助于增加肺活量，改善呼吸功能，防止术后肺部并发症，促进肠蠕动，促进胃肠功能恢复，同时下床活动有助于全身肢体功能的锻炼，增强患者自信心，促进早日康复。

患者麻醉清醒后，生命体征平稳后给予半卧位，定时协助患者翻身，调整体位等适当的床上活动，术后第 1d 病情平稳即可指导患者进行抬臀、翻身或肩臂活动等床上运动；术后第 2d 可鼓励和协助患者床边活动，活动时应注意观察患者病情变化，若出现头晕、心慌、气急、出冷汗、面色苍白等情况，应立即停止活动，卧床休息，监测生命体征，做好相关处理。

（2）术侧手臂及肩部的活动：防止肩关节强直，预防肺不张。术侧手臂及肩膀的运动操：①手肘上举，将手肘靠近耳朵，固定肩关节将手臂伸直。②将手臂伸直由下往前向后伸展绕肩关节活动。③双手叉腰，将手肘尽量向肩关节靠拢。④将手臂高举到肩膀高度，将手肘弯成 90° ，旋转肩膀将手臂在前后划弧。⑤将手臂伸直，掌心向上，由旁往上划至头顶，然后再回复原来的位置。⑥将手术侧的手肘弯曲，手掌放在腹部，再用健侧手抓住手术侧手腕，拉离腹部划弧，并上举超过头顶，再回复原来的位置。

（3）鼓励患者自行进行日常活动，如刷牙、洗脸、梳头等。

### （十二）心理问题（焦虑、恐惧）

焦虑是指个体或群体处于对模糊的、不具体的威胁感到不安或忧虑及自主神经系统受到刺激的状态。

1. 相关因素　①预感到个体健康受到威胁，担心疼痛、担心疾病的预后。②创伤性的检查、手术对躯体的打击。③环境的改变。④基本生理需求得不到满足。⑤角色功能和角色转换不适应。

2. 临床表现　①生理方面，心率加快、血压增高、失眠、疲劳、虚弱、口干、肌肉紧张、疼痛、感觉异常、面色苍白或潮红。②心理方面，忧郁、恐惧、无助感、神经紧张、控制力差、易激动、没有耐心、哭泣、抱怨、不能面对现实。③认知方面，注意力不集中、缺乏对环境的认识。

3. 护理措施　如下所述。

（1）建立良好的护患关系，鼓励患者主动表达自己的内心感受或疑问，耐心解释，给予正确及时的心理疏导，减少和消除患者的不良情绪，以积极的心态接受治疗和护理。

（2）评估患者的焦虑程度，观察患者的言行举止，身心状态有无异常，如心率加快、血压增高、失眠、疲劳、面色苍白或潮红等，做好相应的护理措施。

（3）对于有焦虑的患者，鼓励其倾诉原因，对于有手术顾虑的患者，护士应详细介绍术前准备的内容、各项检查的目的、手术时间、麻醉的方式、术后恢复的进程及患者配合的注意事项等；请其他患者做现身说法教育，尽可能的消除患者的顾虑。

（4）组织患者进行适当的活动或采取松弛疗法，分散患者的注意力。

（5）为患者创造良好的休息治疗环境，向患者详细介绍病区环境、安排与积极乐观的病友同住，尊重患者，保持病室安静整洁、减少灯光、噪声、疼痛的刺激。

（6）告知家属产生焦虑的原因和表现，请患者家属共同参与，及时给予患者心理安慰和支持。

## 五、康复与健康教育

### （一）精神卫生指导

良好的心理状态可增强机体的抵御能力，疾病的康复与精神状态密切相关，术后应给予患者及时心理安慰，精神疏导，稳定患者情绪，有利于疾病的康复。

### （二）功能锻炼的指导

1. 呼吸功能的锻炼　让患者了解深呼吸及有效咳嗽的意义，指导患者进行有效咳嗽和咳痰，防止肺部并发症的发生。

2. 术后活动指导　使患者知晓早期活动的意义。术后第 1d 指导患者进行抬臀、翻身或肩臂活动等床上运动；术后第 2d 鼓励和协助患者床边活动，逐渐增加活动范围，指导患者做患侧上肢功能锻炼。

### （三）各引流管的指导

告知患者和家属各引流管的作用及注意事项，妥善固定的重要性及方法，防止管道扭曲、阻塞、脱落或过度牵拉；防止引流液倒流，保持引流管通畅。

（1）胃肠减压管是食管癌手术后最重要的管道，保持胃肠减压持续负压吸引有利于吻合口愈合，防止吻合口漏、感染，于术后 5 ~ 7d，胃肠蠕动恢复后拔除。

（2）十二指肠营养管可进行术后早期肠内营养的补充。早期肠内营养有助于维护肠黏膜结构和功能的完整性，防止肠源性感染的发生，迅速补充蛋白质及各种营养物质，可以部分或完全替代静脉输液和营养的补充，减少经济支出。营养管应妥善固定，避免打折，营养滴注液可选择无渣、低黏度液，以维持管道通畅。术后第 1d 滴注糖盐水 500mL；术后第 2d 开始滴注营养液首次给予 500mL，第 3d 加量至 1 000 ~ 1 500mL，第 4d 改为 1 500 ~ 2 000mL，滴注时要求由慢到快，嘱患者一旦有腹痛、腹胀、恶心呕吐等症状，应立即告知医护人员。

（3）胸腔闭式引流管的作用是引流胸腔内积液及积气，平衡胸膜腔内压力，有利于肺膨胀。保持胸腔引流管的密闭性，如发生脱管、引流瓶损坏等意外情况应及时报告医生。

### （四）饮食指导

胃管减压期间须绝对禁食，拔管后第 1d 可试饮水或糖水 50mL，1/2h；第 2d 予糖水或米汤 50mL，2h 一次；第 3 ~ 6d 予糖水或米汤每天递增 50mL 至每次 200mL，每次间隔 2h；第 7d 进半量流质饮食；若无发热、腹痛等不适次日进全量流质饮食；2d 后改半流质，若无不适术后 2 周后可进软食。由于食管癌手术术中切断迷走神经，使得胃张力下降，易造成腹胀及胃肠功能紊乱等症状。患者进食高蛋白、高热量、高维生素、易消化饮食，如鸡蛋、牛奶、新鲜水果、蔬菜等，禁吃坚硬、油炸、辛辣等刺激性食物，少量多餐，防止胃过度膨胀。进食后不宜马上卧床休息，应适当散步或保持半卧位，减少食物反流。

### （五）生活指导

生活规律，劳逸结合。注意饮食卫生，忌暴饮暴食。戒烟、酒，保持心情舒畅。

### （六）复查

术后患者均需定期复查，一般3月至6个月复查1次，并确定是否需要进行放疗、化疗、免疫等综合治疗。

## 第二节　胃癌护理

胃癌（carcinoma of stomach）在我国各种恶性肿瘤中居首位。年平均死亡率为25.53/10万，好发年龄在50岁以上，男女发病率之比为2 ∶ 1。

### 一、病因

胃癌的确切病因尚未完全清楚，目前认为与下列因素有关。

1. 地域环境与饮食因素　胃癌发病有明显的地域性差别。日本、俄罗斯、南非、智利等国家较北美、西欧、印度等国家发病率高；我国西北和东北部沿海地区胃癌的发病率较南方地区明显高。长期食用熏烤、盐腌食品的人群胃远端癌发病率高；食物中缺乏新鲜蔬菜和水果与发病也有一定关系。吸烟与发病也有一定关系。

2. 幽门螺杆菌感染　幽门螺杆菌（helicobacter pylori，HP）感染是引发胃癌的主要因素之一。我国胃癌高发区成人HP感染率在60%以上，较低发区成人HP感染率明显高。

3. 癌前病变　癌前条件是指一些增加胃癌发病危险性的良性胃疾病和病理改变，如胃息肉（尤其腺瘤）、慢性萎缩性胃炎及胃部分切除后的残胃。癌前病变是指容易发生癌变的胃黏膜病理组织学改变，并未达到恶性病变，是从良性上皮组织转变成癌过程中的交界性病理变化，如胃黏膜上皮的异形增生。

4. 遗传和基因　遗传与分子生物学研究显示，有血缘关系的胃癌患者的亲属其胃癌发病率比对照组高4倍。近期资料显示胃癌与癌基因、抑癌基因、凋亡相关基因及转移相关基因等改变有关。

### 二、临床表现

早期胃癌多无明显症状，少数患者有恶心、呕吐或类似溃疡病的上消化道症状，无特异性，故早期胃癌诊断率低。进展期胃癌最常见的临床症状是疼痛和体重减轻，患者常有明显的上消化道症状，如上腹部不适、进食后饱胀，因病情发展而上腹部疼痛加重，食欲减退、乏力、消瘦，部分患者伴恶心、呕吐。此外，因肿瘤的部位不同而有特殊表现。贲门胃底癌可有胸骨后疼痛和进行性吞咽困难，幽门附近的胃癌有幽门梗阻表现，肿瘤破坏血管后可有呕血、黑便等上消化道出血症状。晚期胃癌患者常出现贫血、消瘦、营养不良甚至恶病质等表现。

### 三、处理原则

早期胃癌无特异性症状，患者就诊率低。为提高早期胃癌诊断率，对于有胃癌家族史或既往有胃病史的人群定期检查。对于下列人群应作胃的相关检查：40岁以上有上消化道症状而无胆管疾病者；原因不明的消化道慢性失血者；短期内体重明显减轻，食欲不振者。临床常用检查方法包括：X线钡餐检查、纤维胃镜检查、腹部超声检查及螺旋CT与正电子发射成像检查。治疗方法以手术治疗为主的综合治疗。

1. 手术治疗　胃癌手术治疗可分为根治性手术和姑息性手术两类。

2. 其他治疗　如下所述。

（1）全身治疗：包括化疗、生物免疫治疗、中医中药治疗等。

（2）局部治疗：包括放疗、腹腔灌注疗法、动脉介入治疗等。化疗用于根治性手术的术前、术中和术后，可延长生存期。晚期胃癌应用适量化疗，可缓解癌肿的发展速度，改善症状，有一定的近期效果。可采用全身化疗、腹腔灌注化疗、动脉介入治疗等。

## 四、护理诊断及医护合作性问题

1. 恐惧 / 焦虑　与环境改变、担心手术及胃癌预后有关。
2. 疼痛　与癌症及手术创伤有关。
3. 营养失调：低于机体需要量与摄入不足及消耗增加有关。
4. 潜在并发症　出血、感染、吻合口破裂或瘘、术后梗阻、倾倒综合征等。

## 五、护理措施

### （一）术前护理

（1）一般护理：患者应少量多餐，进食高蛋白、高热量、富含维生素、易消化的食物。对于营养状态差的患者，术前应予以纠正，必要时静脉补充血浆或全血，以提高手术的耐受力。术前一日进流质饮食。

（2）协助患者做好术前各种检查及手术前常规准备。

（3）心理护理：根据患者情况做好安慰工作，真实而巧妙地回答患者提出的问题。解释相关的疾，病和手术的知识。

### （二）术后护理

1. 一般护理　如下所述。

（1）体位与活动：患者全身麻醉清醒后，血压平稳后取低半卧位。患者卧床期间，协助患者翻身。在病情允许，鼓励患者早期活动。

（2）禁食与营养：术后暂禁食，禁食期间，遵医嘱静脉补充液体，维持水、电解质平衡并提高必要营养素；准确记录 24h 出入水量，以便保证合理补液；若患者营养状况差或贫血，应补充血浆或全血。拔除胃管后由试验饮水或米汤，逐渐过渡到半量流质饮食、全量流质饮食、半流质饮食、软食至正常饮食。

2. 病情观察　监测生命体征，每 30min 1 次，病情平稳后延长间隔时间。

3. 胃管与引流管的护理　保持管道通畅，妥善固定胃肠减压管和引流管，防止脱出；观察并记录胃管和引流管引流液体的颜色、性质和量。

4. 疼痛护理　根据患者疼痛情况，适当应用止痛药物。

5. 并发症的观察和护理　胃手术后主要并发症包括：①出血。②胃排空障碍。③吻合口破裂或瘘。④十二指肠残端破裂。⑤术后梗阻。

## 六、健康教育

（1）向患者及家属讲解有关疾病康复知识，学会自我调节情绪，保持乐观态度，坚持综合治疗。

（2）指导患者饮食应定时定量，少量多餐，营养丰富，逐步过渡为正常饮食。少食腌、熏制食品，避免进食过冷、过硬、过烫、过辣及油煎炸的食物。

（3）告知患者注意休息、避免过劳，同时劝告患者放弃喝酒、吸烟等对身体有危害性的不良习惯。

（4）告知患者及家属有关手术后期可能出现的并发症的表现和预防措施。

（5）向患者及（或）家属讲解化疗的必要性和不良反应。

（6）定期门诊随访，若有不适及时就诊。

# 第三节　结肠癌护理

结肠癌（carcinoma of colon）是消化道常见的恶性肿瘤，以 41 ~ 65 岁发病率高。在我国近 20 年来尤其是在大城市，发病率明显上升，有多于直肠癌的趋势。而直肠癌的发病率基本稳定。

## 一、病因

结肠癌的发病因素目前尚未明了，根据流行病学调查和临床观察分析，可能与下列因素有关。

1. 饮食因素　结肠癌的发病与摄入过多的动物脂肪及动物蛋白质，缺乏新鲜蔬菜及含膳食纤维的食品有一定的相关性，加之缺乏适度的体力活动，导致肠道蠕动功能减弱，肠道菌群改变，使粪便通过肠道的速度减慢，致癌物质与肠黏膜接触时间延长；此外，过多摄入腌制食品可增加肠道中的致癌物质，诱发结肠癌；而维生素、微量元素及矿物质的缺乏均可能增加结肠癌的发病概率。

2. 遗传因素　遗传易感性在结肠癌的发病中具有重要地位，临床上 10% ~ 15% 的患者为遗传性结直肠肿瘤，如家族性腺瘤性息肉病（familial adenomatous polyposis，FAP）及遗传性非息肉性结肠癌。

3. 癌前病变　多数结肠癌来自腺瘤癌变，其中家族性息肉病和结肠绒毛状腺瘤癌变率最高，已被公认为癌前病变；而近年来结肠的某些慢性炎症改变，如溃疡性结肠炎、克罗恩病及血吸虫病肉芽肿与大肠癌的发生有密切关系，已被列为癌前病变。

## 二、病理生理和分型

1. 根据肿瘤的大体形态分型　如下所述。

（1）隆起型：肿瘤向肠腔内生长，呈结节状、菜花状或息肉样隆起，大的肿块表面易发生溃疡。好发于右半结肠，尤其是盲肠。

（2）溃疡型：肿瘤向肠壁深层生长且向四周浸润，中央形成较深的溃疡，溃疡基底部深达或超过肌层，是结肠癌常见的类型。

（3）浸润型：肿瘤沿肠壁环状浸润生长，局部肠壁增厚，易引起肠腔狭窄和肠梗阻。多发生于左半结肠，尤其是乙状结肠。

（4）胶样型：部分黏液腺癌的肿瘤组织可形成大量黏液，使得肿瘤剖面呈半透明的胶状，故称为胶样型。外形不一，既可呈隆起型，也可呈溃疡型，或表现为浸润性生长。

2. 组织学分型　显微镜下组织学常见分型：①腺癌：可进一步分为管状腺癌、乳头状腺癌、黏液腺癌、印戒细胞癌及未分化癌，其中管状腺癌为最多见的组织学类型；②腺鳞癌：肿瘤由腺癌细胞及鳞状细胞构成，分化程度为中度至低度。

3. 临床病理分期　国内一般应用我国 1984 年推出的 Dukes 改良分期方法，较为简单实用。

A 期：癌肿仅限于肠壁，未超出浆膜层。又分为三期：A1，癌肿侵及黏膜或黏膜下层；A2，癌肿侵及肠壁浅肌层；A3，癌肿侵及肠壁深肌层，但未达浆膜。

B 期：癌肿穿透肠壁浆膜或侵及肠壁浆膜外组织、器官，无淋巴结转移。

C 期：癌肿侵及肠壁任何一层，但有淋巴转移。可分为两期：C1，淋巴转移仅限于癌肿附近；C2，癌肿转移至系膜和系膜根部淋巴结。

D 期：有远处转移或腹腔转移或广泛侵及邻近脏器而无法切除者。

4. 扩散和转移方式　如下所述。

（1）直接浸润：癌细胞可向 3 个方向浸润生长，环状浸润、肠壁深层及沿纵轴浸润，穿透肠壁后即可侵犯周围的组织器官。

（2）淋巴转移：这是大肠癌最主要的转移途径。可沿结肠上淋巴结、结肠旁淋巴结、系膜周围的中间淋巴结和系膜根部的中央淋巴结依次转移。

（3）血行转移：癌肿向深层浸润后，常侵入肠系膜血管。常见为癌细胞沿门静脉转移至肝，甚至进入体循环向远处转移至肺，少数可侵犯脑或骨骼。

（4）种植转移：癌细胞穿透肠壁后，脱落的癌细胞可种植在腹膜和腹腔其他器官表面，以盆腔底部、直肠前陷窝最常见。

当发生广泛腹腔转移时，可形成腹腔积液，多为血性，并可在腹腔积液中找到癌细胞。

## 三、临床表现

结肠癌早期常无明显特异性表现，容易被忽视。常可出现下列表现：

1. 排便习惯与粪便性状的改变　常为最早出现的症状，多表现为大便次数增多、大便不成形或稀便；当出现不全肠梗阻时，可表现为腹泻与便秘交替出现；由于癌肿表面已发生溃疡、出血及感染，所以患者常表现为便中带血、脓性或黏液性粪便。

2. 腹痛　也是早期常见的症状之一。腹部疼痛部位不确定，亦不剧烈，多表现为慢性隐痛或仅为腹部不适或腹部胀痛，易被忽视。当癌肿穿透肠壁引起局部炎症时，具有定位压痛及包块，腹痛常较明显；出现肠梗阻时，腹痛加重或阵发性腹部绞痛。

3. 腹部肿块　以右半结肠癌多见。肿块大多坚硬，位于横结肠或乙状结肠的癌肿可有一定活动度。若癌肿穿透肠壁并发感染，可表现为固定压痛的肿块。

4. 肠梗阻　多为结肠癌的中晚期症状。一般表现为慢性低位不全性肠梗阻，主要表现是腹胀和便秘，腹部胀痛或阵发性绞痛，进食后症状加重。当发生完全梗阻时，症状加剧，部分患者出现呕吐，呕吐物为粪样物。

5. 全身症状　由于患者长期慢性失血，癌肿表面溃烂、感染、毒素吸收等，可出现贫血、消瘦、乏力、低热等全身性表现。病情晚期可出现肝大、黄疸、腹腔积液及恶病质表现等。由于结肠癌的部位不同，临床表现也有区别。一般右半结肠癌多以肿块型伴溃疡为主，临床上以全身症状如贫血、消瘦、全身乏力及腹部包块为主；左半结肠癌多以浸润型为主，极易引起肠腔环形狭窄，因此左半结肠癌以肠梗阻、便秘、腹泻、便血等症状为显著。

## 四、实验室及其他检查

1. 实验室检查　如下所述。

（1）粪潜血试验：高危人群的初筛方法及普查手段，对结果呈阳性者进一步检查，可帮助及时发现早期病变。

（2）肿瘤标记物检查：癌胚抗原测定对结肠癌的诊断和术后监测较有意义，主要用于监测结肠癌的复发。

2. 影像学检查　如下所述。

（1）X 线钡剂灌肠或气钡双重对比造影检查：是结肠癌的重要检查方法。可观察到结肠壁僵硬、皱襞消失、存在充盈缺损及龛影。

（2）B 超和 CT 检查：有助于了解腹部肿块、腹腔内肿大淋巴结及有无肝转移等。

3. 内镜检查　包括直肠镜、乙状结肠镜或纤维结肠镜检查，可观察病灶的部位、大小、形态、肠腔狭窄的程度等，并可在直视下取活组织做病理学检查，以明确诊断。是诊断大肠癌最有效、最可靠的方法。

## 五、治疗要点

治疗原则是以手术切除为主，同时配合化学治疗、放射治疗等方法的综合治疗。

1. 手术治疗　手术方式的选择应综合考虑癌肿的部位、范围、大小、活动度及细胞分化程度等因素。

（1）根治性手术

①结肠癌根治术：切除范围包括癌肿在内的两端肠管，一般要求距肿瘤边缘 10cm，以及所属系膜和区域淋巴结。a. 右半结肠切除术：适用于盲肠、升结肠、结肠肝曲癌。对于盲肠和升结肠癌，切除范围包括 10 ~ 20cm 的回肠末段、盲肠、升结肠、右半横结肠和大网膜，以及相应的系膜、淋巴结，做回肠与横结肠端端或端侧吻合。对于结肠肝曲的癌肿，除上述范围外，须切除横结肠和胃网膜右动脉组的淋巴结。b. 横结肠切除术：适用于横结肠中部癌。切除范围包括全部横结肠、部分升结肠、降结肠及其系膜、血管、淋巴结和大网膜，行升结肠和降结肠端端吻合。c. 左半结肠切除术：适用于结肠脾曲癌、

降结肠癌和乙状结肠癌。切除范围包括左半横结肠、降结肠、乙状结肠及其所属系膜、左半大网膜和淋巴结。d. 单纯乙状结肠切除术：适用于乙状结肠癌，若癌肿小，位于乙状结肠中部，而且乙状结肠较长者，同时切除所属系膜及淋巴结，做结肠、直肠端端吻合术。

②经腹腔镜行结肠癌根治术：腹腔镜手术可减小创伤，减轻患者痛苦，减少术后并发症，从而加快患者康复，且有与传统手术方式相同的疗效，现已逐步在临床推广应用。

（2）结肠癌并发急性肠梗阻的手术：需在进行胃肠减压、纠正水和电解质紊乱以及酸碱平衡失调等积极术前准备后行急诊手术，解除梗阻。若为右半结肠癌可行一期切除；如患者全身情况差，则先作肿瘤切除、盲肠造口或短路手术以解除梗阻，待病情稳定后行二期根治性切除手术。若为左半结肠癌并发急性肠梗阻时，一般应在梗阻部位的近侧作横结肠造口，在肠道充分准备的条件下，再二期手术行根治性切除。

（3）姑息性手术：适用于局部癌肿尚能切除，但已有广泛转移，不能根治的晚期结肠癌病例，可根据患者全身情况和局部病变程度，作癌肿所在肠段局部切除及肠吻合术。晚期局部癌肿已不能切除时，为解除梗阻，可将梗阻近端肠管与远端肠管做端侧或侧侧吻合术，或梗阻近端做结肠造口。

2. 非手术治疗

（1）化学治疗：这是结肠癌综合治疗的一部分，也是根治术后的辅助治疗。术前化疗有助于缩小原发灶，使肿瘤降期，降低术后转移发生率，但不适用于Ⅰ期结肠癌；术后化疗则有助于控制体内潜在的血行转移，可提高5年生存率。目前多采用以5–氟尿嘧啶为基础的联合化疗方案。

（2）放射治疗：术前放疗可缩小癌肿体积、降低癌细胞活力及淋巴结转移，使原本无法手术的癌肿得以手术治疗，提高手术切除率及生存率，降低术后复发率。术后放疗仅适用于晚期癌肿、手术无法根治或局部复发的患者。

（3）中医中药治疗：应用补益脾肾、调理脏腑、清肠解毒、扶正的中药制剂。

（4）其他治疗：有基因治疗、导向治疗、免疫治疗等，但尚处于探索阶段。

## 六、常见护理诊断／问题

1. 焦虑、恐惧　与患者对癌症治疗缺乏信心，担心治疗效果及预后有关。

2. 营养失调　低于机体需要量与恶性肿瘤高代谢及手术后禁食有关。

3. 知识缺乏　对诊断性检查认识不足，对术前肠道准备及术后注意事项（卧位、活动、饮食等）缺乏了解，缺乏大肠癌综合治疗、护理等方面的知识。

4. 潜在并发症　切口感染、吻合口瘘、肠粘连等。

## 七、护理措施

1. 术前护理　如下所述。

（1）心理护理：结肠癌患者对治疗及预后往往存在诸多顾虑，对疾病的康复缺乏信心。因此，术前应了解患者对疾病的认知程度，鼓励患者诉说自己的感受，暴露自己的心理，耐心倾听其因疾病所致的恐惧和顾虑。根据患者的心理承受能力，与家属协商寻求合适时机帮助其尽快面对疾病，介绍疾病的康复知识和治疗进展以及手术治疗的必要性，使其树立战胜疾病的信心，能积极配合治疗和护理。

（2）营养支持：术前鼓励患者进食高蛋白、高热量、高维生素易消化的少渣饮食，如鱼、蛋、瘦肉及乳制品等，根据患者的饮食习惯制定合理的食谱，保障患者的饮食营养供给。必要时，根据医嘱给予少量多次输血、白蛋白等，以纠正贫血和低蛋白血症。若患者出现明显脱水及急性肠梗阻，应及早给予静脉补液，纠正体内水、电解质紊乱及酸碱平衡失调，提高其对手术的耐受力。

（3）肠道准备：充足的肠道准备可以减少或避免术中污染，防止术后腹腔和切口感染，增加手术的成功率。具体做法包括以下几个方面：

①饮食准备：a. 传统饮食准备：术前3日进少渣半流质饮食，如稀粥、面片汤等，术前1～2日起进无渣流质饮食，并给予番泻叶6g泡茶或蓖麻油30mL饮用，每日上午1次，以软化粪便促进排出。

具体做法应视患者有无长期便秘及肠道梗阻等情况而定。b. 肠内营养：一般术前3天开始口服要素膳，每天4～6次，至术前12小时。要素膳的主要特点是化学成分明确，无须消化、可直接被胃肠道吸收利用、无渣。此种方法既可满足患者机体的营养需求，又可减少肠道粪渣形成，同时有利于肠黏膜的增生、修复，保护肠道黏膜屏障，避免术后因肠道细菌移位引发肠源性感染等并发症。

②肠道清洁：肠道清洁一般在术前1日进行，现临床上多采用全肠道灌洗法，若患者年老体弱无法耐受或灌洗不充分时，可考虑配合洗肠。

导泻法：a. 高渗性导泻：常用制剂有甘露醇、硫酸镁等。主要利用其在肠道几乎不被吸收，口服后使肠腔内渗透压升高，吸收肠壁水分，使肠腔内容物剧增，肠蠕动增加，从而达到导泻的目的。因此，口服高渗性制剂后，一定要在1～2小时内饮水1 500～2 000mL，以达到清洁肠道的效果，否则易导致血容量不足。使用过程中要注意对年老体弱、心肾功能不全和肠梗阻者禁用。b. 等渗性导泻：临床常用复方聚乙二醇电解质散溶液。聚乙二醇是一种等渗、非吸收性、非爆炸性液体，通过分子中的氢键与肠腔内水分子结合，增加粪便含水量及灌洗液的渗透浓度，刺激小肠蠕动增加，导致腹泻。

灌肠法：可用1%～2%肥皂水、磷酸钠灌肠剂、甘油灌肠剂及等渗盐水等。其中肥皂水灌肠由于护理工作量大、效果差、易导致肠黏膜充血等，已逐渐被其他方法取代，或采用洗肠机洗肠。

③口服肠道抗菌药物：多采用不能被肠道吸收的药物，如新霉素、甲硝唑等，抑制肠道细菌，预防术后并发症。同时因控制饮食及服用肠道抗菌药，使维生素K的合成和吸收减少，需补充维生素K。

（4）做好健康宣教及术前常规准备。

2. 术后护理

（1）病情观察：术后严密观察生命体征变化，早期每半小时测量一次血压、脉搏、呼吸，待病情稳定后改为每1～2小时监测一次或根据医嘱给予心电监护，术后24小时病情平稳后可延长间隔时间。

（2）体位与活动：清醒血压平稳后改半卧位，以利腹腔引流。术后早期，鼓励患者可在床上多翻身、活动四肢；2～3天后病情许可的情况下，协助患者下床活动，以促进肠蠕动的恢复，减轻腹胀，避免肠粘连及下肢静脉血栓的形成。

（3）引流管的护理：首先要保持各引流管通畅，防止受压、扭曲、堵塞，严密观察引流液的颜色、性质及量并详细记录，发现异常及时通知医师。

（4）做好基础护理：禁食期间口腔护理、雾化吸入每日2次，会阴护理每日1～2次，每1～2小时协助患者翻身拍背一次，防止并发症发生。

（5）饮食与营养

①传统方法：禁食期间，根据医嘱给予静脉补充水、电解质及营养物质。术后48～72小时待肠功能恢复，肛门排气，拔除胃管后方可进食，先流质饮食，若无不良反应，改为半流食，术后1周可进少渣饮食，2周左右可进软食，继而普食，应给予高热量、高蛋白、丰富维生素、低渣的食物。

②肠内营养：大量研究表明，术后早期（术后24小时）开始应用肠内营养支持，对改善患者的全身营养状况、维持胃肠道屏障结构和功能、促进肠功能恢复、增加机体的免疫功能、促进伤口及吻合口的愈合等均有益处。应根据患者个体情况，合理制定营养支持方案。

（6）术后并发症的观察、预防及护理

①切口感染：术后监测患者体温变化及切口局部情况，如术后3～5日体温不但不降反而升高，局部切口疼痛、红肿，应警惕切口感染，要及时通知医生并协助处理。预防及处理：保持切口周围清洁、干燥，换药时严格无菌操作，敷料浸湿后应及时更换；根据医嘱预防性应用抗生素；若有感染发生，则应开放伤口，彻底清创，定时换药直至愈合。

②吻合口瘘：术后严密观察患者有无腹痛、腹膜炎、腹腔脓肿等吻合口瘘的表现。预防及处理：积极改善患者营养状况；术后7～10天内禁忌灌肠，以避免刺激手术切口和影响吻合口的愈合；一旦发生，应立即报告医生并协助处理，包括禁食、胃肠减压、腹腔灌洗和引流，同时给予肠外营养支持。必要时做好急诊手术准备。

## 八、健康指导

1. 疾病预防　定期进行体格检查，包括粪潜血试验、肠道内镜检查等，做到早发现、早诊断、早治疗；积极预防和治疗结肠的各种慢性炎症及癌前病变，如结肠息肉、腺瘤、溃疡性结肠炎等；警惕家族性腺瘤性息肉病、遗传性非息肉病性结肠癌；保持饮食卫生，防止肠道感染；避免可诱发结肠癌的因素，多进食新鲜蔬菜、水果等多纤维素饮食，减少食物中的脂肪摄入量。

2. 活动　参加适量体育锻炼，注意劳逸结合，保持良好的体质，以利于手术及术后恢复，预防并发症的发生。

3. 环境与健康　建议患者戒烟，讲述吸烟对自己和他人的危害，保持环境空气清新。

4. 复查每 3 ~ 6 个月定期门诊复查，行放、化疗的患者，要定期检查血常规，当出现血白细胞和血小板计数减少时，应暂停放、化疗。

# 第九章　骨科疾病护理

## 第一节　前臂骨折

前臂骨骼由尺桡两骨组成，尺骨上端为构成肘关节的重要组成部分，桡骨下端为构成腕关节的重要组成部分，根据骨折部位不同可分为桡骨干骨折、尺骨干骨折、尺桡骨干双骨折、孟氏骨折和盖氏骨折等。直接暴力和间接暴力均可造成骨折，按骨折的稳定性分为稳定型骨折和不稳定型骨折。伤后前臂肿胀、疼痛，活动受限，可出现成角畸形，被动活动时疼痛加剧。前臂局部有压痛，骨折有移位时，可触及骨折端，并可扪及骨擦感和骨折处的异常活动。绞扎扭伤软组织损伤常很严重，常有皮肤挫裂、撕脱，肌肉、肌腱常有断裂，也易于合并神经、血管损伤。

对于无移位的骨折，闭合复位多能成功，采用小夹板或石膏夹板外固定即可，但应注意复查骨折是否发生移位。如整复后骨折不稳定，则行经皮穿针内固定；对少数闭合复位失败、开放性骨折或合并血管神经损伤，则宜行切开复位内固定。

专科护理：

1. 病情观察　主要警惕前臂骨筋膜室综合征的发生，尺骨、桡骨骨干双骨折损伤范围较大，前臂高度肿胀或外固定过紧时，可以引起前臂骨筋膜室综合征。应严密观察患肢疼痛与肿胀的程度，手指的颜色、皮温、感觉及运动的变化，有无患肢的被动牵拉痛，如患者出现剧烈疼痛、皮肤苍白或发绀、肌肉麻痹、感觉异常和桡动脉搏动减弱或消失等症状，应立即拆除一切外固定，及时报告医生予以处理。

2. 体位护理　站立或坐位时肘关节屈曲 90°，前臂旋前中立位，绷带或三角巾悬挂胸前。卧床时适当抬高患肢，可伸直肘关节，患肢垫枕与躯干平行，在不影响治疗的前提下保持舒适度，以促进静脉回流，减轻肿胀。

3. 功能锻炼

（1）第一阶段：复位固定后 1 ~ 2 周。于复位固定后即可开始，练习上臂、前臂肌肉的舒缩活动，用力握拳，充分屈伸拇指、对指、对掌；站立时前臂用三角巾悬吊于胸前，做肩前、后、左、右摆动及水平方向的绕圈运动；第 4 天开始用健肢帮助患肢做肩前上举、侧上举及后伸动作；第 7 天增加患肢肩部主动屈伸、内收、外展运动及手指的抗阻练习，可以捏橡皮泥、拉橡皮筋或弹簧等。每个动作重复 10 次，每日 3 ~ 4 次。

（2）第二阶段：复位固定 2 周后至去除外固定前。除继续前期锻炼外，开始进行肩、肘、腕各关节活动，用橡皮筋带做阻力，做肩前屈、后伸、外展、内收运动，肘关节屈伸、腕关节背伸活动，每个动作重复 10 次，每日 3 ~ 4 次，频率和范围可逐渐增加，以患者能够承受为度，但禁忌做前臂旋转活动。4 周后增做用手推墙的动作，增加两骨折端之间的纵向挤压力，每日 10 ~ 20 次。

（3）第三阶段：外固定除去后。继续前期锻炼并用橡皮筋做抗阻力的肩前伸、后伸、外展、内收运动，阻力置于肘以上部位；逐步增加前臂旋前、旋后的主动、被动练习；腕关节屈伸运动，可采用两手掌相对指尖向上或手掌放于桌面健手压于患手之上练习腕背伸，两手背相对指尖向下练习腕掌屈；手指的抗阻练习，可以捏握力器、拉橡皮筋等；每个动作重复 10 次，每日 3 ~ 4 次。此外，还可增加如捏橡皮泥、玩积木、洗漱、进餐、穿脱衣服、上厕所、沐浴等练习，以训练患肢灵活性和协调性。

4. 常见护理问题

（1）骨筋膜室综合征：为前臂损伤患者的早期严重并发症，应严密观察患肢疼痛与肿胀程度，手指的颜色、皮温、感觉及运动的变化，有无患指的被动牵拉痛，警惕前臂的骨筋膜室综合征。如出现剧烈疼痛，一般止痛剂不能缓解，苍白或发绀，肌肉麻痹，感觉异常和无脉等症状，应立即拆除一切外固定，即使有可能使复位的骨折再移位也应如此，以免出现更严重的并发症——前臂缺血性肌挛缩，使病情不可逆转，并及时报告医生进一步处理。

（2）腕关节强直：向患者解释功能锻炼的意义，参照本节功能锻炼方法，指导患者进行正确的功能锻炼。

5. 出院指导

（1）保持好患肢体位和固定，确保骨伤顺利康复。

（2）强调功能锻炼的意义：前臂具有旋转功能，骨折后会造成手的协调性及灵活性丧失，给生活带来不便，患者易产生焦虑和烦躁情绪。应向患者解释，强调功能锻炼对功能恢复的重大影响，以调动患者的主观能动性，主动参与治疗和护理的活动。

（3）按本节上述锻炼计划进行功能锻炼，最大限度地恢复患肢功能，重点防止腕关节强直的发生。功能锻炼的时间要比骨折愈合的时间长，使患者有充分的思想准备，做到持之以恒。

## 第二节　肘部损伤

肘关节是仅有一个关节腔的关节，具有 2 种不同的功能，旋前、旋后运动发生在上尺桡关节；屈曲和伸直发生在肱桡和肱尺关节。肘关节有 3 个显而易见的标志，它们是尺骨的鹰嘴突、肱骨内上髁和外上髁。肘关节周围有肱动脉、肱静脉及正中神经、桡神经、尺神经通过，故骨折时易于受到损伤。常见的肘部损伤有肱骨髁上骨折、肱骨外髁骨折、肱骨内上髁骨折、肱骨髁间骨折、尺骨鹰嘴骨折、肘关节脱位等。肘部损伤后临床表现为疼痛，肿胀明显，皮下青紫瘀斑，肘关节呈畸形、活动受限，轻微活动肘部即有明显骨擦感，严重者可出现多处张力性水疱，如合并血管神经损伤可出现相应临床表现。

肘部损伤的主要治疗方法包括保守疗法即手法整复外固定、骨牵引；手术疗法即切开复位或微创复位内固定。

专科护理：

1. 病情观察

（1）警惕血管神经损伤

①受伤后，注意观察患肢远端桡动脉搏动、腕和手指的感觉、活动、温度、颜色。如出现皮肤发绀，甚至苍白、温度变低、肢体发凉、桡动脉搏动减弱或消失，此时应立即报告医生及时处理。

②肢体发生剧烈疼痛，皮肤感觉很快减退或消失时，肌肉易发生瘫痪，应特别注意。有时需注意，虽在远端可触及动脉搏动但并不能排除动脉损伤，一定要与健侧对比。如发现异常情况，应及时处理。

③注意手部及手指的皮肤感觉和运动情况：如出现手背桡侧或尺侧皮肤感觉减退、麻木，手指活动受限等异常情况，请及时告知医生，以免延误治疗。

（2）警惕前臂缺血性肌挛缩：当患肢出现以下症状或异常感觉时，一定及时妥善处理，避免造成不可逆转的严重后果。①疼痛呈进行性加重，常较剧烈。②前臂皮肤红肿，压痛严重，张力大，手指苍白、发绀和发凉。③感觉异常。④桡动脉搏动细弱或消失。⑤手指常处于半屈曲状，有被动牵拉痛，即被动伸指时前臂疼痛加重。

2. 体位护理

行长臂石膏托固定后，平卧时患肢垫枕与躯干平行，离床活动时，用吊带或三角巾悬吊前臂于胸前。行尺骨鹰嘴持续骨牵引治疗时，应取平卧位，患侧上臂稍离床面，以保持牵引的有效性。

（1）肱骨髁上骨折：①无移位骨折：站立位时，患肢屈肘 90° 位，颈腕带悬吊。②有移位骨折：手法复位外固定后，伸直型骨折肘关节屈曲约 90° 位，屈曲型骨折肘关节屈曲约 40° ～ 60° 位，悬吊前臂于胸前；经皮穿针内固定术后，石膏托固定，屈肘 90° 位，颈腕带悬吊。

（2）肱骨外髁及尺骨鹰嘴骨折体位应保持在屈肘 90° 位前臂旋后位（掌心向上）。

（3）肱骨内上髁骨折、肱骨髁间骨折等体位保持在 90° 位，前臂中立位或旋前位（掌心向下）。

（4）脱位：①肘关节后脱位：复位后用长臂石膏托固定肘关节屈曲 90° 位，三角巾悬吊 2 ~ 3 周。②肘关节前脱位：复位后肘关节屈曲 45° 位，石膏托固定，三角巾悬吊 2 ~ 3 周。③陈旧性肘关节脱位：牵引加手法复位后，石膏托固定肘关节屈曲 90° 位，三角巾悬吊。

3. 功能锻炼

（1）第一阶段：损伤复位外固定期内。初期骨折及整复固定或手术当天麻醉消失后即可进行肩关节旋转、耸肩、腕关节屈伸及手部的抓空握拳等增力活动，同时，用力做关节不动的静力肌收缩，静力肌收缩每次需坚持到 15 秒以上或感觉疲劳，然后放松，如此反复练习，每小时锻炼 3 ~ 5 分钟。进行肩关节旋转运动时，先用健肢手托扶患肢肘部，顺应患肢肩关节做旋转活动。进行耸肩、腕关节屈伸及手部的功能锻炼时，健肢可与患肢同时进行锻炼。可根据个人承受能力每个动作重复 10 ~ 20 次，每天练习 3 ~ 4 次。

（2）第二阶段：外固定去除以后，开始做肘关节主动屈伸练习，可用健手托扶患肘，鼓励患者主动尽力屈伸肘关节，活动度由小到大，感觉疲劳可适当休息后继续练习。如患者主动锻炼困难，应帮助或指导陪护者协助患者进行被动锻炼：一手妥善托扶固定患肘，一手握住患肢腕部，缓和用力屈伸患肘，尽量屈伸到患者所能承受的最大角度，禁止暴力被动屈伸活动，避免骨化性肌炎的发生。每次活动 20 次，每日 3 ~ 4 次，以患者能够承受为度。

（3）10 岁以下小儿，功能锻炼时应有家人陪同，家人需了解功能锻炼的意义及方法，以协助和指导患儿在出院后进行功能锻炼。

（4）各种类型的骨折锻炼方法有不同的要求，应遵从医嘱。

4. 常见护理问题

（1）骨化性肌炎：肘关节周围是骨化性肌炎的好发部位，是肘部损伤的严重并发症之一，在肘部损伤中发生率约为 3%。因此功能锻炼过程中应注意严格按医嘱进行功能锻炼，避免粗暴的被动屈伸、牵拉及按摩组织损伤部位。骨化性肌炎发生后，在初期要适当制动，在无痛情况下主动练习关节活动，必要时行手术和放射治疗。

（2）肘内翻畸形：肱骨髁上骨折是该并发症常见的原因，其临床表现为儿童时期肘关节无明显症状，外观较差；青少年时期亦很少发生疼痛，当关节逐渐发生退行性改变，疼痛逐渐加重。其预防措施主要是维持好整复或手术后固定位置，即石膏夹或铁丝托外固定，屈肘 90°，前臂中立位。

（3）迟发性尺神经炎：当感觉手的尺侧麻木不适、疼痛，手指做精细动作不灵便时，应及时就诊，以便得到及时治疗，治疗越早，恢复的也越快越完全。

5. 出院指导

（1）保持休息与活动时的体位要求，注意维持外固定位置，未经医生允许切勿私自松动去除外固定物，避免并发症及不利于骨折愈合的情况发生。

（2）继续加强功能锻炼，具体办法可参照住院期间功能锻炼指导。患儿应由家长督促按锻炼计划进行功能锻炼，最大限度地恢复患肢功能。

## 第三节　肱骨干骨折

肱骨干骨折一般系指肱骨外科颈以下 1 ~ 2cm 至肱骨髁上 2cm 之间的骨折。根据骨折部位不同，可分为上 1/3 骨折、中 1/3 骨折和下 1/3 骨折。肱骨干骨折后出现局部疼痛，肿胀明显，上臂有短缩或成角畸形，活动功能丧失。查体：局部压痛，移动患肢和手法检查时可闻及骨擦音。肱骨中、下 1/3 骨折常易合并桡神经损伤，出现垂腕畸形，掌指关节不能伸直，拇指不能外展，手背一、二掌骨间（虎口区）皮肤感觉减退或消失。此外肱骨干骨折有时也伤及由上臂经过的肱动脉、肱静脉、正中神经和尺神经。

肱骨干骨折主要治疗方法包括保守疗法即手法整复外固定；手术疗法即切开复位或微创复位内固定。

1. 病情观察

（1）警惕神经损伤：如患肢出现垂腕畸形，伸拇及伸掌指关节功能障碍，手背桡侧感觉减退或消失，则提示伴有桡神经损伤，应及时报告医生给予处理。

（2）警惕血管损伤：严密观察骨折局部情况及患肢桡动脉搏动、手指活动、毛细血管反应、皮肤感觉等情况，特别是肱骨中、下 1/3 骨折尤应注意。使用夹板或石膏固定后，外固定松紧度应适宜，如出现肢体末端高度肿胀、指端发绀发凉、疼痛剧烈等，应及时报告医生给予处理，防止血液循环障碍导致局部坏死。

（3）警惕感染：术后注意观察伤口渗血情况，针孔或刀口保持清洁干燥，除严格无菌操作和及时合理应用抗生素外还应保持床单位及个人卫生。合理饮食调配以增强机体抵抗力，预防针孔或刀口感染。

（4）警惕压迫性溃疡：如石膏或夹板内出现剧烈疼痛或跳痛、针刺样痛，应考虑局部受压过度，及时报告医生早期处理，防止发生压迫性溃疡。

2. 体位护理　“U”形石膏托或夹板固定后平卧位时，患侧肢体用枕垫起与躯干同高，保持患肢曲肘 90°，前臂中立位，掌心贴腹放置，以保证复位后的骨折断端不移位。内固定术后使用外展架固定者，以半卧位为宜；平卧位时，可于患肢下垫一软枕，使之与躯体平行，以减轻肿胀；坐位或站立、行走时将前臂用颈腕带或三角巾悬吊于胸前；严重肿胀者卧床时用垫枕抬高患肢高于心脏水平，以利于肿胀消退。

3. 功能锻炼

（1）第一阶段：1 ~ 2 周。复位固定后及手术麻醉消退即开始练习耸肩、握拳及腕关节活动，握拳时要用力伸握，并做上臂肌肉的主动舒缩练习，保持正常肌肉紧张，每小时练习 3 ~ 5 分钟，练习强度和频率以不感到疼痛和疲劳为度，禁止做上臂旋转活动。

（2）第二阶段：3 ~ 4 周后。开始练习肩、肘关节活动：健侧手握住患侧腕部，使患肢向前伸展再屈肘后伸上臂及耸肩等动作，每日 3 ~ 4 次，每次 5 ~ 10 下，活动范围、频率应逐渐增大。

（3）第三阶段：5 ~ 6 周。①继续中期的功能锻炼。②局部软组织已恢复正常，肌肉坚强有力，骨痂接近成熟，骨折断端已相当稳定。此期可根据骨折愈合情况，因人而异，扩大活动范围由小到大，次数由少到多。③双臂上举：两手置于胸前，十指相扣，掌心向外，先屈肘 90°，用健肢带动患肢伸直肘关节，双上臂同时上举，再慢慢放回原处，如此反复，每天 3 ~ 4 次，每次 10 下。④旋转肩关节：身体向患侧倾斜，屈肘 90°，使上臂与地面垂直，以健侧手握患侧腕部做肩关节旋转动作（即画圆圈动作）。

（4）第四阶段：6 ~ 8 周。在前期锻炼的基础上进行以下锻炼：①举臂摸头（肩外展外旋运动）：上臂外展、外旋，用手摸自己的头枕部。②反臂摸腰：患肢上臂外展，内旋、屈肘、后伸，用手指背侧触摸腰部。③大小云手：左上肢屈肘，前臂置于胸前，掌心向下；右侧上肢伸直，外展于体侧，掌心向下，双上肢向外上方经外下方再向内划弧圈，还至原处，如此循环往复。此方可使肩、肘、腰、腿、颈部均得到锻炼，并配合药物熏洗、按摩、使肩、肘关节活动功能早日恢复。每日早晚各 1 次，每次 5 ~ 10 分钟。

4. 出院指导

（1）保持休息与活动时的体位要求。

（2）继续进行功能锻炼，骨折 4 周内，严禁做上臂旋转活动，外固定解除后，逐步达到生活自理。

（3）伴有桡神经损伤者，遵医嘱口服营养神经药物并配合理疗 1 ~ 2 个月。

## 第四节　肩部损伤

肩部周围损伤包括肩胛骨骨折、锁骨骨折、肱骨上端骨骺分离、肱骨外科颈及大结节撕脱骨折等。肩部损伤后局部疼痛、肿胀，肩关节活动障碍，患肩不能抬举，活动时疼痛加重，患者常用健手扶托患肢前臂，头倾向患侧以缓解疼痛症状。严重肩胛骨骨折时，深呼吸会引起肩背部疼痛，因血肿的血液渗入肩袖旋转肌群的肌腹，可引起肌肉痉挛和疼痛，待出血吸收后疼痛减轻，肩部运动逐渐恢复。其中，肱骨上端骨骺分离的表现，取决于患儿伤后骨折严重程度，肩关节避痛性活动受限，一些大龄儿童的稳定型骨骺分离或青枝骨折可能仅有疼痛和轻压痛，甚至可有一定范围的主动活动；肱骨外科颈及大结节撕脱骨折上臂内侧可见瘀斑，合并肩关节脱位者，会同时出现方肩畸形，有时合并血管、神经损伤。

肩部损伤的主要治疗方法包括保守疗法即手法整复外固定；手术疗法即切开复位或微创复位内固定。

专科护理：

1. 病情观察

（1）警惕血管神经损伤：严密观察损伤局部情况及患肢桡动脉搏动、手指活动、远端毛细血管反应、皮肤颜色及感觉等情况。应注意观察腋窝肿胀是否明显，如出现肢体肿胀非常明显、皮温下降、肤色苍白、桡动脉搏动弱，必须立即报告医生，以便及时处理。开放性骨折应注意观察伤口渗血情况，如有大量持续渗血应及时报告医生。

（2）警惕骨折合并其他并发症：肩部骨折除导致肩部一处或多处骨折外，还可能伴有脊柱骨折脱位、肋骨骨折。在患者入院初期应严密观察是否有胸闷、憋气等异常情况出现，如发现有上述异常情况出现，应立即报告医生，以利早期诊断治疗。

2. 体位护理

（1）肩部损伤在行手法整复或术后（包括切开复位内固定术和手法复位经皮穿针内固定术）：卧硬垫床，取半卧位或平卧位，禁忌患侧侧卧，以防外固定松动。卧位时可将肩部或患肢上臂适当垫高，屈肘 90°，掌心贴腹放置或用三角巾悬吊置于胸前；站立位时，可将上臂略前屈、外展，腋下垫大棉垫，悬吊于胸前。

（2）锁骨骨折“8”字绷带或锁骨带固定后，平卧时不用枕头，应在两肩胛间垫窄枕，保持两肩后伸外展。

（3）肱骨外科颈骨折患者卧床时可抬高床头 30°～45° 或取平卧位，在患侧上肢下垫一软枕使之与躯干平行放置，避免前屈或后伸。

（4）注意维持患肢固定的位置：外展型骨折固定于内收位，内收型骨折固定于外展位，防止已复位的骨折再移位。外展架固定的正确位置是肩关节外展 70°，前屈 30°，屈肘 90°，随时予以保持。

3. 功能锻炼

（1）全身锻炼：肩部损伤患者除特殊病情需要卧床治疗者，需要进行全身锻炼时，能下地活动者，均以局部锻炼为主。

（2）局部锻炼

①第一阶段：初期骨折整复固定以及术后复位固定的次日，即可开始练习用力握拳和放开的“抓空增力”活动。接近关节端的骨折，可在健手扶持下做一定范围的肘、腕及手部关节屈伸活动。此期主要动作是：肌肉紧张收缩锻炼，每次每个动作需坚持到 15 秒以上或感觉疲劳，然后放松，如此反复练习，每小时锻炼 3～5 分钟。锁骨骨折、肩锁关节脱位及肩胛骨骨折患者，术后 3 天可做肩关节屈伸运动，以健侧手扶持患侧前臂，逐步行肩关节活动，根据患者耐受程度，前屈可达 90°，后伸 20°。1 周后，可逐步从事一般性以患手为主的自理活动，如书写、拿取食物、翻书阅读等，注意避免其他负重活动。肱骨大结节、肱骨上端骨骺分离及肱骨外科颈骨折，此期应禁止肩关节外展和外旋活动。

②第二阶段：一般 X 线检查骨折端有骨小梁通过或有外骨痂形成时，逐步增加三角肌及肩袖肌力。方法为从等长收缩到抗阻力锻炼，循序渐进。方法有：站立位前屈上举、增加内外旋范围锻炼、上肢外展、外旋锻炼。

③第三阶段：解除外固定后，全面练习肩关节的活动，徒手练习以下动作：a. 肩关节的环转运动（圆圈）：患者弯腰 90°，患肢自然下垂，以肩为顶点做圆锥体旋转运动，顺时针和逆时针在水平面上画圆圈，开始范围小，逐渐扩大划圈范围。b. 肩内旋运动：将患侧手置于背后，用健侧手托扶患侧手去触摸健侧肩胛骨。肩关节的内旋活动较难恢复，锻炼时难度大，应克服困难坚持锻炼。c. 肩内收运动：患侧手横过面部去触摸健侧耳朵。d. 做手指爬墙动作练习肩外展、上举运动：患者面对或

侧身对墙而立，患手摸墙交替上爬直到肩关节上举完全正常。e. 用健肢扶托患肩做上举、外展运动。

（3）主动锻炼前先热敷肩关节20分钟，可促进局部血液循环，减轻锻炼时疼痛。每次的活动范围，以僵硬终点为起始处，而非终点。第一、第二阶段每个锻炼动作应重复10次以上，每天练习3 ~ 4次。

（4）各种类型的骨折不同治疗方法有不同的功能锻炼要求，应结合医生的要求具体指导患者做好功能锻炼。

4. 常见护理问题与并发症

（1）潜在并发症：臂丛神经和腋部血管损伤。

①行“8”字绷带外固定时，腋窝部所垫的棉花或其他柔软衬物必须足够多，并有良好的弹性。

②绷带固定松紧适宜，固定后注意观察双手感觉、肌力和肢端血运。观察内容包括：a. 注意腋窝肿胀情况，如发现肿胀明显，必须及时处理。b. 注意肢体皮温、肤色、桡动脉搏动情况，如有异常应及时报告医生，以利早期处理。

（2）潜在并发症：肩关节功能障碍。

多发生于肱骨外科颈骨折后，早期合理的功能锻炼是避免肩关节功能障碍的有效途径。具体方法除参照本节局部功能锻炼之相关部分外，还应注意如下几点：

①老年患者更要积极进行适当的练功活动。

②初期先松握拳，屈伸肘、腕关节、舒缩上肢肌肉等活动。

③在2 ~ 3周内，外展型骨折应限制肩关节的外展活动，内收型骨折及骨折合并肩关节脱位的患者则应限制肩关节做内收活动。3周后则应练习肩关节做各方向活动，但活动范围应循序渐进，每日练习十余次。

④解除夹板固定后，配合中药熏洗，可促进肩关节功能恢复。

5. 出院指导

（1）除必要的休息外，不提倡卧床，应尽可能离床活动。

（2）注意维护患肢固定的位置，观察患肢手指的血运。如外固定松动、手的颜色改变，应及时到医院检查，以便予以调整和处理。绝不能在拆除固定后将患肢长期下垂和用前臂吊带悬挂于胸前，否则将导致肩关节外展、上举活动障碍，并且长时间难以恢复。

（3）继续坚持功能锻炼：指导并督促患者在日常生活中多尽可能使用患肢，发挥患肢功能，要求患者用患肢端碗、夹菜、刷牙、系腰带等，逐步达到生活自理。

## 第五节　股骨粗隆间骨折

股骨粗隆间骨折是指股骨颈基底以下至粗隆水平以上部位发生的骨折。根据损伤机制、骨折线的走行方向和骨折的局部情况，可分为顺粗隆间型、反粗隆间型和粗隆下型骨折。其中以顺粗隆间型骨折最常见。股骨粗隆间骨折后患肢明显短缩、外旋畸形，大粗隆部有明显肿胀及压痛，皮下瘀血，患肢纵轴叩击痛阳性，主动活动障碍。

常用治疗方法是采用保守牵引疗法或手术疗法，手术疗法多采用切开复位内固定术。

专科护理：

1. 病情观察

（1）警惕休克：由于粗隆部是骨松质，且该部有许多肌肉附着，血液循环丰富，因此损伤局部出血量大，易出现休克现象，故早期应严密观察生命体征的变化，如有异常及时报告医生予以处理。

（2）警惕血管神经损伤：严密观察骨折局部情况及患肢足背动脉搏动、足趾活动、毛细血管反应、皮肤颜色、皮肤感觉等情况。如出现患肢远端足背动脉搏动减弱或消失、足趾皮温降低、颜色暗紫或苍白、毛细血管反应异常，或皮肤感觉异常等情况，必须立即报告医生给予处理。

（3）警惕脂肪栓塞：创伤后1 ~ 3天如发现患者体温突然升至38℃以上，脉搏120 ~ 200次/分钟，又无其他感染迹象；或有烦躁不安、呼吸困难、神志障碍、皮下瘀血点、血压下降、进行性低氧血症等，均提示有脂肪栓塞的可能，应立即报告医生，以利早期诊断治疗。

2. 体位护理

（1）骨折或术后 1 周内宜取平卧位，卧硬垫床，可根据患者需要取半坐卧位，患肢抬高 15° ~ 30° 并保持外展中立位。

（2）牵引肢体位：牵引期间，应保持患肢于 45° 外展中立位，患肢避免内收，防止发生髋内翻畸形，健肢及其他重物不可压迫患肢。

（3）护理人员应掌握患者的病情和治疗情况，注意观察患者体位、角度的变化，如发现异常及时纠正，防止发生髋内翻畸形，患者应遵从医嘱，不能因卧床时间长而疏忽或私自改变体位。

3. 功能锻炼

（1）第一阶段：2 周以内。自伤后、术后第 2 日或牵引之日起，即可指导患者作足踝背伸跖屈和股四头肌的等长收缩运动，每次屈曲或收缩需坚持到 15 秒以上或感觉疲劳然后放松，做股四头肌的等长收缩运动必须使肌肉绷紧，方能达到效果。如此反复练习，每小时锻炼 3 ~ 5 分钟。并对膝部进行推拿按摩，每天用手向两侧推动髌骨，方法是患者本人或他人拇指、食指卡捏髌骨向上、下、左、右四个方向各推动 3 ~ 5 下。目的是解除局部肌紧张，防止关节面粘连造成膝关节僵硬。股四头肌收缩活动也可以促进髌骨的上下活动。第 2 周开始练习抬臀运动，方法：以健足蹬床，双手撑床，轻轻抬起臀部。

（2）第二阶段：3 ~ 6 周。此期肿痛消失，骨折部位已较稳定，锻炼幅度可适当增加。4 周后牵引重量减轻，膝关节可适当屈伸活动。

（3）第三阶段：6 ~ 10 周。无移位骨折共需牵引 6 周左右，有移位的骨折牵引时间不应少于 8 ~ 10 周。去除牵引后重点加强膝、髋关节的运动强度，可采取被动运动与主动运动相结合的办法。

牵引期间可逐步坐起，锻炼髋关节屈伸功能。手术后第 2 天，即可适度坐起。如果固定牢固，可早期下地扶拐不负重行走和行下肢关节功能锻炼。

4. 出院指导

（1）继续加强功能锻炼

①股骨粗隆间骨折患者需较长时间扶拐锻炼，因此扶拐是下床活动的必要条件，扶拐方法的正确与否与发生继发性畸形、再损伤或引起臂丛神经损伤等有密切关系，因此出院前应教会患者正确使用双拐。

②注意加强患肢膝关节的伸屈功能锻炼。

③下床活动时始终应注意保持患肢的外展中立位，以免因负重和内收肌的作用而发生髋内翻畸形。

（2）2 ~ 3 个月拍片复查或遵从医嘱按时复诊：若骨折已骨性愈合，可在医生指导下酌情使用双拐而后单拐、弃拐行走。

# 第十章 妇产科疾病护理

## 第一节　概述

生殖系统炎症是女性常见病，可发生于生殖器官任何部位。主要包括上生殖道的输卵管卵巢炎、盆腔结缔组织炎、子宫内膜炎、盆腔腹膜炎、输卵管炎以及下生殖道的宫颈炎、外阴炎、阴道炎。

女性生殖器外口直接与外界相通，并邻近尿道和肛门，病原体易于侵入。健康女性的生殖系统具备较完善的自然防御功能，当机体内外环境发生变化干扰了正常的防御功能时，就会发生炎症。护理人员应能帮助患者应用正确的治疗方法，在最短的时间内恢复健康，并指导患者积极预防，养成良好的卫生习惯避免复发，同时进行心理护理解除患者心理负担。

### 一、健康妇女生殖道的自然防御功能

（1）两侧大阴唇自然合拢，遮掩尿道口、阴道口，防止外界微生物污染。

（2）阴道口会受到盆底肌的影响静阴道前、后壁紧密贴合，将阴道口闭合减少外界对阴道带来的污染。但是产妇存在阴道松弛现象，防御功能要低于生育前。

（3）阴道可进行自我净化：受到雌激素影响，阴道上皮会增生变厚，进而对病原体的抵抗能力有所增强；阴道杆菌会诱使阴道上皮中的糖原分解，生成的乳酸是阴道维持酸性环境的主要因素 $pH \leqslant 4.5$（pH 值 3.8 ~ 4.4），病原体的适用环境为碱性环境，酸性环境对其繁殖具有抑制作用。

（4）宫颈黏膜的构成部分为柱状上皮细胞，黏液栓则是由黏膜所分泌的碱性黏液构成，将宫颈管隔绝开来，不受外界的影响。

（5）宫颈阴道表明附有一层复层鳞状上皮，其可以有效抵抗外界带来的污染。

（6）病原体在侵入阴道过程中，会受到输卵管黏膜上皮细胞的纤毛向子宫腔方向摆动及输卵管蠕动的影响，而进入过程会受到阻碍，起到抵抗病原体的作用。

（7）育龄期妇女会出现周期性子宫内膜脱落现象，可以定期清除子宫腔内污染。而且，子宫内膜分泌液包含多种成分，其中溶菌酶、乳铁蛋白，可抑制细菌侵入子宫内膜。

### 二、生殖系统菌群

#### （一）阴道正常菌群

正常阴道内有多种病原体寄居形成阴道正常菌群，如乳酸杆菌、棒状杆菌、非溶血性链球菌、肠球菌及表面葡萄球菌、加德纳菌、大肠杆菌、摩根菌及消化球菌等。此外，还有支原体及假丝酵母菌。

#### （二）引起生殖系统炎症的病原体

虽然阴道内存在多种细菌，但是细菌之间会形成较为平衡的菌群环境，并不会因此而生病。但当某些因素一旦打破了此种平衡或存在新兴外源性病原体，阴道可能就会产生炎症。现阶段以下几种病原体可能会导致存在外阴道炎。

1. 需氧菌　金黄色葡萄球菌、大肠杆菌、淋病奈瑟菌（简称淋菌）、乙型溶血性链球菌、阴道加德纳菌等。

2. 厌氧菌　消化球菌、消化链球菌、脆弱类杆菌、放线菌属等。

3. 原虫　主要是阴道毛滴虫最多见，其次为阿米巴原虫。

4. 真菌　主要是假丝酵母菌。

5. 病毒　以疱疹病毒、人乳头瘤病毒为多见。

6. 螺旋体　主要是苍白密螺旋体。

7. 衣原体　常见为沙眼衣原体，感染症状不明显，但常导致严重的输卵管黏膜结构及功能破坏，并可引起盆腔广泛粘连。

8. 支原体　为条件致病菌，是阴道正常菌群的一种。

## 三、传播途径

1. 上行蔓延　病原体通过外阴道，从黏膜区域侵入宫颈、子宫内膜、输卵管至卵巢及腹腔。阴道内存在的沙眼衣原体、葡萄球菌、淋病奈瑟菌也会根据病原体的侵入而扩散到各组织器官。

2. 血液循环蔓延　病原体会通过侵入其他系统，然后经血液循环感染生殖器。生殖器结核杆菌主要以此种方式感染。

3. 经淋巴系统蔓延　细菌的侵入途径分别为外阴阴道、宫颈、宫体创伤处的淋巴管，进而对 盆腔结缔组织、生殖器等造成损害。临床出现频率较高的有产褥感染、放置宫内节育器后感染、人工流产术后感染。这种传播途径导致感染的细菌有厌氧菌、链球菌、大肠杆菌等。

4. 直接蔓延　腹腔其他脏器受到细菌感染会直接影响内生殖器。例如阑尾炎就可能会诱发右侧输卵管炎。

## 四、阴道分泌物检查

正常妇女的阴道分泌物为清亮、透明、无味，量适中，不引起外阴刺激症状。当阴道分泌物增多，呈脓性并有异味时，多可能出现外阴阴道炎症。此时应对阴道分泌物进行检查及全面的妇科检查。

所有外阴道炎都会存在外阴瘙痒及阴道分泌物增加情况。但是不同外阴道炎由不同病因导致，引发炎症的病原体也存在差异，所以在瘙痒程度及分泌物性质、成分等有所不同。妇科检查过程中，需要对阴道分泌物进行详细检查，了解其颜色、气味，并进行分泌物 pH 值测定及病原体检查。

## 五、炎症的发展与转归

1. 痊愈　绝大部分生殖系统炎症经治疗后均能痊愈。痊愈后组织结构、功能都可恢复正常。但如果坏死组织、炎性渗出物机化形成瘢痕或粘连，则组织结构和功能不能完全恢复，只能是炎症消失。

2. 转为慢性炎症　炎症治疗不及时、不彻底或病原体对抗生素不敏感，患者身体防御功能与病原体的破坏作用处于相持状态，使炎症长期存在。当机体抵抗力强时，炎症可以暂时被控制并逐渐好转，但当机体抵抗力下降时，慢性炎症可急性发作。

3. 扩散与蔓延　当病原体作用强大，而患者的抵抗力低下时，炎症可经血液、淋巴或直接蔓延到邻近器官。严重时可形成败血症，危及患者生命。由于医疗水平不断提高，此种情况在临床极为少见，只有当患者全身状况极差或伴有其他疾病（如肿瘤等）才可能出现。

# 第二节　外阴炎

## 一、外阴炎

### （一）概述

外阴部皮肤或前庭部黏膜发炎，称为外阴炎，由于外阴部位暴露于外，又与尿道、肛门、阴道邻近，因此外阴较易发生炎症。外阴炎可发生于任何年龄的女性，多发生于大、小阴唇。外阴炎以非特异性外阴炎多见。

## （二）病因

（1）外阴部位与尿道、肛门相邻较紧，容易受到粪便、尿液、阴道分泌物、经血的影响，如果不注意外阴的清理工作可能会引发炎症。

（2）糖尿病患者、粪瘘患者会因糖尿、粪便及尿液的刺激而患病。

（3）内裤过于贴身或导致局部透气性较差，局部可能会潮湿，而且经期使用卫生巾也会刺进到外阴，导致患有非特异性外阴炎。

（4）身体营养不均衡会降低皮肤抵抗力，对细菌抵抗能力较弱，容易受到细菌感染致病。

## （三）护理评估

1. 健康史　重点评估患者年龄；平时卫生习惯；内裤材质及松紧度；是否应用抗生素及雌激素治疗；是否患有糖尿病、老年性疾病或慢性病等；育龄妇女应了解其采用的避孕措施及此次疾病症状等。

2. 临床表现　外阴会有灼痛感、皮肤瘙痒，在排便、活动、排尿、性交时其不良表现会加剧。检查时可发现局部存在糜烂、充血、肿胀症状，可见抓痕，症状严重者会出现溃疡、湿疹。慢性炎症能够发现局部区域皮肤出现皲裂、增厚、粗糙现象，严重时皮肤表现类似苔藓样。炎症加剧可发现腹股沟处淋巴结肿大，按压会有痛感，体温高于日常水平，白细胞数量明显增多。糖尿病性外阴炎主要临床表现为皮肤变厚，颜色为红色或棕色，可发现抓痕，尿糖可满足细菌繁殖的营养需求，所以会存在假丝酵母菌感染。幼儿患者可发现其两侧小阴唇粘连。蔓延至阴道口、尿道口。

3. 辅助检查　对外阴分泌物做细菌培养，寻找致病菌。

4. 心理－社会评估　评估患者生活是否因外阴瘙痒症状而发生改变及改变情况；患者看病情况及是否为此产生心理负担。

5. 治疗原则　如下所述。

（1）病因治疗：判断致病原因，如存在糖尿病需及时采取有效措施，存在尿瘘、粪瘘症状需通过修补术来进治疗。

（2）局部治疗：每日进行 2 次高锰酸钾液坐浴，溶液配比为 1 ∶ 5000，单次坐浴时间为 15–20min。局部出现破溃现象，可涂抹抗生素软膏或擦拭 40% 紫草油来进行治疗。同时，可结合中医治疗手段，选择 6g 川椒及各 15g 的白癣皮、苦参、黄檗、蛇床子、土茯苓，将这些药材水煎熏洗外阴，每日可熏洗 1–2 次。严重时可直接采取物理治疗，例如微波或红外线治疗方法。

## （四）护理诊断和医护合作性问题

1. 皮肤黏膜完整性受损　主要受到炎症引发的外阴皮肤黏膜充血影响。

2. 舒适的改变　与皮肤瘙痒、烧灼感有关。

3. 知识缺乏　缺乏疾病及其防护知识。

## （五）计划与实施

1. 预期目标　①患者能正确使用药物，避免皮肤抓伤，皮损范围不增大。②患者症状在最短时间内解除或减轻，舒适感增强。③患者了解疾病有关的知识及防护措施。

2. 护理措施　①告知患者坐浴的方法：取高锰酸钾放入清洁容器内加温开水配成 1 ∶ 5 000 的溶液，配制好的溶液呈淡玫瑰红色。每次坐浴 20 分钟，每日 2 次。坐浴时，整个会阴部应全部浸入溶液中，月经期间停止坐浴。②应积极协助医生寻找病因，进行外阴处分泌物检查，必要时进行血糖或尿糖检查。③指导患者遵医嘱正确使用药物，将剂量、使用方法向患者解释清楚。④告知患者按医生要求进行复诊，治疗期间如出现新的症状或症状加重应及时就诊。

3. 健康指导　①勤清洗外阴部位，保持局部干燥，避免穿化纤及过于贴身的内裤，可穿透气性较好的内裤，每日更换。②在经期、孕期、产褥期需要做好外阴清理工作。发现过敏性用物后立即停止使用。③饮食注意勿饮酒或辛辣食物，增加新鲜蔬菜和水果的摄入。④严禁搔抓局部，勿热水烫洗和用刺激性药物或肥皂擦洗外阴。⑤配制高锰酸钾溶液时，浓度不可过高，防止灼伤局部皮肤。

### （六）护理评价

患者在治疗期间能够按医嘱使用药物，症状减轻。患者了解与外阴炎相关知识及防护措施。

## 二、前庭大腺炎

### （一）概述

前庭大腺受到病原体入侵后出现的炎症即前庭大腺炎。前庭大腺炎是主要包括两类，一是前庭大腺脓肿，主要在两侧大阴唇靠后 1/3 的位置；二是前庭大腺囊肿，主要在处女摸和小阴唇当中的位置口。受解剖部位特征的影响，分娩与性交过程中最易污染外阴部，为病原体侵入提供机会，最终诱发前庭大腺炎。目前，该病症在育龄妇女群体中较为常见，仍属幼女或已绝经的女性少有该症状。

### （二）病因

引起该病症的病原体包括两类，一类是内源性病原体，除了葡萄球菌和链球菌以外，还有大肠杆菌和肠球菌；一类是性传播疾病的病原体，既包括沙眼衣原体，也包括淋病奈瑟菌。

若紧急发作急性炎症，腺管将首个面临侵犯威胁，出现急性化脓性炎症，并受肿胀或渗出物凝聚的影响开始阻塞，无法及时流出脓液导致淤积，最终构成脓肿，又名前庭大腺脓肿。待急性炎症消退，依然存在腺管堵塞的情况，难以排除分泌物，最初的农业逐步变成清液，最终构成囊肿，或由于慢性炎症使腺管堵塞或狭窄，分泌物不能排出或排出不畅，也可形成囊肿。

### （三）护理评估

1. 健康史　重点评估患者年龄，平时卫生习惯，近期是否有流产、分娩等特殊情况，育龄妇女应了解其性生活情况，有无不洁性生活史。

2. 临床表现　一般情况下，炎症多由某侧出现，初时出现肿胀、灼热，或者存在疼痛感，为行走带来阻碍，甚至影响正常大小便。经检查可发现局部存在压痛、红肿的情况，也存在发热现象。如果出现淋病奈瑟菌感染，通过挤压的方式能够流出浓汁，质地稀薄，呈淡黄色。待囊肿成形，触动会呈波动状，脓肿直径高达 5 ~ 6cm，病患身体开始发热。若脓肿压力逐步扩大，撑至表面自溃时，还可通过破孔流出，加快炎症退却速度，反之，无法较好引流时，将难以及时消退炎症，甚至出现反复急性发作的情况。在构成慢性期囊肿的阶段，患者有外阴部坠胀感，偶有性交不适，检查时局部可触及囊性肿物，常为单侧，大小不等，无压痛。囊肿可存在数年而无症状，有时可反复急性发作。

3. 辅助检查　可取前庭大腺开口处分泌物作细菌培养，确定病原体。

4. 心理 – 社会评估　评估症状出现后对患者生活影响的程度；评估患者就医的情况及有无因害怕疼痛和害羞的心理而使自己的疾病未能得到及时治疗及对疾病的治愈是否有信心等。对性传播疾病的病原体感染的患者，应通过与其交谈、接触了解其心理状态，帮助患者积极就医并采取正确的治疗措施。

5. 治疗原则　根据病原体选用口服或肌内注射抗生素。在获得培养结果前应使用广谱抗生素治疗。同时，利用以解毒和清热功效为主的重要进行治疗，除了蒲公英和金银花以外，还可使用紫花地丁或者是连翘，通过坐浴、局部热敷的方式诊治。在顺利切开脓肿之后，先进行引流，再进行作造口术。在切开后，仅能通过引流的办法缓和症状，一旦切口闭合，依然存在反复感染或构成囊肿的可能，所以需要行造口术。

### （四）护理诊断和医护合作性问题

1. 舒适的改变　与局部皮肤肿胀、疼痛有关。

2. 焦虑　与疾病反复发作有关。

3. 体温升高　与脓肿形成有关。

4. 知识缺乏　缺乏前庭大腺炎的相关知识及预防措施。

### （五）计划与实施

1. 预期目标　①患者在最短时间内解除或减轻症状，舒适感增强。②患者紧张焦虑的心情恢复平静。③患者及时接受治疗，体温恢复正常。④患者了解前庭大腺炎的相关知识并掌握预防措施。

2. 护理措施　①一旦出现急性炎症，患者必须保证充分的休息，同时确保外阴部的卫生。②局部热敷或用 1 ∶ 5 000 高锰酸钾溶液坐浴，每日 2 次。③遵医嘱正确使用抗生素。④引流造口的护理：术前护理人员应备好引流条。术后应局部保持清洁，患者最好取半卧位，以利于引流。每日用 1 ∶ 40 络合碘棉球擦洗外阴 2 次，并更换引流条，直至伤口愈合。以后继续用 1 ∶ 5 000 高锰酸钾溶液坐浴，每日 2 次。

3. 健康指导　注意个人卫生，尤其是经期卫生；勤洗澡勤换内裤，外阴处出现局部红、肿、热、痛时及时就诊，以免延误病情。

### （六）护理评价

患者接受治疗后，舒适感增加，症状减轻。患者能够了解前庭大腺炎的相关知识并掌握了预防措施，焦虑感减轻，并能保持良好的卫生习惯，主动实施促进健康的行为。

# 第三节　阴道炎

## 一、滴虫阴道炎

### （一）概述

阴道毛滴虫感染是构成滴虫阴道炎的主要原因，该类阴道炎在临床中较为多见。

### （二）病因

当温度处于 25 ～ 40℃之间时最适宜阴道毛滴虫生长，若 pH 值处于 5.2 ～ 6.6 之间且环境潮湿时，无疑更是为阴道毛滴虫提供了生存支持。但阴道毛滴虫无法在 pH5 以下或 7.5 以上的环境中生存。对滴虫而言，具备滋养体且不存在包囊期时，将能为其生活提供充分滋养，在温度 3 ～ 5℃的环境中可以存活 21 日；在温度 46℃的环境中可以存活 20 ～ 60 分钟；在半干燥的环境中可以生存十个小时；在肥皂书中则可以存活 45 ～ 120 分钟。阴道毛滴虫呈梨形，后端尖，大小为多核白细胞的 2 ～ 3 倍。虫体顶端有 4 根鞭毛，体部有波动膜，后端有轴柱凸出。活的滴虫透明无色. 呈水滴状，诸鞭毛随波动膜的波动而摆动。

滴虫有嗜血及耐碱的特性。除了腺体以外，滴虫还多存在于阴道皱襞内，在月经前、月经后期间，由于阴道 pH 的变动出现大量繁殖，最终引发炎症。在阴道毛滴虫的影响下，阴道上皮细胞内的糖原数量减少，难以构成乳酸，导致阴道内 pH 值不断提高。除阴道以外，尿道、膀胱也是滴虫的寄生地，甚至存在于尿道旁腺和男性前列腺以及包皮内。临床显示，滴虫阴道炎多和其他阴道炎同时存在，多合并细菌性阴道病。

临床上，滴虫阴道炎往往与其他阴道炎并存，多合并细菌性阴道病。

### （三）发病机制与传染方式

1. 发病机制　滴虫主要是在其表面的凝集素和半胱氨酸蛋白酶的作用下存在在阴道上皮细胞，除了分泌物的蛋白溶解酶、水解酶的细胞毒以外，还会通过阿米巴样运动的机械损伤造成上皮细胞损伤，最终出现炎症介质，进而出现上皮细胞溶解、脱落，诱发局部炎症。

2. 传染方式　①性交传播：若男性与女性患者在性交时未采取保护措施，前者感染的概率将高达 70%，反之的传播概率更高。男性在感染该病症时并无明显症状，所以称为感染源的可能性更大。②间接传播：除了浴巾、坐便器和公共浴池以外，也可能通过浴盆、泳池或者是衣服出现感染。③医源性传播：一是受污染的器械，二是受污染的敷料。

### （四）护理评估

1. 健康史　询问患者的年龄，可能的发病原因。了解患者个人卫生及月经期卫生保健情况，以及症状与月经的关系。了解其性伙伴有无滴虫感染，发病前是否到公共浴池或游泳池等。

2. 临床表现　如下所述。

（1）潜伏期：4 ～ 28 日。

（2）症状：有 25% ～ 50% 患者在感染初期无症状，其中 1/3 在感染 6 个月内出现反应症状。反应症状的程度与免疫因素和滴虫数量有直接关联。具体症状为：外阴瘙痒、分泌物增多、分泌物呈黄绿色并有异味、状态为泡沫状。同时，会出现出瘙痒的问题，瘙痒部位为外阴和阴道口，并且伴有疼痛、灼热等痛感。如果感染尿道口，那么也会出现尿痛、偶尔血尿等症状。阴道毛滴虫还会吞噬精子，影响精子在阴道内存活，最终致使不孕。

（3）体征：若患有滴虫性阴道炎，在检查时，会可见阴道内黏膜充血，症状严重者会宫颈出血，形成“草莓”宫颈。后穹窿区会出现大量的白带，并且颜色为灰黄色。呈现出泡沫状的特征，带虫者的阴道黏膜并不会出现异常的改变。

3. 辅助检查　在阴道分泌物中找到滴虫即可确诊。生理盐水悬滴法是进行阴道毛滴虫检查为最便捷的方法。具体操作为：在载玻片上对生理盐水进行加温，于阴道好穷出取分泌物混合在生理盐水中，通过低倍光镜寻找滴虫。如果为感染症状，那么则会观察到运动的滴虫及白细胞增多的情况。此方法的敏感性为 60% ~ 70%。对可疑但多次未能发现滴虫的患者，可取阴道分泌物进行培养，其准确率可达 98%。取阴道分泌物送检时应注意及时和保暖，并且在提取分泌物前，要注意如下内容：提取分泌物前的 24 ~ 48 小时要避免性交，不可用药和阴道灌洗，在取分泌物的时应注意不要使用润滑剂等。

目前，检查阴道毛滴虫还可用聚合酶链反应，其敏感性为 90%，特异性为 99.8%。

4. 社会 – 心理评估　4. 评估患者的心理状况，了解患者是否会因害羞不愿到医院就诊。同时评估如果进行治疗，是否会影响患者的情绪，是否会出现因反复发作而造成患者的心理压力。

5. 治疗原则　5. 受病理原因影响，阴道毛滴虫会对尿道、前庭大腺等部分产生感染，因此，滴虫性阴道炎患者在治疗的过程中需要进行全身用药，主要治疗药物为替硝唑和甲硝唑。

（1）用药方法：初次治疗可单次口服甲硝唑 2g 或替硝唑 2g。也可以选择替硝唑 500mg，每天两次或替硝唑 400mg，每天两次，此两种药物都计 7 天为一疗程。临床显示，女性患者口服药物的治疗成功率为 81%–88%。如果性伴侣同时参与药物治疗，那么治疗的成功率则为 95%。患者服药后，可能会出现不良反应，例恶心、食欲减退等，还可能会出现皮疹、头痛等。一旦发现上述情况，则需要立即停药。

（2）局部用药：如果患者出现口服药物不耐受的问题，那么还可以选择阴道局部用药的方法。但阴道局部用药的效果与全身用药相比较差。如局部用药，可以选择甲硝唑引导泡腾片 200mg，每日一次，夜间使用，7 天为一个疗程。临床结果表示，局部用药的有效率低于口服用药有效率的 50%。在进行局部用药前，可以先选择 1% 配比的乳酸液对引导进行冲洗，这样可以有效的改善阴道的环境，提高疗效。

### （五）护理诊断和医护合作性问题

1. 白带增多和阴部瘙痒会影响舒适性。

2. 阴道分泌物会产生较大的异味，从而降低女性自我形象。

3. 尿道口感染会导致排尿异常。

4. 由于炎症等问题，性交过程中会产生疼痛，并且在治疗期间要禁止性生活，从而导致性生活形态的改变。

### （六）计划与实施

1. 预期目标　如下所述。

（1）患者在最短时间内解除或减轻症状，舒适感增强。

（2）经过积极治疗和护理，患者阴道分泌物增多及有异味的症状减轻。

（3）患者能积极配合治疗，相应症状得到缓解。

（4）患者了解治疗期间的各项禁忌事宜。

2. 护理措施　如下所述。

（1）要指导患者进行自我保养，例如个人卫生，外阴清洁与环境等，尽量避免搔抓外阴部，以免局部皮肤损伤加重症状。

（2）帮助患者了解传播途径、易感染因素等，尤其注意公共洗浴、公共泳池等方面的卫生与环境。

（3）治疗期间要禁止性生活：服用甲硝唑或替硝唑期间及停药 24 小时内要禁酒，因药物与酒精结合会出现不良反应，例如腹痛、皮肤红肿等。同时，甲硝唑还会通过乳汁排泄，因此，哺乳期的妇女在用药后的 14 小时内要禁止哺乳。

（4）性伴侣治疗：病情的传播途径主要是性交传播，因此，在治疗期间，也需要禁止性生活。

（5）观察用药反应：如果患者在口服甲硝唑后出现了呕吐、皮疹、恶心等症状，要及时停药并联系医生复查。

（6）留取阴道分泌物送检时，应注意及时和保暖。告知患者在取分泌物前 24 ～ 48 小时避免性交、阴道灌洗及局部用药，取分泌物时应注意不要使用润滑剂等。

3. 健康指导　如下所述。

（1）预防措施：在日常，要做好卫生的宣传工作，平时也要积极地进行身体检查，衣物消毒等。从源头杜绝传染源。公共场所也需要采取科学、严格的管理制度，避免滴虫性阴道炎患者进入公共浴池、公共游泳池等。同时，家庭中的浴巾、浴缸、浴盆、内裤等洗浴及贴身衣服也要及时地进行消毒。医疗单位更要做好隔离和消毒措施，避免出现交叉感染。

（2）治疗中注意事项：患病期间应每日更换内裤，内裤及洗涤用毛巾应用开水煮沸消毒 5 ～ 10 分钟，以消灭病原体。洗浴用具应注意专人使用，以免交叉感染。

（3）随机访问：部分患者在治疗后可能会出现复发或二次感染等问题，因此治疗后要进行随机访问，访问的过程和结果要直到患者的症状消失为止。告知患者如治疗 7 日后症状仍持续存在应及时复诊。

（4）治愈标准：滴虫阴道炎常于月经后复发，应向患者解释检查治疗的重要性，防止复发。复查阴道分泌物时，应选择在月经干净后来院复诊。若经 3 次检查阴道分泌物为阴性时，为治愈。

### （七）护理评价

患者了解滴虫阴道炎的相关知识及预防措施。治疗期间能够按医生的方案坚持用药，并按时复诊，使疾病得到彻底治愈。

## 二、外阴阴道假丝酵母菌病

### （一）概述

外阴阴道假丝酵母菌病（VVC）由假丝酵母菌引起的一种常见的外阴阴道炎。在过去也被称为阴道念珠菌病。这种病情的发病率较高，据资料显示，约 75% 的妇女一生中至少患过一次 VVC，其中 40% ～ 50% 的妇女经历过一次复发。

### （二）病因

引起外阴阴道假丝酵母菌病的病原体 80% ～ 90% 为白假丝酵母菌，10% ～ 20% 为光滑假丝酵母菌、近平滑假丝酵母菌及热带假丝酵母菌等。此病菌的抗热能力较低，将病菌以六十摄氏度加热一小时即可死亡。但是此病菌对阳光、化学制剂、干燥等环境的抵抗力较强。并且喜酸性环境，酸性环境适宜其生长。因此，感染病菌的阴道 pH 值通常都在 4.0 ～ 4.7 之间，大多数都大于 4.5。

该病菌为条件致病菌，感染群体较为广泛，但发病概率较低。调查显示，约有 10%–20% 的非孕妇和 50% 的孕妇阴道内都有，但数量较少。如果免疫力正常，那么则不会发病，但是如果免疫力降低，尤其是局部免疫力下降时，病原体大量繁殖而引发阴道炎。常见的诱发因素包括了糖尿病、妊娠等。以妊娠为例，女性在妊娠的时候回使得机体的免疫力下降，阴道内的酸度增高，由于病菌喜酸性环境，因此女性妊娠期间的阴道环境非常适合病菌的声场。同时，妊娠期间女性的雌性激素分泌水平高，雌性激素与病菌表面的母菌结合，会使得假菌丝的生长。同时，如果女性长期服用广谱抗生素，那么也会改变女性阴道内的病原体平衡，抑制乳杆菌生长，引发病菌感染。另外、避孕药、长期穿着化纤材质内裤、肥胖等，都会导致阴道环境变化，引发病菌生长。

### （三）发病机制与传染方式

1. 发病机制：假丝酵母菌阴道炎的发病机制是因为病菌在阴道内大量滋生所导致的。病菌在阴道内要经过一个黏附的过程最终形成菌丝。因此，病菌通过病菌表面的糖蛋白与引导内的糖蛋白结合，出现假菌丝，菌丝吸收阴道内的营养，最终大量繁殖。此过程中会出现血管扩张的症状及炎性反应。

2. 传染方式：其传播方式主要为三种：第一，内源性感染，病菌除了在阴道内寄生外，还会寄生在人的肠道和口腔中，通过念珠菌进行相互传染。第二，间接感染，少数患者会因为接触携带病菌的衣服而被感染。第三，性交感染。部分患者会通过性交而会直接的感染。

**（四）护理评估**

1. 健康史：评估患者有无诱发因素存在，如妊娠、糖尿病、长期应用激素或抗生素或免疫抑制剂等情况，以及发病后的治疗情况，是否为初次发病。

2. 临床表现：在感染病菌后，临床会表现出如下特征：外阴灼痛严重、尿痛、尿频、性交痛、白带增多、白带性质异常等。同时，部分患者的小阴唇内侧会有白色物，严重者还可能出现溃疡或糜烂的问题。

不同患者由于体质、抵抗力等方面的原因，所以患者的患病情况和临床表现都有一定的差距。同时根据宿主情况、发生频率、临床表现及真菌种类不同，发生频率等也会存在不同，具体分类方法如（表10-1）。

表 10-1　外阴阴道假丝酵母菌病的临床分类

| | 单纯性 VVC | 复杂性 VVC |
|---|---|---|
| 发生频率 | 散发或非经常发生 | 复发性 |
| 临床表现 | 轻到中度 | 重度 |
| 真菌种类 | 白假丝酵母菌 | 非白假丝酵母菌 |
| 宿主情况 | 免疫功能正常 | 免疫力低下或应用免疫抑制剂或糖尿病、妊娠 |

3. 辅助检查包括以下几种。

（1）悬滴法检查：将10%的生理盐水或氢氧化钾滴与玻片上，取患者引导分泌物混合，通过显微镜寻找。在化学条件下，合理浓度的生理盐水或氢氧化钾会溶解其他的细胞成分，阳性率为70%～80%。

（2）培养法：如果患者经过多次检查后检查结果仍为阴性，那么则可以利用培养法进行检查，将分泌物少许放入培养管内培养，结果（+）确诊。

（3）pH值测定：如果检测的pH值小于4.5，那么则可以确诊为单纯性感染，如果大于4.5，并且还有大量的白细胞出现，那么则可以为混合感染。

4. 心理－社会评估　外阴阴道假丝酵母菌病患者由于自觉症状较重，严重影响其日常生活和学习，特别是影响患者入睡，多会出现焦虑和烦躁情绪，因此，护理人员应着重评估患者的心理反应，了解其对于疾病和治疗有无顾虑，特别是需停用其他药品的患者要做好解释。

5. 治疗原则　包括以下几点。

（1）消除诱因：如果患者同时患有糖尿病，那么要积极的配合，停止继续服用雌激素、广谱抗生素等药品。

（2）局部用药：单纯性的感染可以采用药物进行局部的治疗，例如克霉唑栓剂、咪康唑栓剂、制霉菌素栓剂等。不同药物的不同用法如下：克霉唑栓剂每日150mg～250mg、咪康唑栓剂每日200mg～400mg。制霉菌素栓剂，每晚1粒（10万U），连用10～14日。复杂性VVC局部用药选择与单纯性VVC基本相同，均可适当延长治疗时间。

（3）全身用药：单纯性VVC也可选用口服药物：①伊曲康唑每次200mg，每日1次口服，连用3～5日，或用1日疗法，口服400mg，分两次服用。②氟康唑150mg，顿服。复杂性VVC全身用药选择与单纯性VVC基本相同，均可适当延长治疗时间。

（4）复发性治疗：病症在治疗后，非常容易在女性生理期前复发，因此，在治疗后需要进行复查。调查数据指出，在治疗后，病情会有8%左右的概率复发。如一旦出现复发的情况，那么需要及时地对复发原因进行检查。检查内容包括患者的雌激素情况，抗生素应用情况，内裤情况等。及时地对诱因进行消除。同时，患者的性伴侣也需要积极地参加并配合治疗。如果是内源感染，那么需要采取全身用药的方式等。

**（五）护理诊断及医护合作性问题**

1. 睡眠型态改变　与阴部奇痒、烧灼痛有关。

2. 焦虑　与疾病反复发作有关。

3. 知识缺乏　缺乏疾病及防护知识。

4. 皮肤黏膜完整性受损　与炎症引起的阴道黏膜充血、破损有关。

### （六）计划与实施

1. 护理目标　如下所述。

（1）患者在最短时间内解除或减轻症状，睡眠恢复正常。

（2）患者紧张焦虑的心情恢复平静。

（3）患者能够掌握有关外阴阴道假丝酵母菌病的防护措施。

（4）患者能正确使用药物，皮肤破损范围不增大。

2. 护理措施　如下所述。

（1）心理护理：VVC 患者多数有焦虑及烦躁心理，护理人员应耐心倾听其主诉，并安慰患者，向其讲清该病的治疗效果及效果显现时间，使其焦虑、烦躁情绪得到缓解和释放。还应告知患者按医生的用药和方案坚持治疗和按时复诊，不要随意中断，以免影响疗效。

（2）局部用药指导：选择适当比例的碳酸氢钠溶液对阴道进行冲洗，平衡阴道的酸碱值，改变病菌的繁殖和滋生条件，可提高疗效。阴道上药时要尽量将药物放入阴道深处。

（3）保持外阴清洁和干燥，分泌物多时应勤换内裤，用过的内裤、盆及毛巾应用开水烫洗或煮沸消毒 5 ~ 10 分钟。

3. 健康指导　如下所述。

（1）患者必须要最好基础的个人卫生，贴身内裤要及时更换，并且换下来的内裤、毛巾、浴盆等都要注意开水烫洗和消毒。尽量不穿紧身及化纤材质内衣裤。

（2）医生要对患者讲解外阴阴道假丝酵母菌病的易感因素，注意个人用品的专用情况，避免交叉感染的情况产生。出现外阴瘙痒等症状及时就医。同时，让患者明确日常保护、日常用药及自检等行为，杜绝病原的产生。

（3）尽量避免长时间应用广谱抗生素，如有糖尿病应及时、积极治疗。

（4）患病及治疗期间应注意休息，避免过度劳累。饮食上增加新鲜蔬菜和水果的摄入，禁食辛辣食物及饮酒。

### （七）护理评价

患者了解外阴阴道假丝酵母菌病的相关知识及预防措施。治疗期间能够遵医嘱坚持用药，并按时复诊，使疾病得到彻底治愈。随着病情的恢复，患者焦虑及烦躁心理得到缓解。

## 三、细菌性阴道病

### （一）概述

细菌性阴道病是因为阴道内正常菌群失调所引发的一种混合感染疾病。也被称为非特异性阴道炎、嗜血杆菌阴道炎等。目标统一命名为细菌性阴道病，这种病是临床及病理特征无炎症改变的阴道炎。

### （二）病因

从病因上看，这种疾病并非是由单独的一种病菌所引起的，是由多种病菌共同引发的。

### （三）病理生理

在正常的生理情况下，阴道内会产生较多的菌类，例如需氧菌和厌氧菌等。在生物作用下，乳杆菌数量较多。如果患者发病，那么阴道内的乳杆菌将会减少，其他的细菌则会大量的反之，例如类杆菌、动弯杆菌等，主要是厌氧菌类型居多，若患者发病，那么阴道内的厌氧菌数量会提升到正常情况下的 100 ~ 1 000 倍。厌氧菌在繁殖的过程中会产生很多的代谢物，最终导致阴道的生理环境发生变化，阴道的酸碱度失调，有机酸数量增多，最终产生阴道的分泌物增多，并且有异味，破坏防御机制，最终引发炎症。

**（四）护理评估**

1. 健康史　了解患者阴道分泌物的形状，分泌物量是否增多和有臭味。

2. 临床表现　从临床表现上看，这种疾病大多数发生在性生活较为活跃期间。在临床症状上，约有 10%–40% 的患者并不会产生明显的临床症状。产生症状的患者主要表现为阴道分泌物增多，并且有腥臭味道。同时，严重者还可能会出现外阴灼热感或瘙痒等。3. 辅助检查　细菌性阴道病临床诊断标准为下列检查中有 3 项阳性即可明确诊断。

3. 辅助检查　如果在检查中，有三项指标阳性即可确定。

（1）分泌物呈现出稀薄的白色。

（2）阴道 pH>4.5 阴道分泌物 pH 值通常在 4.7 ~ 5.7 之间，多为 5.0 ~ 5.5。

（3）胺臭味。取分泌物放在玻片上，加入氢氧化钾，如果产生腥臭味则为阳性。

（4）线索细胞阳性：取少许的分泌物，加入生理盐水。显微镜下寻找混合物的细胞，这里的细胞是指阴道上脱落的细胞，如果患病，那么细胞的周围呈现出边缘不清的情况，严重者甚至会出现没有白细胞的情况。

（5）革兰染色诊断标准，在显微镜下，乳杆菌小于等于五或两种及两种以上的其他形态杆菌大于等于 6。

4. 心理评估　了解患者对自身疾病的心理反应。一般情况下，患者会因为阴道分泌物的异味而难为情，有一定的心理负担。

5. 治疗原则　对病情的治疗，需要选择抗厌氧菌的药物，例如克林霉素、甲硝唑等，通过这些抗厌氧菌的药物来抑制厌氧菌的生长。

（1）全身用药：口服甲硝唑，计量为 400mg，必要时 24 ~ 48h 重复给药 1 次。甲硝唑单次口服效果不如连服 7 日效果好。也可选用口服克林霉素 300mg，每日 2 次，连服 7 日。

（2）局部用药：阴道用甲硝唑泡腾片 200mg，每晚 1 次，连用 7 ~ 14 日。局部用药与全身用药效果相似，治愈率可达 80%。

**（五）护理诊断和医护合作性问题**

1. 阴道分泌物会导致女性的自我形象混乱。

2. 缺乏相关的知识，自我保护与防治不够及时。

**（六）计划与实施**

1. 护理目标　如下所述。

（1）帮助患者建立治疗信心，积极接受治疗，使症状及早缓解。

（2）患者能够掌握有关生殖系统炎症的防护措施。

2. 护理措施　如下所述。

（1）心理护理：向患者解释异味产生的原因，告知患者坚持用药和治疗，症状会缓解，使患者心理负担减轻。

（2）用药指导：向患者讲清口服药的用法、用量，阴道用药的方法及注意事项。

（3）协助医生进行分泌物的提取时，需要注意提取的分泌物是否正确、规范，通常情况下，要选择阴道内侧壁的分泌物，而不是后穹窿或宫颈管的分泌物。

（4）阴道局部可用可以采用 0.5% 的醋酸或 1% 的乳酸溶液冲洗，改变阴道环境，利于治疗。

3. 健康指导　如下所述。

（1）注意个人卫生，勤换内裤。平时尽量不穿紧身及化纤材质内衣裤。清洁会阴部用品要专人专用，避免交叉感染。

（2）阴道用药方法：阴道用药最好选在晚上睡前，先清洗会阴部，然后按医嘱放置药物，药物最好放置在阴道深部，可保证疗效。

**（七）护理评价**

患者阴道分泌物减少，异味消除，并了解细菌性阴道病的相关知识，掌握全身及局部用药方法。

## 四、萎缩性阴道炎

### （一）概述

萎缩性阴道炎通常发生在绝经期后的妇女，也可能发生在药物假绝经或产生闭经的妇女身上。在这些情况期间，妇女的雌激素水平降低，卵巢功能降低，并且阴道内的pH值增高，阴道黏膜变薄，所以非常同意导致病菌入侵，最终引发炎症。

### （二）病因

由于雌激素水平降低、阴道黏膜变薄、卵巢功能降低内pH值增高、局部抵抗力下降，致病菌容易侵入并繁殖，而引起炎症。

### （三）护理评估

1. 健康史　了解患者的年龄、是否已经绝经、是否有卵巢手术史、盆腔放射治疗史或药物性闭经史、近期身体状况、有无其他慢性疾病等。

2. 临床表现　主要的临床表现为：阴道产生灼热感、分泌物增多，并且分泌物呈淡黄色。严重者还可能出现外阴瘙痒、性交痛等问题。

在检查的过程中，可肉眼见阴道呈现出萎缩的改变，并且阴道内的皱襞消失，阴道上皮变薄。黏膜也会出现充血的现象，还可能存在浅表溃疡等问题，如果对侧面对溃疡面粘连，那么分开后可能会引发出血，严重者甚至会引发破裂或阴道闭锁等问题。

3. 辅助检查　包括以下几种。

（1）分泌物检查：取分泌物进行观察，如果显微镜下显示大量的白细胞或基底层细胞则可确诊。

（2）宫颈细胞学检查：有血性白带的患者应行宫颈细胞学检查，首先应排除子宫颈癌的可能。

（3）分段诊刮：有血性分泌物的患者，应根据其情况进行分段诊刮，以排除子宫恶性肿瘤。

4. 心理评估　萎缩性阴道炎患者多数为绝经期妇女，由于绝经期症状已经给患者带来严重的心理负担，患者多表现出严重的负性心理情绪，如烦躁、焦虑、紧张等。护理人员应对患者各种情绪反应做出准确评估，同时了解家属是否存在不耐烦等不良情绪。

5. 治疗原则　萎缩性阴道炎的治疗原则是抑制细菌生长及增加阴道抵抗力，常用药物有以下几种。

（1）抑制细菌生长：用1%乳酸液或0.5%醋酸液冲洗阴道，每日1次，可增加阴道酸度，抑制细菌生长繁殖。阴道冲洗后，用甲硝唑200mg或氧氟沙星100mg，放于阴道深部，每日1次，7～10日为1疗程。

（2）增加阴道抵抗力：针对病因给雌激素治疗，可局部用药，也可全身用药。己烯雌酚0.125～0.25mg，每晚放入阴道深部1次，7日为一疗程或用0.5%己烯雌酚软膏涂局部涂抹。全身用药，可口服尼尔雌醇，首次4mg，以后每2～4周服1次，每次2mg，维持2～3个月。尼尔雌醇是雌三醇的衍生物，剂量小、作用时间长、对子宫内膜影响小，较安全。对应用性激素替代治疗的患者，可口服结合雌激素0.625mg或戊酸雌二醇1mg和甲羟孕酮2mg，每日1次。乳癌或子宫内膜癌患者慎用雌激素制剂。

### （四）护理诊断和医护合作性问题

1. 炎症会引发阴道的黏膜破损或充血，从而使得皮肤黏膜的完整性受损。

2. 验证会引发外阴的烧灼感或瘙痒，影响舒适。

3. 知识缺乏　缺乏疾病及其防护知识。

4. 焦虑　与外阴瘙痒等症状有关。

### （五）计划与实施

1. 预期目标　如下所述。

（1）患者能正确使用药物，避免皮肤抓伤，皮损范围不增大。

（2）患者在最短时间内解除或减轻症状，舒适感增强。

（3）患者了解疾病有关的知识及防护措施。

（4）患者焦虑感减轻，能够积极主动配合治疗。

2. 护理措施　如下所述。

（1）心理护理：认真倾听患者对疾病的主诉及其内心感受；耐心向患者讲解有关萎缩性阴道炎的相关知识、治疗方法及效果，帮助其树立治疗信心。同时，与其家属沟通，了解家属的态度与反应，积极做好家属工作，使其能够劝导患者，减轻焦虑及烦躁情绪。

（2）用药指导：遵医嘱，如果患者的年龄较大，那么要教会家属或患者如何用药，保证用药内容和流程的正确性。

3. 健康指导　如下所述。

（1）注意个人卫生，勤换内裤。平时尽量不穿紧身及化纤材质内衣裤。

（2）阴道用药方法：阴道用药最好选在晚上睡前，先清洗会阴部，然后按医嘱放置药物，药物最好放置在阴道深部，以保证疗效。

**（六）护理评价**

患者阴道分泌物减少，外阴瘙痒症状减轻或消失。患者焦虑紧张情绪好转，其家属能够理解并帮助患者缓解情绪及治疗疾病。

## 第四节　子宫颈炎

宫颈炎在妇科疾病中较为常见，包括了宫颈管黏膜炎和宫颈阴道炎等，临床上常见的宫颈炎是宫颈管黏膜炎。也可以分为慢性和急性两种，临床上多见为慢性。

### 一、急性子宫颈炎

**（一）概述**

急性子宫颈炎是病原体感染宫颈引起的急性炎症，其常与急性子宫内膜炎或急性阴道炎同时发生。

**（二）病因**

从病因上看，急性子宫颈炎的形成主要是因为感染所导致的，例如流产感染、床品感染、损伤感染等。常见的感染病菌为肠球菌、葡萄球菌等。近年来，性传播疾病的数据量不断增加，因此就导致了该病的病例不断增多。从临床上看，病原体以沙眼衣原体和淋病奈瑟菌为主，这两种病原体的感染器官都是在宫颈上，通过黏膜进行扩散，最终导致感染。除宫颈外，还会通过尿道口及前庭大腺感染，最终形成急性子宫颈炎。

**（三）病理**

观察患者可以发现，能够通过肉眼看到患者的宫颈出现明显的红肿，并且宫颈内部的水肿、充血情况较为严重，甚至会有分泌物流出。通过显微镜观察，宫颈的黏膜及组织会出现大量的颗粒性细胞。

**（四）护理评估**

1. 健康史　了解患者近期有无妇科手术史、孕产史及性生活情况，评估患者的身体状况。

2. 临床表现　在临床表现出，绝大多数的患者会呈现出阴道的分泌物增多，并且分泌物出现化脓反应，阴道外部会有灼热感或瘙痒。部分患者还会出现下腹坠痛的情况。同时，尿频、尿急等情况也会出现，性交出血现象也可能发生。

在检查的过程中，会出现宫颈充血、宫颈水肿等问题，宫颈内的黏膜也会外翻，可见阴道口黏膜尿道口充血，分泌物增多。

3. 辅助检查　可以通过革兰染色进行辅助检查。将患者的宫颈分泌物进行革兰染色，用棉签插入宫颈内取出，如果肉眼观察到有黄绿色黏液分泌物，那么则进行颜色，如果显微镜下有 40 或以上的中性颗粒细胞，则可以确定为阳性。

急性宫颈炎患者还应进行衣原体及淋病奈瑟菌的检查，包括宫颈分泌物涂片作革兰染色、分泌物培养、酶联免疫吸附试验及核酸检测。

4. 心理评估　急性宫颈炎一般起病急，症状重，患者多会表现出紧张及焦虑的情绪，特别是有不洁性生活史的患者，担心自己患有性传播疾病，严重者可出现恐惧心理。护理人员应仔细评估患者患病后的内心感受，发现其不良情绪并进行合理的心理疏导。

5. 治疗原则　主要针对病原体必须进行及时和规范的治疗，并且治疗的过程中要保证药量充足，最终达到彻底治疗的目的。在治疗的过程中，要及时地询问患者的用药过程，跟踪患者的用药记录，如果用药依然没有疗效，那么要及时地进行复查。性伴侣需同时治疗。

（1）如果是单纯的急性，应采取单次、大量的给药方式，如头孢及大观霉素。

（2）衣原体性宫颈炎治疗可以采用红霉素类及四环素类等。

**（五）护理诊断和医护合作性问题**

1. 舒适的改变　与阴道分泌物增多、腰骶部疼痛及下腹部坠痛有关。

2. 焦虑　与对疾病诊断的担心有关。

3. 排尿形态改变　与炎症刺激产生尿频、尿急、尿痛症状有关。

4. 知识缺乏　缺乏急性宫颈炎病因、治疗及预防等相关知识。

**（六）计划与实施**

1. 预期目标　如下所述。

（1）经治疗后患者在最短时间内解除或减轻症状，舒适感增强。

（2）患者紧张焦虑的心情得到缓解。

（3）患者治疗后排尿形态恢复正常。

（4）患者了解急性宫颈炎的病因及治疗方法，掌握了预防措施。

2. 护理措施　如下所述。

（1）患者出现症状后及时到医院急诊，使疾病能够得到及时诊断、正确治疗，并指导患者按医嘱使用抗生素。

（2）对症处理：急性期应卧床休息。出现高热患者在遵医嘱用药的同时可给予物理降温、酒精或温水擦浴，也可用冰袋降温，并定时监测体温、脉搏、血压。有严重腰骶部疼痛的患者可遵医嘱服用镇痛药。有尿道刺激症状者应多饮水，以减轻症状。

（3）心理护理：医护人员要耐心的倾听患者心理，对患者的心理状态进行全面的了解和评估，并且主动的向患者介绍急性宫颈炎的发病原因及引起感染的病原菌，特别是要强调急性宫颈炎的治疗效果和意义，增强患者治疗疾病的信心，鼓励其坚持并严格按医嘱服药。

3. 健康指导　如下所述。

（1）指导患者做好经期、孕期卫生；帮助患者保证性生活卫生。

（2）指导患者定期进行妇科检查，发现宫颈炎症积极予以治疗。

**（七）护理评价**

患者症状减轻或消失，焦虑紧张的情绪有所缓解，并随着症状的消失进一步好转并恢复正常。患者了解急性宫颈炎的相关知识，并掌握了预防措施。

## 二、慢性宫颈炎

**（一）概述**

慢性宫颈炎通常是在急性宫颈炎的基础上逐渐演变而来，主要由于对急性宫颈炎的治疗效果未达到预期，最终导致病原体仍然在宫颈内残留进而转变为慢性炎症。

**（二）病因**

从导致慢性宫颈炎出现的原因阿里坎，通常是由于分娩、流产或手术对宫颈造成一定的损伤，进而使得病原体进入宫颈，引发炎症。部分患者在发病前可能并不会出现宫颈炎病症，而是直接出现慢性宫颈炎。从病原体的构成来看，主要包括葡萄球菌、链球菌、大肠杆菌及厌氧菌等，另外淋病奈瑟菌、沙眼衣原体等同样可诱发慢性宫颈炎。

随着时间的推移，由于沙眼衣原体及淋病奈瑟菌感染造成的慢性宫颈炎的发病率持续增长。不仅如此，慢性宫颈炎还在很大程度上受到疱疹病毒的影响。病原体长时间隐藏在宫颈当中对宫颈黏膜造成了严重破坏，进而引发感染情况的出现，最终诱发慢性宫颈炎。

**（三）病理**

慢性宫颈炎根据病理组织形态临床上分为以下几种。

1. 宫颈糜烂样改变　在临床上被称为的“宫颈糜烂”，实质上是有由于慢性宫颈炎引发的病症。随着现代医学水平的提高和对宫颈病病理认知能力的提升，近年来，“宫颈糜烂”这一专业用词逐渐被西方医学领域所淘汰。宫颈外口处的宫颈阴道部外观出现细颗粒状的病理改变，在医学上统称为宫颈糜烂样改变。糜烂部分同正常宫颈表皮的界限划分相对明确、糜烂面通常被单层宫颈管柱状上皮所覆盖，由于该部位免疫力低下，进而易受到病原体的入侵。在炎症出现的开始阶段，糜烂面仅为单层柱状上皮所覆盖，表面相对平滑，随后受到腺上皮的影响，导致糜烂面状态发生改变逐渐表现出颗粒状的特征。随着间质增生情况的加剧，表面凹凸情况也有所剧烈。针对青年女性群体来讲，部分条件下宫颈呈红色，且表皮出现细颗粒，但实质上并无炎症的存在，其主要是受到宫颈管柱状上皮的影响。

2. 宫颈肥大　随着出现慢性炎症时间的延长，往往会出现宫颈组织充血、水肿等一系列情况，另外受到黏液堆积的影响还会到囊肿的出现，进而诱发宫颈肥大，但表面并无异状，仍然保持平滑状态，部分条件下可出现宫颈腺囊肿的情况。不仅如此，由于纤维结缔组织的变化，还会对宫颈硬度造成严重影响。

3. 宫颈息肉　宫颈管黏膜增生，局部形成突起病灶称为宫颈息肉。受到慢性炎症的影响可能会导致宫颈管出现黏膜增生的状况，并且随着时间的推移会逐渐演变为息肉（图 10–1），息肉的大小和规模难以确定，通常直径不超 1cm，呈舌形、质地软脆，蒂多呈现出细长状态，根部同宫颈管外口相联系。通过光镜进行观察可发现，息肉存在充血、水肿等症状，同时息肉内部常含有炎性细胞，表面覆盖同宫颈管上皮相一致。宫颈息肉极少恶变，恶变率 $< 1\%$，但临床上应注意子宫恶性肿瘤可呈息肉样突出于宫颈口，应予以鉴别。

4. 宫颈腺囊肿　在宫颈转化区中，鳞状上皮取代柱状上皮过程中，新生的鳞状上皮会对宫颈腺管口产生一定的影响，使得腺管口无法维持正常的流通状态。尤其是在腺管周围结缔组织的作用下，往往会对腺管造成一定的挤压效果，最终腺管功能受损，黏液长期潴留在腺管当中最终产生囊肿（图 10–2）。检查过程中发现，宫颈表面存在一定数量的青白色小囊泡，且其中包裹着黏液。一旦出现感染情况，就会呈现出白色状态，宫颈阴道外观并不会出现异状，仅能够观察到宫颈外口出现分泌物，部分情况下受到宫颈管黏膜的影响，还会致使宫颈口呈现出红色。

5. 宫颈黏膜炎　病变主要集中在宫颈管黏膜部分，宫颈阴道表面并无明显变化，宫颈外口出现分泌物，部分情况下受到宫颈管黏膜的影响，还会致使宫颈口呈现出红色。受到宫颈管黏膜及黏膜下组织的影响，还会诱发宫颈肥大情况的出现。

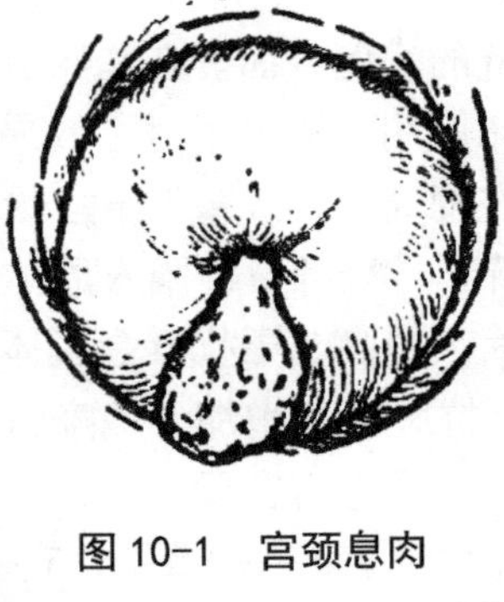

图 10–1　宫颈息肉

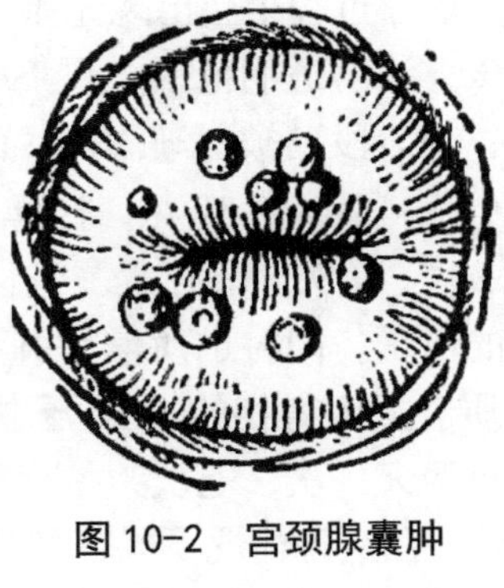

图 10–2　宫颈腺囊肿

**（四）护理评估**

1. 健康史　了解和评估患者的一般情况、现身体状况、婚姻状况及孕产史。

2. 临床表现　如下所述。

（1）症状及体征：慢性宫颈炎的症状来看，其中一个典型症状就是阴道分泌物超出正常水平。受到病原体等诸多因素的影响，使得分泌物往往也会表现出不同的性质与特征。一般情况下，阴道分泌物主要以白色黏液状为主，部分条件下还会白带量增加，且伴有性交后出血症状。随着炎症范围的扩大，甚至还会出现腰骶疼痛、盆腔坠痛的情况。当炎症涉及膀胱下结缔组织时，可出现尿急、尿频等症状。宫颈黏稠脓性分泌物会在一定程度上阻碍精子的进入，进而致使怀孕概率降低。

妇科检查时能够明显发现宫颈会出现糜烂、肥大等情况，部分条件下还可能存在息肉、宫颈腺囊肿的病症。

（2）宫颈糜烂的分度：以糜烂面积作为划分依据，可以将宫颈糜烂划分为 3 度（图 10–3）。轻度指的是糜烂面积低于宫颈面积的 1/3；中度指糜烂面积占据宫颈面积的 1/3 ~ 2/3；重度指糜烂面超过宫颈面积的 2/3。以糜烂程度作为划分依据，可以将其划分为以下几种类型：即单纯型、颗粒型和乳突型。

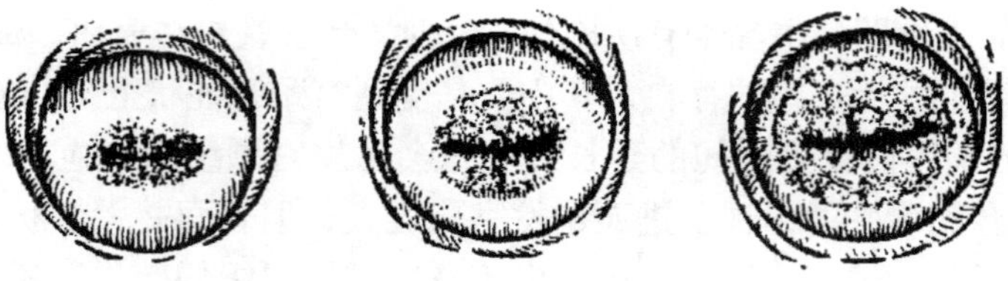


图 10–3　宫颈糜烂分度

3. 辅助检查　包括以下几种。

（1）淋病奈瑟菌及衣原体检查：用于有性传播疾病的高危患者。

（2）宫颈刮片、宫颈管吸片检查：主要用于鉴别宫颈糜烂与宫颈上皮内瘤样病变或早期宫颈癌。

（3）阴道镜检查及活体组织检查：当高度怀疑宫颈上皮内瘤样病变或早期宫颈癌时，进行该项检查以明确诊断。

4. 心理 – 社会评估　慢性宫颈炎一般药物治疗效果欠佳，且临床症状出现时间较长，症状虽不重但影响其日常生活和工作，另外慢性宫颈炎还有可能癌变，上述因素使患者思想压力大，易产生烦躁和不安。家属也会因为患者的情绪及病情而产生焦虑和紧张的负性情绪。

5. 治疗原则　慢性宫颈炎以局部治疗为主，可采用物理治疗、药物治疗及手术治疗，其中以物理治疗最常用。

（1）宫颈糜烂的治疗

①物理治疗：物理治疗是现阶段较为常见的治疗方式，其原理指的是利用一系列物理形式将宫颈糜烂面的上皮进行处理，待表皮脱落后形成新的复层鳞状上皮。整个治疗周期约为 30 天左右，病症较为严重者可达 60 天。从现有治疗方式来看，主要包括激光治疗、冷冻治疗的等方法。但需要注意的是，在选择上述方法进行治疗过程中会出现充血、宫颈管狭窄、不孕、感染的可能。

②药物治疗：该方法的适用范围主要集中在糜烂程度较低的病例方面。在临床上的常用药物通常为硝酸银或铬酸腐蚀，现阶段已被逐渐淘汰。而中药配方在临床应用上取得了显著效果。如子宫颈粉，内含黄矾、金银花各 9 克，五倍子 30 克，甘草 6 克。将药粉洒在棉球上，敷塞于子宫颈，24 小时后取出。月经后上药，每周 2 次，4 次为一疗程。我们能够清楚地了解到，病毒及沙眼衣原体感染能够在很大程度上诱使宫颈糜烂的出现。同时也使得常引发宫颈癌的概率大大提高。干扰素是人体受到病毒侵入后自动分泌出的免疫物质。重组得到的 α2a 干扰素具备抗病毒、抗肿瘤和增加，免疫力等疗效，在睡前将其塞入阴道深处，每两天一次，七次为一疗程，可多次使用。如果患有宫颈管炎，宫颈表面正常，宫颈管内有脓性黏液分泌，在这种情况下局部用药的方式通常无法达到预期治疗效果，应采取其他治疗方案。具体来讲，应提取宫颈管分泌物进行试验，并根据最终所得结果选择针对性的抗感染药物。

（2）宫颈息肉治疗：宫颈息肉通常会选择摘除的治疗方式，并在术后将组织进行有效检验。

（3）宫颈管黏膜炎治疗：宫颈管黏膜炎需进行全身治疗，方可达到预期效果，效果差。取宫颈管分泌物进行试验，并根据最终所得结果选择针对性的抗感染药物。

（4）宫颈腺囊肿：针对偏小的宫颈腺囊肿，在无异常的条件下并不需要进行治疗，但如果囊肿较大或出现感染症状，应及时采取有效的治疗方式。

### （五）护理诊断和医护合作性问题

1. 舒适的改变　与阴道分泌物增多、腰骶部疼痛及下腹部坠痛有关。

2. 焦虑　与接触性出血、不孕及该病有癌变可能有关。

3. 有感染的可能　与物理治疗创面有关。

4. 知识缺乏　缺乏慢性宫颈炎治疗、治疗前后注意事项及预防措施等相关知识。

### （六）计划与实施

1. 预期目标　如下所述。

（1）患者在最短时间内解除或减轻症状，舒适感增强。

（2）患者紧张焦虑的心情恢复平静。

（3）物理治疗期间未发生感染。

（4）患者能够了解治疗方法并掌握慢性宫颈炎治疗前后注意事项及预防措施。

2. 护理措施　如下所述。

（1）心理护理：了解患者的心理状态及负性情绪表现程度，并进行心理疏导。帮助患者建立治疗的信心，并能够坚持治疗。同时应与家属沟通，评估家属对患者疾病的态度及看法，帮助其了解该病相关知识，使其能够主动关心和照顾患者。

（2）物理治疗的护理

①治疗前护理：疗前应听从医生安排完成各项检查工作，存在急性生殖器炎症的患者应暂缓此项检查先进行急性炎症的治疗，物理治疗应选择在月经干净后 3 ~ 7 日内进行。

②治疗后护理：宫颈物理治疗后均有阴道分泌物增加，甚至有大量水样排液，此时患者应保持外阴部清洁，必要时垫会阴垫并及时更换，以防感染发生。一般术后 1 ~ 2 周脱痂时有少许出血属正常现象，如患者阴道流血量多于月经量应及时到医院就诊。在伤口并未完全愈合的条件下，禁止洗澡、性交和冲洗阴道，以免发生大出血和感染。治疗后须定期检查，第一次检查时间是术后 2 个月月经干净后，复查内容有观察创面愈合情况及有无颈管狭窄等。

（3）用药指导：向患者解释药物的用法及使用注意事项。

3. 健康指导　如下所述。

（1）预防措施：配合医生采取有效的急性宫颈炎治疗措施；定期进行体检，一旦发现病症应予以及时治疗；避免意外情况对宫颈造成损伤；一旦出现宫颈撕裂等情况应及时采取治疗措施。

（2）选择物理治疗方法后，患者应禁性生活和盆浴 2 个月。保持外阴的清洁和干燥，每日用温开水清洗会阴并更换内裤及会阴垫。

（3）患者应遵医嘱定期进行随诊。

### （七）护理评价

患者接受护理人员的指导后焦虑紧张的情绪有所缓解，其家属能够主动关心和帮助患者治疗疾病。物理治疗期间未发生感染，了解了慢性宫颈炎的相关知识，并掌握了物理治疗的注意事项及预防措施。

# 第五节　盆腔炎性疾病

## 一、盆腔炎性疾病

### （一）概述

盆腔炎性疾病是女性常见的一种感染性疾病，具体病症涉及子宫内膜炎、输卵管炎、盆腔腹膜炎等。炎症的发病部位和规模并不固定，一般集中在输卵管炎周边，子宫内膜炎的发病概率相对较低。从盆腔炎性疾病的发病群体来看，主要以处于性活跃期的妇女为主。其他女性出现盆腔炎性疾病的可能性并不高。偶然出现这一病症，通常也是受到邻近器官炎症的影响才引发的。

**（二）病因**

引起盆腔炎性疾病的病原体有两个来源，即内源性和外源性，两种病原体可单独存在，也可混合感染，临床上通常为混合感染。

1. 内源性病原体　来自原寄居于阴道内的菌群，包括厌氧菌和需氧菌。厌氧菌及需氧菌都可单独感染，但通常是混合感染。常见的为大肠杆菌、溶血性链球菌、金黄色葡萄球菌、脆弱类杆菌、消化球菌、消化链球菌。

2. 外源性病原体　主要为性传播疾病的病原体，如沙眼衣原体、淋病奈瑟菌、支原体等。

**（三）感染途径**

1. 在淋巴系统的作用下，细菌是经位于宫颈内的淋巴管进入到盆腔结缔组织等部位，是诱发产褥感染、流产后感染等一系列病症的主要原因。通常情况下，主要以链球菌、大肠杆菌和厌氧菌的感染情况为主。

2. 以生殖器黏膜为依托进行扩散，当病原体进入阴道后，依托黏膜侵入到宫颈、子宫内膜并最终扩散到卵巢既腹腔，是导致非妊娠期、非产褥期盆腔炎性疾病的关键原因。从常见的病菌来看，主要包括淋病奈瑟菌、沙眼衣原体及葡萄球菌等。

3. 在血循环的支持下进行扩散和传播。病原体首先对人体其他系统造成破坏，之后在血循环的作用下对生殖系统造成破坏，进而诱发感染情况。

4. 直接蔓延　腹腔其他器官发生感染情况后，迅速延伸到内生殖器，进而引发感染。

**（四）病理**

1. 急性子宫内膜炎及子宫肌炎　子宫内膜存在充血、水肿等情况，通常伴随着炎性分泌物，部分患者还可能出现内膜溃疡的症状。经过观察可发现大量白细胞，随着炎症的逐渐加深最终产生子宫肌炎。

2. 急性输卵管炎、输卵管积脓、输卵管卵巢脓肿　从急性输卵管炎的病因来看，其通常是在化脓菌的作用下形成的。由于传播形式的差异性，使得病变特征同样有所区别。从发病病症来看，患者通常会存在输卵管充血、肿大等情况，严重者还会伴随输卵管弯曲的症状，脓性分泌物还会侵入周边组织。

如果炎症在宫颈内的蔓延范围进一步扩大，通常会导致输卵管黏膜炎的出现，使得输卵管黏膜出现肿大、充分等症状，且表面被大规模中性粒细胞所覆盖，进而引发输卵管管腔及伞端闭锁，一旦有脓液长期潴留还可能出现输卵管积脓。

卵巢单独出现炎症的可能性较低，白膜有着显著的抵御效果。卵巢受到炎性输卵管伞的影响易引发卵巢周围炎，也就是输卵管卵巢炎。以卵巢排卵的破孔为媒介会使得炎症进入卵巢，最终导致整个卵巢出现脓肿的情况。从肿胀部位来看，主要集中在子宫后方或子宫、阔韧带后叶及肠管间粘连处，一旦侵入腹腔，还会诱发弥漫性腹膜炎。

3. 急性盆腔结缔组织炎　内生殖器出现炎症或阴道、宫颈等部位受创时，病原体以淋巴管为媒介会进入到盆腔结缔组织，最终导致整个组织出现肿大、充血等病症，且表面被中性粒细胞所覆盖。从这该病症的表现来看，主要包括以下几方面：即局部增厚、质地软脆、边界模糊等，一旦出现化脓情况往往会引发盆腔腹膜外脓肿，进而侵入直肠或阴道当中，使得人体内其他系统遭到严重破坏。

4. 急性盆腔腹膜炎　盆腔内器官一旦出现感染情况，通常会延伸到盆腔腹膜，并导致盆腔腹膜出现炎症引发肿大、充血等症状，甚至还会分泌出一定量的纤维素。随着在粘连间隙内的脓性渗出液规模持续扩大，还会诱发脓肿；一旦在直肠子宫陷凹部位滞留则可能会出现盆腔脓肿，其为常见情况。由于脓肿周边存在多个组织，如果其侵入直肠往往会患者病症有着明显缓解，而侵入腹腔后通常会造成弥漫性腹膜炎。

5. 败血症及脓毒血症　在病原体规模和强度持续增长，患者免疫系统受到严重的条件下，患者出现败血症的概率也会大大增加。主要集中在产褥感染、感染流产等方面，最近一段时间内同样出现由于放置宫内节育器、输卵管结扎手术而引发的败血症，如果不及时进行治疗，就会使患者出现休克症状，危及患者生命。一旦出现感染情况，如果身体其他部出现大面积的炎症病灶或脓肿，则患者可能患有脓毒血症，但需要进行进一步的试验。

6. Fitz-Hugh-Curtis 综合征 指肝包膜炎症但对肝并不存在实际损害的炎症，其病因主要由于淋病奈瑟菌和衣原体感染，5% ~ 10% 输卵管炎可出现此综合征。

**（五）护理评估**

1. 健康史 评估和了解患者的年龄、职业、近期身体状况等，特别要了解患者有无不洁性生活史，及目前表现出的各种症状。

2. 临床表现 可因炎症轻重及范围大小而有不同的临床表现，轻者无症状或症状轻微。

（1）症状

①常见症状：从发病病症来看，主要表现为下腹痛、浑身发热、出现阴道分泌现象。月经期发病可出现月经量增加，经期适当增长。

②下腹痛：长时间出现腹痛症状，且在剧烈活动或性交后尤为明显。

③重症症状：高烧不退、持续性头痛、食欲不振等。

④其他：一旦出现腹膜炎，通常会伴随消化系统症状包括腹泻、呕吐的呢过。一旦存在脓肿情况，通常会存在下腹包块及局部压迫刺激症状；根据包块位置的不同，其作用的部位也有所区别。如果位于腹膜外可能会导致腹泻、排便不畅等症状。

（2）体征

①盆腔炎性疾病的患者体征差异较大，轻者无明显异常表现或妇科检查仅发现宫颈举痛或宫体压痛或附件区压痛。

②严重患者进行检查过程中，通常会存在体表温度上升，下腹存在剧烈疼痛感，叩诊鼓音明显，肠鸣音减弱或消失。

③盆腔检查：a. 阴道内存在大量分泌物，且往往伴有恶臭。b. 宫颈出现肿大、充血，且伴随强烈疼痛感，当宫颈管黏膜或宫腔有急性炎症时，将宫颈分泌物进行处理，可明显看到脓性分泌流出。c. 宫体肿大，存在疼痛感，无法自由移动。d. 子宫周边出现压痛感，如果为单纯输卵管炎，当接触到输卵管时会出现疼痛感。e. 如果输卵管出现脓肿情况，当接触包块会出现疼痛感。f. 宫旁结缔组织炎时，可发现宫旁周边会出现增厚的现象，且存在明显疼痛感。g. 如果存在盆腔脓肿的情况，且所处位置处于较低水平时，能够明显看出后穹隆或侧穹存在肿胀情况，同时还会伴随着跳跃感，三合诊常能够对盆腔状况有着准确全面的认识。

3. 辅助检查 在对盆腔炎性疾病进行诊断过程中，应具备以下条件：一是下腹伴有跳痛感；二是宫颈部位出现摇摆通；三是附件区压痛。在对诊断的特异性进行识别过程中，可选择下列条件。

（1）宫颈分泌物培养或革兰染色涂片：淋病奈瑟菌阳性或沙眼衣原体阳性。

（2）血常规检查：WBC 计数 $>10\times10^9$/L。

（3）后穹隆穿刺：抽出脓性液体。

（4）双合诊、B 超或腹腔镜检查检查：检查观察到存在盆腔脓肿或炎性包块。在检查过程中能够准确了解到患者病症，进而保证治疗方案的针对性与有效性。关于直观诊断标准，包括：①输卵管存在充血症状。②输卵管出现肿大。③输卵管伞端或浆膜面出现分泌物。

（5）分泌物做细菌培养及药物敏感试验：在关于急性盆腔炎的诊断完成后，应对感染的病原体有着准确认知，利用一定的措施提取感染部位的分泌物并进行试验，以保证所得治疗方案的针对性与有效行。但受到诸多因素的影响，目前无法在临床上得到大范围的普及和应用。宫颈管分泌物及后穹隆穿刺液的涂片、培养及免疫荧光检测所得结果的准确性虽然并不高，但在这一过程中能够深入了解病原体，可将涂片进行染色，一旦淋病奈瑟菌就可明确病因。进而为抗生素的选择提供一定的参考，以保证能够及时准确的探寻到病原体。

（6）免疫荧光：其适用范围主要集中在衣原体检查方面。

4. 心理 - 社会评估 盆腔炎性疾病症状明显且较严重，特别是治疗不及时或未能使用恰当的抗生素时，患者往往会出现焦虑、甚至是恐惧心理。此时护理人员应重点了解患者的心理状态，评估因症状而造成的焦虑、恐惧的程度。同时，了解家属的态度。

5. 治疗原则　主要为抗生素药物治疗，必要时手术治疗。

（1）药物治疗：应用抗生素的原则：经验性、广谱、及时及个体化。根据细菌培养及药物敏感试验合理选用抗生素治疗。盆腔炎性疾病经抗生素积极治疗，绝大多数能彻底治愈。

由于急性盆腔炎的病原体主要以需氧菌、厌氧菌等病菌为主，由于受到多种病菌的影响，使得患者感染的复杂程度较高，所以在用药选择上可以选择联合用药的方式。常用的抗生素有第二代头孢菌素、第三代头孢菌素、氨基糖苷类、喹诺酮类及甲硝唑等。

（2）手术治疗：结合患者个人状况采取开腹手术或腹腔镜手术。手术范围原则上以切除病灶为主，手术指征主要包括下列几方面：

①药物治疗效果不明显：出现盆腔脓肿的情况，通过药物治疗的方式，患者病症并未得到改善，且中毒现象进一步加剧，应在短时间内进行手术，以避免脓肿对患者造成更严重的危害。

②输卵管积脓或输卵管卵巢脓肿：通过药物治疗的方式使得患者病情有着一定程度上的改善，但炎症并未彻底好转，肿块仍然存在，应选择手术方式，避免病情再次复发。

③脓肿破裂：脓肿破裂：患者出现突发性腹痛，持续高热、腹泻、呕吐，或者患者出现休克症状，存在上述条件的，均可能出现脓肿破裂，因此应立即手术进行探查。

（3）支持疗法：患者应注意休息，不宜进行剧烈运动。在这一过程中使得脓液能够滞留在直肠子宫内而避免炎症出现扩散。在饮食方面，应选择高热量、高蛋白、高维生素的流食，保持水电解质平衡，高热时可给予物理降温。

（4）中药治疗：其疗效主要为疏散瘀血、清热解毒等。常用药物包括安宫牛黄丸、紫血丹等。

### （六）护理诊断和医护合作性问题

1. 高热　与盆腔感染引起体温升高有关。
2. 下腹痛　与盆腔感染引起生殖器脓肿形成有关。
3. 营养失调：低于机体需要量　与高热、食欲缺乏、恶心、呕吐等症状有关。
4. 潜在的并发症：感染性休克　与未能及时应用有效抗生素致病情加重有关。
5. 知识缺乏　缺乏盆腔炎性疾病的相关知识及预防措施。
6. 恐惧　与盆腔炎性疾病症状重、持续时间长有关。

### （七）计划与实施

1. 预期目标　如下所述。

（1）患者体温升高时得到及时处理。

（2）经治疗患者下腹痛症状减轻甚至消失。

（3）患者体液平衡，未发生水、电解质紊乱。

（4）经积极抗感染治疗，患者未出现感染性休克等并发症。

（5）患者了解盆腔炎性疾病的相关知识，并掌握该病的预防措施。

（6）患者恐惧感消失，能够积极配合治疗。

2. 护理措施　如下所述。

（1）一般护理：患者应注意休息，不宜进行剧烈运动。在这一过程中使得脓液能够滞留在直肠子宫内而避免炎症出现扩散。在饮食方面，应选择高热量、高蛋白、高维生素的流食。在特殊条件下，可对患者进行输血，以强化患者的抵抗能力。为了简化整个检查流程，不宜采用阴道灌洗的方式，避免炎出现大范围的扩散，一旦出现腹胀情况应及时采取必要的排气措施，在口服药的选择上应谨遵医嘱。

（2）高热的护理：应保证以 4 小时为间隔对患者的体温、呼吸状况进行检查，一旦患者出现发热情况应及时采取降温手段。根据患者实际情况，选择适当的物理降温方式，包括温水擦浴、冰袋降温等。如果患者情况并未得到明显改善，应根据医生意见适当用药。在降温过程中，患者出汗量增加，可能会导致患者出现血压下降、四肢发冷等情况，因此应对于患者的体温、呼吸和血压等状况有着及时准确的了解与掌握。另外，应按照医生要求采取静脉输液等措施。同时，还需要注意为患者定期更换被褥，要求患者多喝水。

（3）在服用抗生素的过程中，应观察患者的服药后的反映，应严格控制药物服用时间，以保证药效能够达到预期目标。

（4）对产科、妇科手术指征有着全面了解与掌握，严格执行各项术前准备工作。在手术期间应严格遵循无菌操作，保证各项护理措施得到落实。

3. 健康宣教　如下所述。

（1）治疗盆腔炎性疾病时，患者应积极配合医生，按时按量应用抗生素药物，并注意用药后的反应，观察症状是否有减轻。

（2）治疗期间应停止工作和学习，卧床休息，并取半坐卧位，这样有利于健康的恢复。

（3）饮食上应高热量、高蛋白、高维生素流食或半流食，注意多喝水，特别是高热的患者应用退热药后，需及时补充水分和盐分，可口服淡盐水，以保持水电解质平衡。

（4）教会患者或家属进行物理降温的方法和注意事项。

（5）在日常强调性生活卫生，严禁在经期发生性交行为。做好经期、孕期及产褥期的卫生。

（6）保持良好的心态，树立战胜疾病的信心，以积极的态度坚持治疗。

**（八）护理评价**

患者全身、局部症状及阳性体征消失，身体康复，并了解盆腔炎性疾病的相关知识，并掌握防护措施，有良好的卫生习惯。在治疗期间，患者能够按时按量服用药物，未发生水电解质平衡紊乱及感染性休克等并发症。患者的心情恢复平静，能积极配合治疗，其家属在精神上能主动关心患者，生活上仔细照顾患者。

## 二、盆腔炎性疾病后遗症

**（一）概述**

盆腔炎性后遗症指的是由于盆腔炎性疾病导致的遗留病症，主要改变包括组织破坏、广泛粘连等。

**（二）病理**

输卵管卵巢炎及输卵管炎的遗留改变通常会对输卵管造成一定程度上的破坏，进而诱发输卵管卵巢肿块的出现；输卵管伞端闭锁、浆液性分泌物滞留导致输卵管积水；输卵管积脓或输卵管卵巢脓肿的脓液吸收，被浆液性渗出物代替形成输卵管积水或输卵管卵巢囊肿。积水输卵管表面并无异常，管壁厚度降低，由于输卵管系膜无法出现延长情况，进而使得积水输卵管出现弯曲情况。

盆腔结缔组织炎的改变为主韧带、骶韧带增生、变厚，若病变广泛，可使子宫固定。

**（三）护理评估**

1. 健康史　了解患者患盆腔炎性疾病的时间、过程、治疗情况，以及近期的身体状况。

2. 临床表现　详细内容见下文。

（1）慢性盆腔痛：盆腔炎性疾病后慢性炎症形成的粘连、瘢痕以及盆腔充血，往往会导致患者下腹出现坠涨、疼痛等感觉，且在性交后或月经前后这一情况更加严重。

（2）盆腔炎频发：在盆腔炎性疾病后遗症的影响下，使得原有的输卵管组织结构受损，进而使得抵御功能有着明显下滑，在特定条件下，可能会造成患者的盆腔炎疾病出现复发的现象。

（3）不孕输卵管粘连阻塞导致患者怀孕概率降低。实际上，患者怀孕概率在很大程度上受到发作次数的影响，随着发作次数的增加，不孕的可能性增大。

（4）异位妊娠：盆腔炎出现异位妊娠的可能性明显高于正常女性，且与盆腔炎发作次数有着密切联系。

（5）体征：若为盆腔结缔组织病变，子宫长时间保持后倾后屈状态，活动受限或粘连固定，子宫周边出现增厚，宫骶韧带出现粗大、质地变硬，且存在压痛。如果为输卵管炎，那么在与子宫两侧的输卵管进行直接接触时，往往会出现压痛。如果为输卵管积水或囊肿，通常在盆腔两侧会长有囊性肿物，影响正常活动。

3. 辅助检查　盆腔炎性疾病后遗症可进行腹腔镜及B超检查协助诊断。

4. 心理－社会评估　盆腔炎性疾病后遗症的患者往往精神负担较重，护理人员应重点关注患者对疾病的认识及态度，是否有消极情绪，特别是有无悲观失望的表现。还应了解家属和亲友对患者的态度，以帮助患者寻求支持。

5. 治疗原则　对盆腔炎性疾病后遗症尚无有效的治疗方法，重在预防。一般采用综合治疗，可缓解症状，增加受孕机会。

（1）物理疗法：温热能对盆腔部位的血液循环有着显著效果，进而为局部组织提供一定的影响，以达到抑制炎症的效果。从常见的治疗方式来看，主要博安康短波、超短波、激光等。在治疗过程中可选择与部分药物联合使用。

（2）中药治疗：慢性盆腔炎大部分为湿热型，因此在药物选择上，应强调清热、化瘀等功能。从配方来看，主要包括丹参18g、赤芍15g、木香12g、桃仁9g、金银花30g、蒲公英30g、茯苓12g、丹皮9g、生地9g，剧痛时加延胡索9g。部分患者为寒凝气滞型，因此在治疗方案的选择上，应偏向于活血、散寒，可选择桂枝茯苓汤加减，气虚者加党参15g、白术9g、黄芪15g。

（3）其他药物治疗：在服用抗炎药物的条件下，同时还可以选择肌肉注射的治疗手段，以便于对患者病症的治疗效果达到预期。部分患者当出现过敏情况应及时停止用药。部分条件下，应选择抗生素与地塞米松联合用药，口服地塞米松0.75mg，每日3次，随着用药时间的延长，应适当缩减塞米松的用药量。

（4）手术治疗：存在输卵管积水或输卵管卵巢囊肿的情况，应及时对患者进行手术，炎症频发患者同样应选择手术治疗的方式。通过手术的方式能够彻底治愈患者病症，以避免病情再次复发。从手术方案的选择上来看，主要以行单侧附件切除术或全子宫切除术加双侧附件切除术为主。年轻妇女应尽注意保障卵巢的正常功能。

### （四）护理诊断和医护合作性问题

1. 舒适的改变　与腰骶部疼痛及下坠感有关。

2. 焦虑　与病程长，治疗效果不明显有关。

3. 知识缺乏　缺乏盆腔炎性疾病后遗症的专业知识。

### （五）计划与实施

1. 预期目标

（1）经治疗护理患者症状解除或减轻，舒适感增强。

（2）患者紧张焦虑的情绪得到缓解，树立了治疗疾病的信心。

（3）患者能够掌握有关治疗及防护措施。

2. 护理措施　如下所述。

（1）心理护理：及时对患者心理问题进行疏导，引导患者树立积极乐观的心态。

（2）引导患者主动进行康复锻炼，并注意休息，提高自身免疫能力。

（3）指导患者按医嘱正确服药。

3. 健康指导　注意加强营养及饮食搭配，增加蛋白质及维生素的摄入，增加体力。其他见盆腔炎性疾病的相关章节。

### （六）护理评价

见盆腔炎性疾病的相关章节。

# 第十一章　儿科护理

## 第一节　口炎

口炎(stomatitis)是指口腔黏膜的炎症，若病变仅局限于舌、齿龈、口角亦可称为舌炎、齿龈炎或口角炎，多由病毒、真菌、细菌引起。全年可发病，多见于婴幼儿。本病可单独发生，亦可继发于全身性疾病如急性感染、腹泻、营养不良、久病体弱和维生素 B、C 缺乏等。食具消毒不严、口腔卫生不良或各种疾病导致机体抵抗力下降均有利于口炎发生。目前细菌感染性口炎已经很少见，但病毒及真菌感染引起的口炎仍较常见。

### 一、鹅口疮

鹅口疮（thrush，oral candidiasis）又名雪口病，为白色念珠菌感染所致，多见于新生儿、营养不良、腹泻、长期应用广谱抗生素或激素的患儿，新生儿多由产道感染，或因哺乳时乳头不洁及使用污染的奶具而感染。

**（一）临床表现**

本病特征是在口腔黏膜表面出现白色或灰白色乳凝块样小点或小片状物，可逐渐融合成大片，不易拭去，若强行擦拭剥离后，局部黏膜潮红、粗糙、可有溢血。患处不痛、不流涎，不影响吃奶，一般无全身症状。以颊黏膜最常见，其次是舌、齿龈及上腭，重者整个口腔均被白色斑膜覆盖，甚至可蔓延至咽、喉、食管、气管肺等处，而出现呕吐、吞咽困难、声音嘶哑或呼吸困难。

**（二）治疗要点**

1. 保持口腔清洁　可用 2% 碳酸氢钠溶液于哺乳前后清洁口腔。
2. 局部用药　局部涂抹 10 万 ~ 20 万 U/mL 制霉菌素鱼肝混悬溶液，每日 2 ~ 3 次。

### 二、疱疹性口炎

疱疹性口炎（herpetic stomatitis）由单纯疱疹病毒Ⅰ型感染所致，多见于婴幼儿，无明显季节性，传染性强，可在集体托幼机构引起小流行。

**（一）临床表现**

起病时发热，体温达 38 ~ 40℃，齿龈红肿，触之易出血，继而在口腔黏膜上出现单个或成簇的小疱疹，直径约 2mm，周围有红晕，迅速破溃后形成浅表溃疡，有黄白色纤维素性分泌物覆盖，多个小溃疡可融合成不规则的大溃疡。疱疹常见于齿龈、口唇、舌和颊黏膜，有时累及上腭及咽部。由于疼痛明显，患儿可表现拒食、流涎、烦躁，常有颌下淋巴结肿大。体温在 3 ~ 5 天后恢复正常，病程约 1 ~ 2 周，淋巴结肿大可持续 2 ~ 3 周。

本病须与疱疹性咽峡炎鉴别，后者由柯萨奇病毒引起，多发生于夏秋季，疱疹主要在咽部和软腭，有时可见于舌，但不累及齿龈和颊黏膜，颌下淋巴结常无肿大。

**（二）治疗要点**

1. 保持口腔清洁　多饮水，可用 3% 过氧化氢溶液清洗口腔，避免刺激性食物。

2. 局部用药　局部可涂碘苷抑制病毒，亦可喷西瓜霜、锡类散等。为预防继发感染可涂 2.5% ~ 5% 金霉素鱼肝油。疼痛严重者可在进食前用 2% 利多卡因涂局部。

3. 对症处理　发热者给予物理或药物降温，补充足够的营养和水分；有继发感染时按医嘱使用抗生素治疗。

## 三、溃疡性口炎

溃疡性口炎（ulcerative stomatitis）主要由链球菌、金黄色葡萄球菌、肺炎链球菌、铜绿假单胞菌或大肠埃希菌等引起，多见于婴幼儿，常发生于感染、长期腹泻等机体抵抗力下降时，口腔不洁更有利于细菌繁殖而致病。

### （一）临床表现

口腔各部位均可发生，常见于舌、唇内及颊黏膜处，可蔓延到唇及咽喉部。开始时口腔黏膜充血水肿，随后形成大小不等的糜烂或溃疡，上有纤维素性炎性分泌物形成的假膜，呈灰白色或黄色，边界清楚，易拭去，露出溢血的创面，但不久又被假膜覆盖，涂片染色可见大量细菌。局部疼痛、流涎、拒食、烦躁，常有发热，体温可达 39 ~ 40℃，局部淋巴结肿大，全身症状轻者约 1 周左右体温恢复正常，溃疡逐渐愈合；严重者可出现脱水和酸中毒。

血常规：白细胞总数和中性粒细胞增多。

### （二）治疗要点

（1）控制感染，选用有效抗生素。

（2）保持口腔清洁：可用 3% 过氧化氢溶液或 0.1% 依沙吖啶（利凡诺）溶液清洁口腔。

（3）局部用药：溃疡面涂 5% 金霉素鱼肝油、锡类散等。

（4）补充水分和营养。

## 四、口炎护理

### （一）常见护理诊断 / 问题

1. 口腔黏膜受损　与口腔感染有关。

2. 体温过高　与口腔炎症有关。

3. 疼痛　与口腔黏膜糜烂、溃疡有关。

4. 营养失调：低于机体需要量与疼痛引起拒食有关。

5. 知识缺乏　患儿及家长缺乏本病的预防及护理知识。

### （二）护理措施

1. 口腔护理　根据不同病因选择不同溶液清洁口腔后涂药，年长儿可用含漱剂。鼓励患儿多饮水，进食后漱口，以保持口腔黏膜湿润和清洁。对流涎者，及时清除分泌物，保持皮肤干燥、清洁，避免引起皮肤湿疹及糜烂。

2. 正确涂药　为确保局部用药达到目的，涂药前应先将纱布或干棉球放在颊黏膜腮腺管口处或舌系带两侧，以隔断唾液，防止药物被冲掉；然后再用于棉球将病变部位表面吸干后再涂药；涂药后嘱患儿闭口 10 分钟后取出纱布或棉球，并嘱患儿不可立即漱口、饮水或进食。

3. 发热护理　密切监测体温变化，根据患儿的具体情况选择物理降温或药物降温。

4. 饮食护理　供给高热量、富含维生素的温凉流质或半流质食物，食物宜甜、不宜咸，避免摄入酸辣或粗硬食物。对因口腔黏膜糜烂、溃疡引起疼痛影响进食者，可在进食前局部涂 2% 利多卡因；对不能进食者，可管饲喂养或肠外营养，以确保能量与液体的供给。

5. 健康教育　教育患儿养成良好的卫生习惯，纠正吮指、不刷牙等不良习惯；年长儿应教导其进食后漱口，避免用力或粗暴擦伤口腔黏膜。宣传均衡饮食对提高机体抵抗力的重要性，避免偏食、挑食，培养良好的饮食习惯。指导家长食具专用，患儿使用过的食具应煮沸消毒或压力灭菌消毒。

# 第二节 胃食管反流

胃食管反流（gastroesophageal reflux，GER）是指胃内容物，包括从十二指肠流入胃的胆盐和胰酶等反流入食管甚至口咽部，分生理性和病理性两种。生理情况下，由于小婴儿食管下端括约肌（lower esophageal sphincter，LES）发育不成熟或神经肌肉协调功能差，可出现反流，往往出现于日间餐时或餐后，又称“溢乳”。病理性反流即胃食管反流病（gastroesophageal reflux disease，GERD），是由于LES的功能障碍和（或）与其功能有关的组织结构异常，以至LES压力低下而出现的反流，常常发生于睡眠、仰卧位及空腹时，引起一系列临床症状和并发症。随着直立体位时间和固体饮食的增多，约60%患儿到2岁时症状可自行缓解，部分患儿症状可持续到4岁以后。脑性瘫痪、21-三体综合征以及其他原因所致的发育迟缓患儿，GER发生率较高。

## 一、病因和发病机制

1. 抗反流屏障功能低下 ①LES压力降低：是引起GER的主要原因。正常吞咽时LES反射性松弛，压力下降，通过食管蠕动推动食物进入胃内，然后压力又恢复到正常水平，并出现一个反应性的压力增高以防止食物反流。当胃内压和腹内压升高时，LES会发生反应性主动收缩使其压力超过增高的胃内压，起到抗反流作用。如因某种因素使上述正常功能发生紊乱时，LES短暂性松弛即可导致胃内容物反流入食管。②LES周围组织薄弱或缺陷：例如缺少腹腔段食管，致使腹内压增高时不能将其传导至LES使之收缩达到抗反流的作用；小婴儿食管角（由食管和胃贲门形成的夹角，即His角，正常为30°～50°）较大；膈肌食管裂孔钳夹作用减弱；膈食管韧带和食管下端黏膜瓣解剖结构存在器质性或功能性病变；胃压低、腹内压增高等，均可破坏正常的抗反流作用。

2. 食管廓清能力降低 正常情况下，食管廓清能力是依靠食管的推动性蠕动、唾液的冲洗、对酸的中和作用、食丸的重力和食管黏膜细胞分泌的碳酸氢盐等多种因素完成对反流物的清除，以缩短反流物和食管黏膜的接触时间。当食管蠕动减弱、消失或出现病理性蠕动时，食管清除反流物的能力下降，这样就延长了有害的反流物质在食管内停留时间，增加了对黏膜的损伤。

3. 食管黏膜的屏障功能破坏 屏障作用是由黏液层、细胞内的缓冲液、细胞代谢及血液供应共同构成。反流物中的某些物质，如胃酸、胃蛋白酶以及从十二指肠反流入胃的胆盐和胰酶使食管黏膜的屏障功能受损，引起食管黏膜炎症。

4. 胃、十二指肠功能失常 胃排空能力低下，使胃内容物及其压力增加，当胃内压增高超过LES压力时可使LES开放。胃容量增加又导致胃扩张，致贲门食管段缩短，使其抗反流屏障功能降低。十二指肠病变时，幽门括约肌关闭不全则导致十二指肠胃反流。

## 二、临床表现

食管上皮细胞暴露于反流的胃内容物中，是产生症状和体征的主要原因。

1. 呕吐 新生儿和婴幼儿以呕吐为主要表现。约85%患儿于生后第1周即出现呕吐，而约10%患儿于生后6周内出现呕吐。呕吐程度轻重不一，多数发生在进食后，有时在夜间或空腹时，可表现为溢乳、反刍或吐泡沫，严重者呈喷射状。呕吐物为胃内容物，有时含少量胆汁。年长儿以反胃、反酸、嗳气等症状多见。

2. 反流性食管炎 常见症状有：①烧灼感：见于有表达能力的年长儿，位于胸骨下端，饮用酸性饮料可使症状加重，服用抗酸剂症状减轻；②吞咽疼痛：婴幼儿表现为喂奶困难、烦躁、拒食，年长儿诉吞咽时疼痛，如并发食管狭窄则出现严重呕吐和持续性咽下困难；③呕血和便血：食管炎严重者可发生糜烂或溃疡，出现呕血或黑便症状。严重的反流性食管炎可发生缺铁性贫血。

3. Barrett食管 由于慢性GER，食管下端的鳞状上皮被增生的柱状上皮所替代，抗酸能力增强，但更易发生食管溃疡、狭窄和腺癌。溃疡较深者可发生食管气管瘘。

4. 食管外症状

（1）呼吸系统症状：①呼吸道感染：反流物直接或间接引发反复呼吸道感染；②哮喘：反流物刺激食管黏膜感受器反射性地引起支气管痉挛而出现哮喘。部分病例发病早、抗哮喘治疗无效，无特异体质家族史者更可能由 GERD 引起；③窒息和呼吸暂停：多见于小婴儿和早产儿，表现为面色青紫或苍白、心动过缓，甚至发生婴儿猝死综合征。

（2）营养不良：见于约 80% 的患儿，主要表现为体重不增和生长发育迟缓。

（3）其他：如声音嘶哑、中耳炎、鼻窦炎、反复口腔溃疡、龋齿等。部分患儿可出现精神、神经症状，包括：① Sandifer 综合征：是指病理性 GER 患儿出现类似斜颈样一种特殊"公鸡头样"的姿势，此为一种保护性机制，以期保持气道通畅或减轻胃酸反流所致的疼痛，同时伴有杵状指、蛋白丢失性肠病及贫血。②婴儿哭吵综合征：表现为易激惹、夜惊、进食时哭闹等。

## 三、辅助检查

1. 食管钡剂造影　可对食管形态、运动状况、钡剂的反流、食管与胃连接部的组织结构做出判断，还可观察到是否存在食管裂孔疝等先天性疾病以及严重病例的食管黏膜炎症改变。

2. 食管 pH 动态监测　24 小时连续监测食管下端 pH，通过计算机软件进行分析，可区分生理性或病理性反流，是目前最可靠的诊断方法。

3. 其他检查　如食管胆汁反流动态监测、食管动力功能检查、食管内镜检查及黏膜活体组织检查等均有助于诊断。

## 四、治疗要点

包括体位治疗、饮食治疗、药物治疗和手术治疗，其中体位治疗和饮食治疗参见护理措施部分。

1. 药物治疗　主要作用是降低胃内容物酸度和促进上消化道动力。包括：

（1）促胃肠动力药：疗程 4 周，如多巴胺受体拮抗剂有多潘立酮（吗叮啉），每日 3 次，饭前半小时及睡前口服。

（2）抑酸和抗酸药：疗程 8 ～ 12 周。①抑酸药有 $H_2$ 受体拮抗剂如西咪替丁和质子泵抑制剂，如奥美拉唑（洛赛克）等；②中和胃酸药有氢氧化铝凝胶，多用于年龄稍大的儿童。

（3）黏膜保护剂：疗程 4 ～ 8 周，可选用硫糖铝、硅酸铝盐、磷酸铝等。

2. 手术治疗　手术指征：①经内科治疗 6 ～ 8 周无效，有严重并发症；②严重食管炎伴溃疡、狭窄或发现有食管裂孔疝者；③有严重的呼吸道并发症，如呼吸道梗阻、反复发作吸入性肺炎或窒息、伴支气管肺发育不良者；④并发严重神经系统疾病。

## 五、常见护理诊断 / 问题

1. 有窒息的危险　与溢奶和呕吐有关。

2. 营养失调：低于机体需要量与反复呕吐致能量和各种营养素摄入不足有关。

3. 疼痛　与胃内容物反流致反流性食管炎有关。

4. 知识缺乏　患儿家长缺乏本病护理的相关知识。

## 六、护理措施

1. 保持适宜体位　将床头抬高 30°，新生儿和小婴儿以前倾俯卧位为最佳，但为防止婴儿猝死综合征的发生，睡眠时宜采取仰卧位及左侧卧位；年长儿在清醒状态下以直立位和坐位为最佳，睡眠时宜采取左侧卧位，将床头抬高 20 ～ 30cm，以促进胃排空，减少反流频率及反流物误吸，有研究显示左侧卧位能够显著降低短暂性的下食管括约肌松弛次数的发生，而右侧卧位增加松弛次数和液体反流。

2. 合理喂养　少量多餐，母乳喂养儿增加哺乳次数，人工喂养儿可在牛奶中加入糕干粉、米粉或进食谷类食品。严重反流以及生长发育迟缓者可管饲喂养，能减少呕吐和起到持续缓冲胃酸的作用。年长儿以高蛋白低脂肪饮食为主，睡前2小时不予进食，保持胃处于非充盈状态，避免食用降低LES张力和增加胃酸分泌的食物，如碳酸饮料、高脂饮食、巧克力和辛辣食品。

3. 用药护理　按医嘱给药并观察药物疗效和不良反应，注意用法剂量，不能吞服时应将药片研碎；多潘立酮应饭前半小时或睡前口服；服用西沙必利时，不能同时饮用橘子汁，同时加强观察心率和心律的变化，出现心率加快或心律不齐时应及时联系医生进行处理；西咪替丁应在进餐时或睡前服用效果好。

4. 手术护理　GER患儿术前术后护理与其他腹部手术相似。术前配合做好各项检查和支持疗法；术后根据手术方式做好术后护理，应保持胃肠减压，做好引流管护理，注意观察有无腹部切口裂开、穿孔、大出血等并发症。

5. 健康教育　对新生儿和小婴儿，告知家长体位及饮食护理的方法、重要性和长期性。指导家长观察患儿有无发绀，判断患儿反应状况和喂养是否耐受，新生儿每日监测体重。带药出院时，详细说明用药方法和注意事项，尤其是用药剂量和不良反应。

## 第三节　婴幼儿腹泻

### 一、病因

#### （一）易感因素

1. 消化系统发育不成熟　胃酸和消化酶分泌不足，消化酶活性低，对食物质和量变化的耐受性差。

2. 生长发育快　对营养物质的需求相对较多，消化道负担较重。

3. 机体防御功能差　婴儿血液中免疫球蛋白、胃肠道SIgA及胃内酸度均较低，对感染的防御能力差。

4. 肠道菌群失调　新生儿出生后尚未建立正常肠道菌群，或因使用抗生素等导致肠道菌群失调，使正常菌群对入侵肠道致病微生物的拮抗作用丧失，而引起肠道感染。

5. 人工喂养　母乳中含有大量体液因子（如SIgA、乳铁蛋白），巨噬细胞和粒细胞、溶菌酶、溶酶体等，有很强的抗肠道感染作用。配方奶中虽有某些上述成分，但在加热过程中被破坏，而且人工喂养的食物和食具易受污染，故人工喂养儿肠道感染发生率明显高于母乳喂养儿。

#### （二）感染因素

1. 肠道内感染　可由病毒、细菌、真菌、寄生虫引起，尤以病毒和细菌多见。

（1）病毒感染：寒冷季节的婴幼儿腹泻80%由病毒感染引起，以轮状病毒引起的秋冬季腹泻最为常见，其次有星状病毒、杯状病毒和肠道病毒（包括柯萨奇病毒、埃可病毒、肠道腺病毒等）。

（2）细菌感染（不包括法定传染病）：以致腹泻大肠埃希菌为主，包括致病性大肠埃希菌（EPEC）、产毒性大肠埃希菌（ETEC）、侵袭性大肠埃希菌（EIEC）、出血性大肠埃希菌（EGEC）和黏附一集聚性大肠埃希菌（EAEC）五大组。其次是空肠弯曲菌和耶尔森菌等。

（3）真菌感染：以白色念珠菌多见，其次是曲菌和毛霉菌等。

（4）寄生虫感染：常见有蓝氏贾第鞭毛虫、阿米巴原虫和隐孢子虫等。

2. 肠道外感染　因发热及病原体毒素作用使消化功能紊乱，或肠道外感染的病原体（主要是病毒）同时感染肠道，故当患中耳炎、肺炎、上呼吸道、泌尿道及皮肤感染时可伴有腹泻。

#### （三）非感染因素

1. 饮食因素

（1）喂养不当：喂养不定时、食物的质和量不适宜、过早给予淀粉类或脂肪类食物等均可引起腹泻；给予含高果糖或山梨醇的果汁，可产生高渗性腹泻；给予肠道刺激物如调料或富含纤维素的食物等也可引起腹泻。

（2）过敏因素：个别婴儿对牛奶、大豆（豆浆）及某些食物成分过敏或不耐受而引起腹泻。

（3）其他因素：包括原发性或继发性双糖酶缺乏，乳糖酶的活力降低，肠道对糖的消化吸收不良而引起腹泻。

2. 气候因素　气候突然变冷、腹部受凉使肠蠕动增加；天气过热致消化液分泌减少或口渴饮奶过多，都可诱发消化功能紊乱而引起腹泻。

## 二、发病机制

导致腹泻发生的机制包括：肠腔内存在大量不能吸收的具有渗透活性的物质（渗透性腹泻）、肠腔内电解质分泌过多（分泌性腹泻）、炎症所致的液体大量渗出（渗出性腹泻）及肠道运动功能异常（肠道功能异常性腹泻）等。但临床上不少腹泻并非由某种单一机制引起，而是多种机制共同作用的结果。

### （一）感染性腹泻

大多数病原微生物通过污染的食物、水，或通过污染的手、玩具及日用品，或带菌者传播进入消化道。当机体的防御功能下降、大量的微生物侵袭并产生毒力时可引起腹泻。

1. 病毒性肠炎　病毒侵入肠道后，在小肠绒毛顶端的柱状上皮细胞上复制，使小肠绒毛细胞受损，受累的肠黏膜上皮细胞脱落而遗留不规则的裸露病变，导致小肠黏膜回吸收水、电解质能力下降，肠液在肠腔内大量集聚而引起腹泻；同时，发生病变的肠黏膜细胞分泌双糖酶不足且活性低，使肠腔内的糖类消化不完全并被肠道内细菌分解成小分子的短链有机酸，使肠腔的渗透压增高；微绒毛破坏亦造成载体减少，上皮细胞钠转运功能障碍，进一步造成水和电解质的丧失，加重腹泻。

2. 细菌性肠炎　肠道感染的病原体不同，其发病机制亦不相同。

（1）肠毒素性肠炎：如产毒性大肠埃希菌和霍乱弧菌等，虽不直接侵袭破坏肠黏膜，但能分泌肠毒素，包括不耐热肠毒素（LT）和耐热肠毒素（ST），两者最终通过抑制小肠绒毛上皮细胞吸收 $Na^+$、$Cl^-$ 和水，促进肠腺分泌 $Cl^-$，使小肠液量增多，超过结肠吸收限度而发生腹泻，排出大量水样便，导致患儿脱水和电解质紊乱。

（2）侵袭性肠炎：如志贺菌属、沙门菌、侵袭性大肠埃希菌等可直接侵入小肠或结肠肠壁，引起肠黏膜充血、水肿、炎症细胞浸润、溃疡和渗出等病变，产生广泛的炎性反应，患儿排出含有大量白细胞和红细胞的菌痢样大便。结肠由于炎症病变而不能充分吸收来自小肠的液体，且某些致病菌还会产生肠毒素，故亦可发生水泻。

### （二）非感染性腹泻

主要是由饮食不当引起。当摄入食物的质和量突然改变并超过消化道的承受能力时，食物不能被充分消化和吸收而积滞于小肠上部，使肠腔局部酸度减低，有利于肠道下部细菌上移和繁殖，使食物发酵和腐败而产生短链有机酸，致肠腔的渗透压增高，并协同腐败性毒性产物刺激肠壁致肠蠕动增加，引起腹泻，进而发生脱水和电解质紊乱。

## 三、临床表现

不同病因引起的腹泻常具有不同临床过程。病程在 2 周以内的腹泻为急性腹泻；病程在 2 周至 2 个月之间的腹泻为迁延性腹泻；病程超过 2 个月的腹泻为慢性腹泻。

### （一）急性腹泻

不同病因引起的腹泻常具相似的临床表现，同时各有其特点。

1. 腹泻的共同临床表现

（1）轻型腹泻：多由饮食因素或肠道外感染引起。起病可急可缓，以胃肠道症状为主，表现为食欲缺乏，偶有溢奶或呕吐，大便次数增多，一般每天多在十次以内，每次大便量不多，稀薄或带水，呈黄色或黄绿色，有酸味，粪质不多，常见白色或黄白色奶瓣和泡沫。一般无脱水及全身中毒症状，多在数日内痊愈。

（2）重型腹泻：多由肠道内感染引起，起病常较急；也可由轻型逐渐加重而致。除有较重的胃肠道症状外，还有明显的脱水、电解质紊乱及全身中毒症状。

①胃肠道症状：腹泻频繁，每日大便从十余次到数十次；除了腹泻外，常伴有呕吐（严重者可吐咖啡样物）、腹胀、腹痛、食欲缺乏等。大便呈黄绿色水样或蛋花汤样、量多，含水分多，可有少量黏液，少数患儿也可有少量血便。

②水、电解质和酸碱平衡紊乱症状：有脱水、代谢性酸中毒、低钾及低钙、低镁血症等。

③全身中毒症状：如发热，体温可达40℃，烦躁不安或萎靡、嗜睡，进而意识模糊，甚至昏迷、休克等。

2. 几种常见类型肠炎的临床特点

（1）轮状病毒肠炎：好发于秋、冬季，以秋季流行为主，故又称秋季腹泻。经粪－口传播，也可通过气溶胶形式经呼吸道感染而致病。多见于6个月～2岁的婴幼儿，潜伏期1～3天。起病急，常伴有发热和上呼吸道感染症状，多无明显中毒症状。病初即出现呕吐，大便次数多，量多，呈黄色或淡黄色，水样或蛋花汤样，无腥臭味，大便镜检偶有少量白细胞。常并发脱水、酸中毒及电解质紊乱。本病为自限性疾病，自然病程约3～8天。近年报道，轮状病毒感染也可侵犯多个脏器，如中枢神经系统、心肌等。

（2）产毒性细菌引起的肠炎：多发生在夏季。潜伏期1～2天，起病较急。轻症仅大便次数稍增，性状轻微改变。重症腹泻频繁，量多，呈水样或蛋花汤样，混有黏液，镜检无白细胞。常伴呕吐，严重者可伴发热、脱水、电解质和酸碱平衡紊乱。本病为自限性疾病，自然病程3～7天或较长。

（3）侵袭性细菌性肠炎：全年均可发病，潜伏期长短不等。常引起志贺杆菌性痢疾样病变。起病急，高热甚至可以发生热惊厥。腹泻频繁，大便呈黏液状，带脓血，有腥臭味。常伴恶心、呕吐、腹痛和里急后重，可出现严重的全身中毒症状甚至休克。大便镜检有大量白细胞及数量不等的红细胞。粪便细菌培养可找到相应的致病菌。其中空肠弯曲菌肠炎多发生在夏季，常侵犯空肠和回肠，有脓血便，腹痛剧烈；耶尔森菌小肠结肠炎多发生在冬春季节，可引起淋巴结肿大，亦可产生肠系膜淋巴结炎，严重病例可产生肠穿孔和腹膜炎。以上两者均需与阑尾炎鉴别。鼠伤寒沙门菌小肠结肠炎有胃肠炎型和败血症型，夏季发病率高，新生儿和1岁以内的婴儿尤易感染，新生儿多为败血症型，常引起暴发流行，可排深绿色黏液脓便或白色胶冻样便，有特殊臭味。

（4）出血性大肠埃希菌肠炎：大便开始呈黄色水样便，后转为血水便，有特殊臭味，常伴腹痛，大便镜检有大量红细胞，一般无白细胞。

（5）抗生素相关性腹泻（antibiotic-associated diarrhea，AAD）：是指应用抗生素后发生的、与抗生素有关的腹泻。除一些抗生素可降低碳水化合物的运转和乳糖酶水平外，多数研究者认为，抗生素的使用破坏了肠道正常菌群，是引起腹泻最主要的病因。①金黄色葡萄球菌肠炎：多继发于使用大量抗生素后，与菌群失调有关。表现为发热、呕吐、腹泻，不同程度中毒症状、脱水和电解质紊乱，甚至发生休克。典型大便暗绿色，量多，带黏液，少数为血便。大便镜检有大量脓细胞和成簇的$G^+$球菌，培养有葡萄球菌生长。②伪膜性小肠结肠炎：由难辨梭状芽孢杆菌引起，主要症状为腹泻，轻者每日数次，停用抗生素后很快痊愈；重者腹泻频繁，呈黄绿色水样便，可有毒素致肠黏膜坏死所形成的伪膜排出，大便厌氧菌培养、组织培养法检测细胞毒素可协助诊断。③真菌性肠炎：多为白色念珠菌感染所致，常并发于其他感染如鹅口疮，大便次数增多，黄色稀便，泡沫较多带黏液，有时可见豆腐渣样细块（菌落）。大便镜检有真菌孢子和菌丝。

### （二）迁延性腹泻和慢性腹泻

迁延性腹泻和慢性腹泻多与营养不良和急性期治疗不彻底有关，以人工喂养儿、营养不良儿多见。表现为腹泻迁延不愈，病情反复，大便次数和性质不稳定，严重时可出现水、电解质紊乱。由于营养不良儿腹泻时易迁延不愈，持续腹泻又加重了营养不良，两者可互为因果，形成恶性循环，最终引起免疫功能低下，继发感染，导致多脏器功能异常。

### （三）生理性腹泻

生理性腹泻（physiological diarrhea）多见于6个月以内的婴儿，外观虚胖，常有湿疹，表现为生后不久即出现腹泻，但除大便次数增多外，无其他症状，食欲好，不影响生长发育，添加换乳期食物后，大便即逐渐转为正常。近年研究发现此类腹泻可能为乳糖不耐受的一种特殊类型。

## 四、辅助检查

1. 血常规　细菌感染时白细胞总数及中性粒细胞增多；寄生虫感染和过敏性腹泻时嗜酸性粒细胞

增多。

2. 大便常规　肉眼检查大便的性状如外观、颜色、是否有黏液脓血等；大便镜检有无脂肪球、白细胞、红细胞等。

3. 病原学检查　细菌性肠炎大便培养可检出致病菌；真菌性肠炎，大便镜检可见真菌孢子和菌丝；病毒性肠炎可做病毒分离等检查。

4. 血液生化　血钠测定可了解脱水的性质；血钾测定可了解有无低钾血症；碳酸氢盐测定可了解体内酸碱平衡失调的性质及程度。

## 五、治疗要点

腹泻的治疗原则为调整饮食，预防和纠正脱水；合理用药，控制感染，预防并发症的发生。

1. 调整饮食（见饮食护理部分）　强调继续进食，根据疾病的特殊病理生理状况、个体消化吸收功能和平时的饮食习惯进行合理调整，以满足生理需要，补充疾病消耗，缩短腹泻后的康复时间。

2. 纠正水电解质及酸碱平衡紊乱　口服补液（ORS）可用于预防脱水及纠正轻、中度脱水，中、重度脱水伴周围循环衰竭者需静脉补液。重度酸中毒或经补液后仍有酸中毒症状者，给予5%碳酸氢钠纠正酸中毒；有低钾血症者遵循“见尿补钾”的原则，可口服或静脉补充，但静脉补钾浓度不超过0.3%，且不可推注。

3. 药物治疗

（1）控制感染：病毒性肠炎以饮食疗法和支持疗法为主，一般不用抗生素。其他肠炎应对因选药，如大肠埃希菌肠炎可选用抗 $G^-$ 杆菌抗生素；抗生素诱发性肠炎应停用原使用的抗生素，可选用万古霉素、新青霉素、抗真菌药物等；寄生虫性肠炎可选用甲硝唑、大蒜素等。

（2）肠道微生态疗法：有助于恢复肠道正常菌群的生态平衡，抵御病原菌侵袭，控制腹泻，常用双歧杆菌、嗜酸乳杆菌等制剂。

（3）肠黏膜保护剂：腹泻与肠黏膜屏障功能破坏有密切关系，因此维护和修复肠黏膜屏障功能是治疗腹泻的方法之一，常用蒙脱石散（思密达）。

（4）补锌治疗：（WHO）/联合国儿童基金会建议，对于急性腹泻患儿，年龄 >6 个月者，应每日给予元素锌 20mg; 年龄 < 6 个月者，应每日给予元素锌 10mg。疗程 10 ~ 14 天，可缩短病程。

（5）对症治疗：腹泻一般不宜用止泻剂，因止泻会增加毒素的吸收。腹胀明显者可肌内注射新斯的明或肛管排气；呕吐严重者可肌内注射氯丙嗪或针刺足三里等。

4. 预防并发症　迁延性、慢性腹泻常伴营养不良或其他并发症，病情复杂，必须采取综合治疗措施。

## 六、护理评估

1. 健康史　评估喂养史，如喂养方式、喂何种乳品、冲调浓度、喂哺次数及每次量、添加换乳期食物及断奶情况；注意有无不洁饮食史、食物过敏、腹部受凉或过热致饮水过多；询问患儿粪便长时期的性状变化情况，腹泻开始时间、次数、颜色、性状、量、气味，有无呕吐、腹胀、腹痛、里急后重等不适；了解是否有上呼吸道感染、肺炎等肠道外感染病史；既往有无腹泻史，有无其他疾病及长期使用抗生素病史。

2. 身体状况　评估患儿生命征如神志、体温、脉搏、呼吸、血压等；仔细观察粪便性状；评估患儿体重、前囟、眼窝、皮肤黏膜、循环状况和尿量等；评估脱水程度和性质，有无低钾血症和代谢性酸中毒等症状；检查肛周皮肤有无发红、糜烂、破损。了解血常规、大便常规、致病菌培养、血液生化等检查结果及临床意义。

3. 心理—社会状况　评估家长对疾病的心理反应及认识程度、文化程度、喂养及护理知识等；评估患儿家庭的居住环境、经济状况、卫生习惯等。

## 七、常见护理诊断 / 问题

1. 腹泻　与感染、喂养不当、肠道功能紊乱等有关。
2. 体液不足　与腹泻、呕吐致体液丢失过多和摄入不足有关。
3. 营养失调：低于机体需要量与腹泻、呕吐丢失过多和摄入不足有关。
4. 体温过高　与肠道感染有关。
5. 有皮肤完整性受损的危险　与大便刺激臀部皮肤有关。

## 八、预期目标

（1）患儿腹泻、呕吐次数逐渐减少至停止，大便性状正常。
（2）患儿脱水和电解质紊乱得以纠正。
（3）家长能对儿童进行合理喂养，体重恢复正常。
（4）患儿体温逐渐恢复正常。
（5）患儿臀部皮肤保持完整、无破损。

## 九、护理措施

1. 调整饮食限制饮食过严或禁食过久常造成营养不良，并发酸中毒，造成病情迁延不愈而影响生长发育，故应继续进食，以满足生理需要，缩短病程，促进恢复。母乳喂养者可继续哺乳，减少哺乳次数，缩短每次哺乳时间，暂停换乳期食物添加；人工喂养者可喂米汤、酸奶、脱脂奶等，待腹泻次数减少后给予流质或半流质饮食如粥、面条，少量多餐，随着病情稳定和好转，逐步过渡到正常饮食。呕吐严重者，可暂时禁食4 ~ 6小时（不禁水），待好转后继续喂食，由少到多，由稀到稠。病毒性肠炎多有双糖酶缺乏，不宜用蔗糖，并暂停乳类喂养，改用酸奶、豆浆等，腹泻停止后逐渐恢复营养丰富的饮食，并每日加餐1次，共2周。对少数严重病例口服营养物质不能耐受者，应加强支持疗法，必要时全静脉营养。

2. 维持水、电解质及酸碱平衡

（1）口服补液：ORS 用于腹泻时预防脱水及纠正轻、中度脱水。轻度脱水约需 50 ~ 80mL/kg，中度脱水约需 80 ~ 100mL/kg，于 8 ~ 12 小时内将累积损失量补足；脱水纠正后，可将 ORS 用等量水稀释按病情需要随时口服。有明显腹胀、休克、心功能不全或其他严重并发症者及新生儿不宜口服补液。

（2）静脉补液：用于中、重度脱水或吐泻严重或腹胀的患儿。根据不同的脱水程度和性质，结合患儿年龄、营养状况、自身调节功能，决定补给溶液的总量、种类和输液速度。

①第 1 天补液：a. 输液总量：包括累积损失量、继续损失量和生理需要量。对于营养不良以及心、肺、肾功能不全的患儿应根据具体病情分别进行精确计算；b. 输液种类：根据脱水性质而定，若临床判断脱水性质有困难时，可先按等渗性脱水处理；c. 输液速度：主要取决于累积损失量（脱水程度）和继续损失量，遵循“先快后慢”的原则，若呕吐、腹泻缓解，可酌情减少补液量或改为口服补液。

②第 2 天及以后补液：此时脱水和电解质紊乱已基本纠正，一般只补继续损失量和生理需要量，于 12 ~ 24 小时内均匀输入，能口服者应尽量口服。

3. 控制感染　按医嘱选用针对病原菌的抗生素以控制感染。严格执行消毒隔离，感染性腹泻与非感染性腹泻患儿应分室居住，护理患儿前后认真洗手，腹泻患儿用过的尿布、便盆应分类消毒，以防交叉感染。发热的患儿，根据情况给予物理降温或药物降温。

4. 保持皮肤完整性（尿布皮炎的护理）　选用吸水性强、柔软布质或纸质尿布，勤更换，避免使用不透气塑料布或橡皮布；每次便后用温水清洗臀部并擦干，以保持皮肤清洁、干燥；局部皮肤发红处涂以 5% 鞣酸软膏或 40% 氧化锌油并按摩片刻，促进局部血液循环；局部皮肤糜烂或溃疡者，可采用暴露法，臀下仅垫尿布，不加包扎，使臀部皮肤暴露于空气中或阳光下。女婴尿道口接近肛门，应注意会阴部的清洁，预防上行性尿路感染。

5. 密切观察病情

（1）监测生命征：如神志、体温、脉搏、呼吸、血压等。体温过高时应给患儿多饮水、擦干汗液、及时更换汗湿的衣服，并予头部冰敷等物理降温。

（2）观察大便情况：观察并记录大便次数、颜色、气味、性状、量，做好动态比较，为输液方案和治疗提供可靠依据。

（3）观察全身中毒症状：如发热、精神萎靡、嗜睡、烦躁等。

（4）观察水、电解质和酸碱平衡紊乱症状：如脱水情况及其程度、代谢性酸中毒表现、低钾血症表现。

6. 健康教育

（1）指导护理：向家长解释腹泻的病因、潜在并发症以及相关的治疗措施；指导家长正确洗手并做好污染尿布及衣物的处理、出入量的监测以及脱水表现的观察；说明调整饮食的重要性；指导家长配制和使用 ORS 溶液，强调应少量多次饮用，呕吐不是禁忌证。

（2）做好预防：①指导合理喂养，提倡母乳喂养，避免在夏季断奶，按时逐步添加换乳期食物，防止过食、偏食及饮食结构突然变动。②注意饮食卫生，食物要新鲜，食具要定时消毒。教育儿童饭前便后洗手，勤剪指甲，培养良好的卫生习惯。③加强体格锻炼，适当户外活动；注意气候变化，防止受凉或过热。④避免长期滥用广谱抗生素。

### 十、护理评价

患儿大便次数是否减少；脱水、电解质及酸碱平衡紊乱是否得到纠正，尿量有无增加；体温及体重是否恢复正常；臀部皮肤是否保持正常；家长能否掌握儿童喂养知识及腹泻的预防、护理知识。

## 第四节 肠套叠

肠套叠（intussusception）是指部分肠管及其肠系膜套入邻近肠腔内造成的一种绞窄性肠梗阻，是婴幼儿时期常见的急腹症之一。约 60% 的患儿年龄在 1 岁以内，约 80% 患儿年龄在 2 岁以内，但新生儿罕见；男孩发病率多于女孩，约为 4 ∶ 1，健康肥胖儿多见。

### 一、病因和发病机制

分为原发性和继发性两种。95% 为原发性，多见婴幼儿，病因尚未完全明了。有人认为与婴儿回盲部系膜固定未完善、活动度大有关；约 5% 为继发性，多为年长儿，发生肠套叠的肠管可见明显的机械原因，如与肠息肉、肠肿瘤等牵拉有关。此外，饮食改变、腹泻及其病毒感染等导致肠蠕动紊乱，从而诱发肠套叠。

### 二、病理生理

肠套叠多为近端肠管套入远端肠腔内，根据套入部分的不同分为回盲型、回结型、回回结型、小肠型、结肠型和多发型。其中回盲型最常见，约占总数的 50% ~ 60%；其次为回结型，约占 30%；回回结型约占 10%；多发型为回结肠套叠和小肠套叠并发存在。肠套叠多为顺行性套叠，与肠蠕动方向一致，套入部随肠蠕动逐渐向远端推进，套入肠管不断增长。肠套叠时，由于鞘层肠管的持续痉挛，挤压套入肠管，牵拉和压迫肠系膜，使静脉和淋巴回流受阻，套入部肠管瘀血、水肿，肠壁增厚、颜色变紫，并有血性渗液及腺体黏液分泌增加，进入肠腔内，产生典型的果酱样血便。随着肠壁水肿、静脉回流障碍加重，从而引起动脉供血不足，最终导致肠壁缺血性坏死并出现全身中毒症状，严重者可并发肠穿孔和腹膜炎。

### 三、临床表现

分急性肠套叠和慢性肠套叠，2 岁以下婴幼儿多为急性发病。

#### （一）急性肠套叠

1. 腹痛　由于肠系膜受牵拉和外层肠管发生强烈收缩所致。患儿突然发生剧烈的阵发性肠绞痛，哭闹不安，屈膝缩腹，面色苍白，出汗，拒食。持续数分钟后腹痛缓解，可安静或入睡，间歇 10 ~ 20 分钟又反复发作。

2. 呕吐　在腹痛后数小时发生。早期为反射性呕吐（因肠系膜受牵拉所致），呕吐物为胃内容物，初为乳汁、乳块或食物残渣，后可含胆汁；晚期为梗阻性呕吐，可吐出粪便样液体。

3. 血便　为重要症状，约 85% 病例在发病后 6 ~ 12 小时发生，呈果酱样黏液血便，或作直肠指检时发现血便。

4. 腹部包块　多数病例在右上腹部触及腊肠样肿块，表面光滑，略有弹性，稍可移动。晚期发生肠坏死或腹膜炎时，可出现腹胀、腹腔积液、腹肌紧张及压痛，不易扪及肿块。

5. 全身情况　患儿在早期一般状况尚好，体温正常，无全身中毒症状。随着病程延长，病情加重，并发肠坏死或腹膜炎时，全身情况恶化，常有严重脱水、高热、嗜睡、昏迷及休克等中毒症状。

**（二）慢性肠套叠**

以阵发性腹痛为主要表现，腹痛时上腹或脐周可触及肿块，缓解期腹部平坦柔软无包块，病程有时长达十余日。由于年长儿肠腔较宽阔可无梗阻现象，肠管也不易坏死。呕吐少见，血便发生也较晚。

## 四、辅助检查

1. 腹部 B 超　在套叠部位横断扫描可见同心圆或靶环状肿块图像，纵断扫描可见“套筒征”。

2. B 超监视下水压灌肠　可见靶环状肿块影退至回盲部，“半岛征”由大到小，最后消失，诊断治疗同时完成。

3. 空气灌肠　可见杯口阴影，能清楚看见套叠头的块影，并可同时进行复位治疗。

4. 钡剂灌肠　可见套叠部位充盈缺损和钡剂前端的杯口影，以及钡剂进入鞘部与套入部之间呈现的线条状或弹簧状阴影。只用于慢性肠套叠的疑难病例。

## 五、治疗要点

急性肠套叠是急症，其复位是紧急的治疗措施，一旦确诊需立即进行。

1. 非手术治疗　灌肠疗法适用于病程在 48 小时以内，全身情况良好，无腹胀、明显脱水及电解质紊乱者。包括 B 超监视下水压灌肠、空气灌肠、钡剂灌肠复位三种。首选空气灌肠，钡剂灌肠复位目前已很少用。

2. 手术疗法　用于灌肠不能复位的失败病例、肠套叠超过 48 ~ 72 小时、疑有肠坏死或肠穿孔以及小肠型肠套叠的病例。手术方法包括单纯手法复位、肠切除吻合术或肠造瘘术等。

## 六、常见护理诊断 / 问题

1. 急性疼痛　与肠系膜受牵拉和肠管强烈收缩有关。

2. 知识缺乏　患儿家长缺乏有关疾病护理的相关知识。

## 七、护理措施

1. 密切观察病情　健康婴幼儿突然发生阵发性腹痛、呕吐、便血和腹部扪及腊肠样肿块时可确诊肠套叠，应密切观察腹痛的特点及部位，以助于诊断。

2. 非手术治疗效果观察　密切观察患儿腹痛、呕吐、腹部包块情况。灌肠复位成功的表现：①拔出肛管后排出大量带臭味的黏液血便或黄色粪水；②患儿安静入睡，不再哭闹及呕吐；③腹部平软，触不到原有的包块；④复位后给予口服 0.5 ~ 1g 活性炭，6 ~ 8 小时后可见大便内炭末排出。如患儿仍然烦躁不安，阵发性哭闹，腹部包块仍存，应怀疑是否套叠还未复位或又重新发生套叠，应立即通知医生做进一步处理。

3. 手术护理　术前密切观察生命体征、意识状态，特别注意有无水电解质紊乱、出血及腹膜炎等征象，做好术前准备；向家长说明选择治疗方法的目的，消除其心理负担，争取对治疗和护理的支持与配合。

对于术后患儿，注意维持胃肠减压功能，保持胃肠道通畅，预防感染及吻合口瘘。患儿排气、排便后可拔除胃肠引流管，逐渐恢复由口进食。

## 第五节　先天性巨结肠

先天性巨结肠（congenital megacolon）又称先天性无神经节细胞症（aganglionosis）或赫什朋病（Hirschsprung disease，HD），是由于直肠或结肠远端的肠管持续痉挛，粪便淤滞在近端结肠而使该段肠管肥厚、扩张。本病是较常见的先天性肠道发育畸形，发病率为1/2 000 ~ 1/5 000，男女比为（3 ~ 4）：1，有遗传倾向。

### 一、病因和病理生理

目前认为本病是多基因遗传和环境因素共同作用的结果。其基本病理变化是局部肠壁肌间和黏膜下神经丛缺乏神经节细胞，致该段肠管收缩狭窄呈持续痉挛状态，痉挛肠管的近端因肠内容物堆积而扩张，在形态上可分为痉挛段、移行段和扩张段3部分。根据病变肠管痉挛段的长度，可分为常见型（病变自肛门向上达乙状结肠远端，约占85%）、短段型（病变局限于直肠下端，约占10%）、长段型（病变肠段延伸至降结肠以上，约占4%）、全结肠型（约占1%）。

### 二、临床表现

1. 胎粪排出延迟、顽固性便秘和腹胀　患儿生后24 ~ 48小时内多无胎便或仅有少量胎便排出，生后2 ~ 3天出现腹胀、拒食、呕吐等急性低位性肠梗阻表现，以后逐渐出现顽固性便秘。患儿数日甚至1 ~ 2周以上排便一次，腹胀明显，可见肠型和蠕动波，经灌肠排出奇臭粪便和气体后症状好转，后又反复，严重者必须依赖灌肠才能排便。
2. 呕吐、营养不良、发育迟缓　由于功能性肠梗阻，可出现呕吐，量不多，呕吐物含少量胆汁，严重者可见粪液。由于腹胀、呕吐、便秘使患儿食欲下降，影响营养吸收致营养不良、发育迟缓。
3. 并发症　患儿常并发小肠结肠炎、肠穿孔及继发感染。

### 三、辅助检查

1. X线检查　腹部平片多提示低位结肠梗阻，近端结肠扩张，盆腔无气体；钡剂灌肠检查可显示痉挛段及其上方的扩张肠管，排钡功能差。
2. 活体组织检查　取直肠黏膜或直肠壁肌层组织检查，多提示无神经节细胞。
3. 肌电图检查　可见低矮波形，频率低，不规则，峰波消失。

### 四、治疗要点

少部分慢性以及轻症患儿可选用灌肠等保守治疗；对于体重>3kg、全身情况较好者，尽早施行根治术，即切除无神经节细胞肠段和部分扩张结肠；对于新生儿，年龄稍大但全身情况较差，或并发小肠结肠炎的患儿，先行结肠造瘘术，待全身情况、肠梗阻及小肠结肠炎症状缓解后再行根治手术。施行根治术前应清洁灌肠，纠正脱水、电解质紊乱及酸碱平衡失调，加强支持疗法，改善全身状况。

### 五、常见护理诊断 / 问题

1. 便秘　与远端肠段痉挛、低位性肠梗阻有关。
2. 营养失调：低于机体需要量与便秘、腹胀引起食欲减退有关。
3. 生长发育迟缓　与腹胀、呕吐、便秘使患儿食欲减退，影响营养物质吸收有关。
4. 知识缺乏　家长缺乏疾病治疗及护理的相关知识。

## 六、护理措施

### (一) 术前护理

1. 清洁肠道、解除便秘 口服缓泻剂、润滑剂，帮助排便；使用开塞露、扩肛等刺激括约肌，诱发排便；部分患儿需用生理盐水进行清洁灌肠，每日 1 次，肛管插入深度要超过狭窄段肠管，忌用清水灌肠，以免发生水中毒。

2. 改善营养 对存在营养不良、低蛋白血症者应加强支持疗法。

3. 观察病情 特别注意有无小肠结肠炎的征象，如高热、腹泻、排出奇臭粪液，伴腹胀、脱水、电解质紊乱等，并做好术前准备。

4. 做好术前准备 清洁肠道；术前 2 天按医嘱口服抗生素，检查脏器功能并作相应处理。

5. 健康教育 向家长说明选择治疗方法的目的，消除其心理负担，争取对治疗和护理的支持与配合。

### (二) 术后护理

1. 常规护理 禁食至肠蠕动功能恢复；胃肠减压防止腹胀；记尿量；更换伤口敷料以防感染；按医嘱应用抗生素。

2. 观察病情 观察体温、大便情况，如体温升高、大便次数增多，肛门处有脓液流出，直肠指检可扪得吻合口裂隙，表示盆腔感染；如术后仍有腹胀，并且无排气、排便，可能与病变肠段切除不彻底，或吻合口狭窄有关，均应及时报告医生进行处理。

3. 健康教育 指导家长术后 2 周左右开始每天扩肛 1 次，坚持 3 ~ 6 个月，同时训练排便习惯，以改善排便功能，如不能奏效，应进一步检查和处理；定期随诊，确定是否有吻合口狭窄。

# 第十二章　康复护理

## 第一节　慢性阻塞性肺疾病的康复护理

### 一、概述

**（一）概念**

慢性阻塞性肺疾病（chronic obstructive pulmonary disease，COPD），简称慢阻肺。是一种具有气流受限特征的肺部疾病，气流受限不完全可逆，呈进行性发展。与肺部对有害气体或有害颗粒的异常炎症反应有关。临床上，慢性支气管炎和阻塞性肺气肿是 COPD 最常见的疾病。

慢性支气管炎是指气管、支气管黏膜及其周围组织的慢性非特异性炎症。以咳嗽、咳痰或伴有喘息及反复发作的慢性过程为特征。如果病情进展可并发慢性阻塞性肺气肿、肺源性心脏病、甚至导致呼吸衰竭和心力衰竭。慢性阻塞性肺气肿，简称肺气肿，是由于吸烟、感染、大气污染等因素刺激，导致终末细支气管远端（呼吸细支气管、肺泡管、肺泡囊和肺泡）的气道弹性减退，过度膨胀、充气和肺容积增大，并伴有气道壁的破坏。进行性呼吸困难是困扰肺气肿患者生存质量的主要问题。

**（二）病因及流行病学**

COPD 是呼吸系统的常见病和多发病，患病率和病死率均高。由于大气污染、吸烟的人数增加等因素，近 10 多年来有增加的趋势。我国北部和中部地区的农村成年人调查结果显示，COPD 的患病率为 3.17%。COPD 的死亡率居所有死因的第 4 位，并且有逐年增加的趋势。这类病变以气流阻塞和受限、肺功能进行性减退为特征，临床表现为慢性咳嗽、咳痰和进行性加重的呼吸困难。长期呼吸不畅和缺氧严重影响患者的工作和日常生活，甚至出现焦虑、抑郁等心理问题，给患者带来了极大的痛苦，给家庭带来严重的经济负担，严重影响患者的劳动能力和生活质量。

COPD 的确切病因尚不清楚，与慢性支气管炎和阻塞性肺气肿发生有关的因素可能都参与了 COPD 的发病。吸烟是目前公认的 COPD 已知危险因素中最重要的一种。烟龄越长，吸烟量越大，COPD 的患病率越高。吸入职业粉尘和化学物质可促进 COPD 的发病。呼吸道感染是导致 COPD 急性发作的一个重要因素。社会经济地位与 COPD 发病之间具有负相关关系。研究结果显示，COPD 易患性与基因有关，而且涉及多个基因。气道反应性增高者 COPD 发病率明显增高。由各种原因导致肺发育生长不良的个体在成人后也易患 COPD。

**（三）诊断要点**

1. 病史　患者多有长期、较大量吸烟或长期在有害环境工作史。

2. 临床表现　慢性咳嗽、咳痰，劳力性气急、呼吸困难。部分患者可有胸闷、体重下降、食欲减退、精神抑郁、焦虑等。体格检查：早期体征不明显。病情加重时，视诊桶状胸、呼吸浅快，触诊语音震颤减弱，叩诊过清音、心浊音界缩小、肺肝界下降，听诊呼吸音减低、呼气延长、两肺散在干啰音、肺底可有湿啰音、心音遥远。

3. 辅助检查　外周血早期无异常，伴细菌性感染时白细胞及中性粒细胞增多。并发感染时痰涂片可见大量中性粒细胞、痰培养可检出病原菌。胸部 X 线检查早期可无明显变化，以后肺纹理增多，肺透明度增强，外周肺纹理稀少，膈肌下降，心脏垂直位。肺功能检查吸入支气管扩张剂后，$FEV_1 < 80\%$ 预计值，且 $FEV_1/FVC < 70\%$。

符合上述各项可以诊断COPD，它是一种不可逆性病变，即使进行规范的治疗，也不能控制其病情的发展，最终可能发展成为慢性肺源性心脏病、心力衰竭、呼吸衰竭等严重的并发症。目前国内外学者均十分强调COPD的康复治疗，以期达到稳定或逆转COPD的病理生理和病理心理改变，使患者在现有肺的病理或生理功能损害下，通过全身状况调节，最大限度地发挥呼吸功能潜力和正常的社会活动能力，从根本上提高患者的生存质量。

COPD是一种不可逆性病变，即使进行规范的治疗，也不能控制其病情的发展，最终可能发展成为慢性肺源性心脏病、心力衰竭、呼吸衰竭等严重的并发症。目前国内外学者均十分强调COPD的康复治疗，以期达到稳定或逆转COPD的病理生理和病理心理改变，使患者在现有肺的病理或生理功能损害下，通过全身状况调节，最大限度地发挥呼吸功能潜力和正常的社会活动能力，从根本上提高患者的生存质量。

## 二、主要功能障碍

1. 有效呼吸降低　肺气肿使肺组织弹性回缩力减低，呼气时将肺内气体驱赶到肺外的动力减低，气流速度减慢，同时肺组织弹性回缩力减低后，失去了对小气道的牵拉作用，呼气末期小气道容易发生闭合，气道阻力进一步增加，有效通气量降低，影响了气体交换功能；长期慢性炎症，黏膜充血和水肿，管壁增厚，管腔狭窄，同时分泌物增加，引流不畅，加重了换气功能障碍，常导致缺氧和二氧化碳潴留；不少慢性支气管炎患者年龄偏大，有不同程度的驼背，肋软骨有不同程度的钙化，胸廓的活动受限，肺功能进一步下降，使有效呼吸降低。

2. 病理式呼吸模式　慢性阻塞性肺气肿的患者，肺组织弹性逐渐减退，平静呼吸过程中膈肌的上下移动减弱，肺通气功能明显减少。为了弥补呼吸量的不足，患者加紧胸式呼吸，增加呼吸频率，甚至动用了辅助呼吸肌（如胸大肌、三角肌、斜方肌等），来提高氧的摄入，形成了病理式呼吸模式。这种病理式呼吸模式使正常的腹式呼吸模式无法建立，进一步限制了有效呼吸。

3. 呼吸肌无力　患者呼吸困难及病理性呼吸模式的产生，有效呼吸减少，影响了膈肌、胸大肌、肋间肌等呼吸肌的活动，失代偿后产生呼吸肌无力。

4. 能耗增加和活动能力减退　病理式呼吸模式中，许多不该参与呼吸运动的肌群参与了呼吸运动，同时呼吸困难常使患者精神和颈背部乃至全身肌群紧张，机体体能消耗增加。另外，患者因惧怕出现劳累性气短，限制自己的活动，甚至长期卧床，丧失了日常活动能力和工作能力。

5. 心理障碍　患者因长期有效通气功能下降。机体供氧不足，导致乏力、气短、精神紧张，部分重度患者可出现喘息，影响了休息和睡眠。反过来又增加了患者体能的消耗，形成恶性循环，给患者带来极大的心理压力和精神负担，产生焦虑、紧张、暴躁和压抑等心理症状，有些患者伴有各种神经精神症状。

## 三、康复护理评估

### （一）影像学检查

COPD患者早期胸片可无变化，以后可出现肺纹理增粗、紊乱等非特异性改变。并发肺气肿时，可见肋间隙增宽，膈低平，两肺透亮度增加。心脏常呈垂直位，心影狭长。X线胸片改变对COPD诊断特异性不高，主要作为确定肺部并发症及与其他肺疾病鉴别之用。高分辨CT对COPD的鉴别诊断也有一定意义。

### （二）运动能力评估

呼吸功能评估的目的是了解掌握患者运动能力的大小，其在运动时是否需要氧疗，指导制定安全、适宜、个体化的运动治疗方案。通过运动功能试验可获得最大耗氧量、无氧阈、定量运动耗氧量等资料。主要的测定方法有：

1. 运动负荷试验　让患者在运动仪（活动平板、功率自行车）上进行运动量按一定程序递增的运动，通过心电图仪和气体分析仪，对运动中的心肺功能和体力情况进行动态分析。常用的指标有：最大吸氧量、最大心率、最大代谢当量（METs）值、运动时间等相关量化指标来评估患者运动能力。

2. 计时步行距离测定　6min或12min的计时步行距离是呼吸康复中最常用的评定运动功能的方法。这种方法容易掌握，不需要特殊仪器。一般用于身体状况差、体能低下的患者，或不具备运动负荷试验条件的情况。试验结束后，记录患者行走总距离，以及暂停和吸氧的次数及时间，以判断患者的运动能力及运动中发生低氧血症的可能性。

3. 耐力运动试验　为了使康复计划更加有效，应于训练计划开始前和完成时，用一些运动耐力的标准测量进行评估，如在固定自行车上或步行器上，用最大负荷（由开始的渐进练习试验测得）测定耐力，选用的固定负荷为最大负荷的75%～85%，并记录其速度和时间。

4. 呼吸肌力测定　呼吸肌是肺通气功能的动力泵，主要由肋间肌、膈肌和腹肌组成。呼吸肌功能评定3项指标中最重要的一项是呼吸肌力测定，包括最大吸气压（MIP或PIMAX）、最大呼气压（MEP或PEMAX）以及跨膈压的测定。它反映吸气和呼气期间可产生的最大能力，代表全部吸气和呼气肌肉的最大功能，是咳嗽和排痰能力的一个指标。

### （三）COPD严重程度评估

1. 根据呼吸短促程度1级：无气短气急；2级：稍感气短气急；3级：轻度气短气急；4级：明显气短气急；5级：气短气急严重，不能耐受。

2. 根据呼吸功能改善或恶化程度可以用以下分值半定量化。-5:明显改善; -3:中等改善; -l:轻度改善; O：不变；1：加重；3：中等加重；5：明显加重。

3. 根据美国医学会《永久损伤评定指南》（GEPI）见（表12-1）。

**表12-1　呼吸困难分级**

| 分级 | 特点 |
|---|---|
| 轻度 | 在平地行走或上缓坡时出现呼吸困难，在平地行走时，步行速度可与同年龄、同体格的健康人相同，但在上缓坡或上楼梯时则落后 |
| 中度 | 与同年龄或同体格的健康人一起在平地走时或走一段楼梯时有呼吸困难 |
| 重度 | 在平地上按自己的速度行走超过45分钟后出现呼吸困难，患者精用力即出现气短，或在休息时也有气短 |

4. 根据日常生活能力分为0～5级。

0级：虽存在不同程度的肺气肿，但活动如常人，对日常生活无影响，活动时无气短。

1级：一般劳动时出现气短。

2级：平地步行无气短，较快行走、上坡或上下楼梯时气短。

3级：慢走不及百步即有气短。

4级：讲话或穿衣等轻微动作时即有气短。

5级：安静时出现气短、无法平卧。

### （四）肺功能测试

COPD的严重程度通过测定呼吸通气功能确定。以第一秒用力呼气容积（$FEV_1$）百分比预计值和第一秒用力呼气容积占用力肺活量之比（$FEV_1/FVC$）两个指标反映气道阻力和呼气流速的变化最实用。当COPD发展到有小气道阻塞时，表现为最大呼气流量—容量曲线降低，此指标比$FEV_1$更为敏感。当发展到并发肺气肿时，表现为通气功能障碍，如$FEV_1$、最大通气量（MMV）等降低。肺活量（VC）正常或轻度下降，功能残气量（FRC）、残气量（RV）、肺总量（TLC）均增大。吸入支气管扩张药后，$FEV_1$ < 正常预计值的80%，同时，$FEV_1/FVC$ < 70%，可确定为不完全可逆性气流受限，明确诊断为COPD。

### （五）血气分析

对确定COPD患者发生低氧血症、高碳酸血症、酸碱平衡失调以及判断呼吸衰竭的类型有重要价值。

### （六）日常生活活动与生存质量评定

1. 日常生活能力评定　COPD 患者常常有日常生活或活动方面的障碍。评定主要包括日常活动、自我照顾、家务劳动、购物、交通（活动性）以及人际关系等。

2. 生存质量评定　针对呼吸系统疾病的生活质量评估量表，常用圣·乔治呼吸问卷。在我国的卫生部项目“慢性阻塞性肺疾病缓解期康复治疗”的研究成果中，提出了我国 COPD 患者生活质量评价量表，结果具有很好的可靠性和有效性。全表共有 35 项，每项分为 4 个等级，质量由高到低评为 1 ～ 4 分。通常在康复治疗前后，由患者在医务人员的指导下完成。

### （七）营养状况评估

理想的营养状况有利于患者获得最好的健康状况，改善呼吸肌总体感觉和功能，从而改善疾病状况。同时，COPD 患者营养不良，可以使疾病恶化，死亡危险性增加。最简便的方法是查看皮下脂肪的充实程度。通常前臂曲侧或上臂伸侧下 1/3 部位脂肪分布个体差异较小，所以被作为判断皮下脂肪充实程度最适宜、最方便的部位。体质指数（body mass index，BMI）是世界卫生组织于 1990 年公布的、反映成人体重与身高关系、判断人体胖瘦程度的一项重要指标。BMI ＜ 18.5 为营养不良，BMI>25 为肥胖。

### （八）心理 – 社会评估

护士应详细了解家庭和患者对疾病的态度。COPD 患者由于病程长、疗效差、长期治疗增加家庭经济负担，极易出现焦虑、抑郁、失落、否认、发怒和孤独的心理状态。家属对患者的关心和支持不足，以及医疗费用保障不足，会使患者产生悲观、绝望、失去自信自尊、躲避生活和退出社会等心理。此外，由于 COPD 患者慢性缺氧，引起器质性脑损害，表现出认知、情绪等障碍。因此，需对 COPD 患者进行相应的心理评估。

## 四、康复护理原则与目标

1. 康复护理原则 COPD 患者的康复护理应遵循个体化、整体化、严密观察循序渐进、持之以恒的原则。

（1）个体化原则：依据 COPD 不同阶段、不同并发症、不同全身情况、不同康复要求、不同职业情况、不同家庭情况等，制订不同的康复护理方案。

（2）整体化原则：不仅针对呼吸功能，而且要结合心脏功能、心理功能、全身体能和环境因素进行全面康复护理。

（3）循序渐进原则：COPD 患者在实施康复护理时，内容应由少到多，程度由易到难，训练量由小到大，使患者逐渐适应。注意运动强度、运动时及运动后反应，严防呼吸性酸中毒和呼吸衰竭。

（4）持之以恒原则：COPD 的整体康复不仅局限于急性发作期，而应长期康复，减轻病痛和改善功能。患者坚持一段时间的康复训练之后，要根据实施情况定时评定，及时调整康复护理方案。

2. 康复护理目标分为短期目标和长期目标。

（1）短期目标：①改善胸廓活动，获得正常的呼吸方式，教育引导形成有效的呼吸模式，支持和改善心肺功能；②提高机体能量储备，改善或维持体力，提高患者对运动和活动的耐力；③改善心理状况，建立“控制呼吸能力”的自信心，放松精神，缓解焦虑、抑郁、紧张、暴躁等心理障碍。

（2）长期目标：①开展积极的呼吸和运动训练，发掘呼吸功能潜力，通过物理医学手段治疗和预防并发症，消除后遗症；②提高机体免疫力，改善全身状况，增加日常生活自理能力，减少对住院的需求。

## 五、康复护理措施

### （一）保持和改善呼吸道的通畅

1. 不良姿位　患者采取坐位或半卧位，有利于肺扩张。

2. 指导患者进行有效咳嗽　咳嗽是呼吸系统的一种防御性反射，可以在主观控制下产生自主性咳嗽，也可因气道受到刺激产生反射性咳嗽。COPD 患者必须配合用力呼气技术进行有效咳嗽，避免持续性反射性咳嗽，后者可使胸腔内的压力过度增高，给患者带来危险。有效咳嗽，气道内黏液必须有一定厚度，无或仅有少量稀薄分泌物时，用咳嗽来清理气道是无效的，有时还会加重疲倦、胸痛、呼吸困难和支气管痉挛。应让患者学会和掌握有效咳嗽方法和时机。具体方法参照排痰技术中的有效咳嗽训练和辅助咳嗽技术。

3. 胸部叩击和振动　临床上体位引流时配合胸部叩击技术，可使黏附在支气管内的分泌物脱落并移至较大的支气管较易排出。叩击时，应持续一段时间或直到患者需要改变体位想要咳嗽，治疗师应保持肩、肘和腕部灵活和松弛的操作。此操作不应引起身体不舒适或者疼痛。高龄或皮肤易破损者可用薄毛巾或其他保护物包盖在叩击部位以保护皮肤。注意观察患者的生命体征和表情。良好的振动操作来自治疗师从肩到手的等长收缩上肢的肌肉。胸部叩击和振动具体方法参照排痰技术中的叩击和振动技术。

4. 体位引流　通过摆放适当的体位，使患者受累肺段支气管尽可能垂直地面，利用重力作用，促使肺叶特别是肺段气道内的分泌物引流排出。适用于神志清楚、体力较好，分泌物较多的老年人。

引流体位的原则：应将病变部位置于高处，使引流支气管的开口方向向下。

**（二）呼吸训练**

1. 放松练习　放松练习有利于气急、气短所致的肌肉痉挛和精神紧张症状的缓解，减少体内能量消耗，提高呼吸效率。患者可采取卧位、坐位或站立体位，放松全身肌肉。还可以选择一个安静的环境，进行静气功练习或借助肌电反馈技术进行前额和肩带肌肉的放松。对肌肉不易松弛的患者可以教给放松技术，让患者先充分收缩待放松的肌肉，然后再松弛紧张的肌肉，达到放松的目的。还可以做肌紧张部位节律性摆动或转动，以利于该部肌群的放松。缓慢地按摩或牵拉也有助于紧张肌肉的放松。

2. 腹式呼吸　COPD 患者多见于老年人胸廓活动受限。同时，患者胸廓多呈桶状，横膈下降，肋骨平直，肋间隙增宽，多已处于吸气位。为了获得足够的氧，患者改用胸式呼吸。由于病情发展，胸式呼吸也发生困难，故动用辅助呼吸肌增加通气量。辅助呼吸肌运动吸气时抬肩、伸颈、腹肌收缩、呼吸表浅、频率增快，不但未增加通气量，还减少了肺的有效呼吸。此时宜做腹式呼吸训练，增加膈肌运动，使浅快呼吸转为深慢呼吸，呼吸频率减少，呼吸量增加，提高呼吸效率。

腹式呼吸是一种低耗高效的呼吸模式，是 COPD 患者康复的重要措施。腹式呼吸的关键在于协调膈肌和腹肌在呼吸运动中的活动。它通过增加膈肌活动度提高通气功能，降低呼吸肌耗氧量。吸气时，膈肌收缩下降，腹肌松弛，保证最大的吸气量。呼气时，腹肌收缩帮助膈肌松弛，并随腹腔内压增加而上抬，增加呼气潮气量。

呼吸运动时，尽可能减少辅助呼吸肌的无效劳动，可采用腹部加压暗示呼吸法：患者取仰卧位、半卧位或坐位，一只手按压在上腹部，另一只手放在胸部感知胸廓活动。先闭嘴，经鼻腔做深吸气，上腹部对抗该手的压力，隆起腹部，而放在胸上的手使胸廓运动保持最小。呼气时，患者腹部下沉，此时该手再稍加压用力，使腹内压进一步增高，迫使膈肌上抬。也可在腹部放一个小重物以进行抗阻力呼吸训练。该压力既可吸引患者的注意力，又可诱导呼吸的方向和部位。每日 2 ~ 3 次，每次 10 ~ 15min，持续 6 ~ 8 周。以后逐渐增加次数和时间，争取成为自然呼吸习惯。横膈活动范围每增加 2 ~ 3cm，可有效地增加通气量达 500mL 以上。

3. 缩唇呼吸　也称吹笛样呼气法：患者闭嘴经鼻吸气后，将口唇收拢为吹口哨状. 让气体缓慢地通过缩窄的口形，徐徐吹出。一般吸气 2s，呼气 4 ~ 6s，呼吸频率 $<$ 20 次 / 分。这一方法可以减少下呼吸道压力递减梯度，避免小气道过早闭合。呼气的时间不必过长，否则会导致过度换气。呼气流量以能使距口唇 15 ~ 20cm 处的蜡烛火焰倾斜而不熄灭为度，以后可逐渐延长距离至 90cm，并逐渐延长时间。

4. 主动呼气的习惯代替主动吸气的习惯　患者在呼气时轻轻收缩腹肌，使横膈上升，胸廓下降。每次呼气后不要急于吸气，应稍停片刻，适当延长呼气过程，减少肺泡内残存的气体。然后放松肌肉，轻轻吸气。这样，不但增加了呼气量，吸气量自然而然增加，使呼吸更加完全。

初练者应避免过多的深呼吸而发生过度通气综合征，每练习 3 ~ 5 次后暂停数分钟，然后再练，反复练习直到完全掌握。

**（三）提高活动能力的训练**

1. 氧疗　COPD 患者由于通气和换气功能障碍导致缺氧和二氧化碳潴留。如 $PaO_2$ 持续低于 6.67

kPa（50mmHg）或氧饱和度（$SO_2$）< 90%，给氧起到关键作用。可通过鼻导管、面罩或机械通气给氧，$SaO_2$ 上升至 >90% 或 $PaO_2$>8.0kPa（60mmHg），而 $PaCO_2$ 上升不超过 1.3kPa（10mmHg）。每天持续低流量（小于 5L/min）吸氧 10 ~ 15h，可改善活动协调性、运动耐力和睡眠。

2. 有氧训练　适当的运动训练主要是有氧训练。为使训练能成功且持久，训练方案应结合患者个体情况、兴趣和环境，简单易行却不昂贵。户外步行（走平路）是一种简单易行又有效的方法。游泳、踏车、上下楼梯、爬山、做呼吸操、气功等也是有效的锻炼方法。通常先作最简单的 12 分钟行走距离测定，了解患者的活动能力。然后采用亚极量行走和登梯练习，改善患者的耐力。开始进行 5 分钟活动，休息适应后逐渐增加活动时间。当患者能耐受每次 20 分钟运动后，即可增加运动量。每次运动后心率应至少增加 20% ~ 30%，并在停止运动后 5 ~ 10min 恢复到安静值。

3. 上肢锻炼　上肢锻炼可以加强辅助呼吸肌群的力量，如胸大肌、胸小肌等。可以让患者用体操棒作高度超过肩部的各个方向的练习或高过头的上肢套圈练习，还可让患者手持重物（0.5 ~ 3kg）做高过肩部的活动，每活动 1 ~ 2min，休息 2 ~ 3min，每日 2 次。

4. 下肢训练　可以增加 COPD 患者的活动耐力、减轻呼吸困难的症状、改善整体功能和精神状态。呼吸功能康复锻炼过程传统上集中在下肢训练，常用活动平台 Treadmill，或步行、登山、骑车等方法。以骑自行车和行走锻炼的方式训练耐力是最常见的训练方法。

### （四）作业治疗

有针对性地选择可以提高全身耐力和肌肉耐力的作业活动，改善心肺功能，恢复活动能力。如训练上肢活动功能，内容包括日常生活活动能力、自我照顾能力（如穿衣、洗漱、洗澡、烹饪、清洁等能力）；功能性训练，如写字、打字等；娱乐消遣类训练，如绘画、园艺、弹琴等；生产性训练，如木工、编织、缝纫等。患者往往因呼吸问题和精神紧张，不能独立完成日常生活活动，日常生活活动能力的训练应为此设计。为了增强患者独立生活的信心，减少对他人的依赖，治疗师应提供患者功能状况的信息，必要时进行家庭和周围环境的改造，使患者发挥更大的潜能，康复的目的是使患者回归家庭、重返社会，治疗师可以指导患者根据实际情况，选择可以胜任的工作进行操作练习。

### （五）营养支持

营养状态是 COPD 患者症状、残疾和预后重要的决定因子。合理的膳食安排、食品调配、科学的烹饪方法、正确的饮食制度，可以改善代谢功能，增强机体抵抗力，促进疾病的康复。营养不良的主要原因是进食不足，能量消耗过大。约 25% COPD 患者体重指数下降，体重指数下降是导致 COPD 患者死亡的危险因素。营养过剩是由于进食过度和缺乏体力活动造成的，表现为肥胖。肥胖者呼吸系统做功增加，加剧了 COPD 患者症状，减肥是这类患者需要强调的内容。

### （六）中国传统康复疗法

太极拳、五禽戏、八段锦等对慢性阻塞性肺疾病有良好治疗作用，针灸、穴位按摩等也有一定的作用。中国传统方法强调身心调整训练，基本锻炼方法和要领有其共同之处，如调身—调整体态，放松自然；调心—调整神经、精神状态以诱导入静；调息—调整呼吸，柔和匀畅，以横膈呼吸为主。防感按摩操已经得到较普遍的应用，基本方法有按揉迎香穴、擦鼻两侧、按太渊穴、浴面拉耳和捏风池穴。

### （七）心理康复

心理社会支持是COPD康复治疗方案中的一个重要组成部分。COPD患者由于严重的咳嗽、咳痰、气短、胸闷等，不能正常工作、生活和学习。患者心理常感到无望、抑郁、焦虑、失落、否认、发怒和孤独。心理康复可改善异常的心理状态，有助于患者以积极主动的态度参与康复治疗，提高疗效。

## 六、康复护理指导

1. 用药指导　患者在开始康复之前应根据情况给药，包括支气管扩张剂、黏液溶解剂、祛痰药、糖皮质激素、抗生素和抗过敏药等。在呼吸道感染过程的初期应尽早给予药物治疗，可采用雾化吸入的方式。同时根据需要湿化空气、摄入充足的液体，促进气道分泌物的清除。

2. 疾病知识指导　为了获得满意的康复治疗效果，患者及家属的主动参与和积极配合是非常重要的，这种自觉程度是建立在对疾病和康复治疗的认识基础之上的。所以，应向患者及家属解释本病的发生、发展过程及导致疾病加重的因素；嘱患者注意防寒、保暖，防治各种呼吸道感染；告知患者戒烟是防治本病的重要措施；改善环境卫生，加强劳动保护，避免烟雾、粉尘和刺激性气体对呼吸道的影响；在呼吸道传染病流行期间，尽量少去公共场所。

3. 康复训练指导　同大多数慢性病一样，慢性阻塞性肺病患者的康复训练对于锻炼呼吸肌力量、改善生活质量较为重要。根据患者心肺功能和体力情况，为患者制订康复锻炼计划，如慢跑、快走、打太极拳等，提高机体抵抗力。鼓励患者采取坐位或半卧位，进行有效咳嗽、胸部叩击、体位引流，保持和改善呼吸道的通畅。指导患者进行放松练习、腹式呼吸、缩唇呼吸、以主动呼气的习惯代替主动吸气的习惯等呼吸训练。鼓励患者进行耐寒锻炼，如冷水洗脸、洗鼻等。教会患者及家属判断呼吸困难的程度，合理安排工作和生活。康复训练一定要在病情稳定的时候进行，在训练中如果感到不适及时与医生取得联系。量力而行、循序渐进、持之以恒。

4. 家庭氧疗指导　让患者及家属了解吸氧的目的及必要性。长期持续低流量（小于 5L/min）吸氧可提高患者生活质量，使 COPD 患者生存率提高 2 倍。告知患者吸氧时注意安全，远离火源、高温，搬运时要轻拿轻放，防止火灾和爆炸。吸氧过程中禁止吸烟。氧疗装置要定期更换、清洁和消毒。

5. 戒烟指导吸烟是公认的 COPD 危险因素之一。提高 COPD 治疗效果首先应戒烟。戒烟可使支气管壁的炎症减轻，黏液分泌减少，感染危险性降低，使支气管扩张剂发挥更有效的作用。在 COPD 的任何阶段戒烟，均可以延缓病情的发展和恶化，COPD 患者进行肺康复时如果仍在吸烟，必须将戒烟放在第一位。患者的承诺，医务人员提供帮助，使用尼古丁替代剂，以其他活动（如运动、深呼吸、散步等）转移自己对香烟的向往等，均会给戒烟提供有效的方法。针对性强的宣传教育也十分重要。

国外一项研究发现，慢性阻塞性肺疾病的易患患者，如果从 25 岁开始吸烟，大约 45 岁时就已经成为慢性阻塞性肺疾病的患者了，60 ~ 65 岁时可能发生严重的呼吸衰竭，其寿命平均不到 70 岁；已经患有慢性阻塞性肺疾病的患者如果在 45 岁开始戒烟，一般在 85 岁前不会发生呼吸衰竭，其预期寿命不会受到影响。

6. 预防感冒指导　COPD 患者易患感冒，继发细菌感染后，可使支气管炎症加重。可采用冷水洗脸、食醋熏蒸、积极参加户外体育运动锻炼、增强呼吸道局部免疫力、增强体质的方法来预防感冒。

## 第二节　冠心病的康复护理

### 一、概述

冠状动脉粥样硬化性心脏病（coronary artery heart disease，CHD）简称冠心病，是一种最常见的心脏病，是指因冠状动脉粥样硬化或因冠状动脉功能性改变导致血管狭窄、阻塞、供血不足而引起的心肌缺血、缺氧或坏死的心脏病，故又称缺血性心脏病（ischemic heart disease，IHD）。症状表现胸腔中央发生一种压榨性的疼痛，并可迁延至颈、颔、手臂、后背及胃部。常伴有眩晕、气促、出汗、寒战、恶心及昏厥。严重患者可能因为心力衰竭而死亡。

1979 年，世界卫生组织（WHO）将冠心病分为 5 型：①无症状性心肌缺血：患者无症状，但静息、动态时或负荷试验心电图示有 ST 段压低，T 波减低、变平或倒置等心肌缺血的客观证据；或心肌灌注不足的核素心肌显像表现。②心绞痛：有发作性胸骨后疼痛，为一过性心肌供血不足引起。③心肌梗死：症状严重，由冠状动脉闭塞致心肌急性缺血性坏死所致。④缺血性心肌病：表现为心脏增大、心力衰竭和心律失常，为长期心肌缺血或坏死导致心肌纤维化而引起，临床表现与扩张型心肌病类似。⑤猝死：因原发性心搏骤停而猝然死亡，多为缺血心肌局部发生电生理紊乱，引起严重的室性心律失常所致。

近年来提出的急性冠脉综合征（acute coronary syndrome，ACS）是指在冠状动脉粥样硬化的基础上，斑块破裂、出血或痉挛，导致血栓形成，完全或不完全堵塞冠状动脉的急性病变为病理基础的一组临床综合征，包括不稳定型心绞痛（unstable angina，UA）、非 ST 段抬高心肌梗死（NSTEMI）及 ST 段抬高心肌梗死（STEMI），这三种病症的共同病理基础均为不稳定的粥样斑块。

冠心病是最常见的心血管疾病之一。1999 年我国农村和城市男性 35 ～ 74 岁人群中冠心病死亡率分别为64/10万和106/10万，同期美国同年龄段男性冠心病死亡率为230/10万。根据世界卫生组织最新统计，近年我国城乡心血管病总病死率高于日本、英国和美国。冠心病已成为威胁中国公众健康的重要疾病。

## 二、主要功能障碍

冠心病患者的主要功能障碍是由冠状动脉狭窄导致的心肌缺血缺氧直接引起的，且还有一系列继发性躯体和心理等功能障碍。

1. 循环功能障碍　冠心病患者往往因减少或缺乏体力活动而导致心血管系统适应性降低，因此改善患者心血管功能，患者需要进行适当的运动训练。

2. 呼吸功能障碍　冠心病患者长期的心血管功能障碍可导致肺循环功能障碍，影响肺血管和肺泡气体的交换，致使其吸氧能力下降，诱发或加重缺氧症状。需重视和加强患者呼吸功能训练。

3. 全身运动耐力减退　冠心病和缺乏体力可导致机体吸氧能力减退、肌肉萎缩和氧代谢能力下降，从而限制了全身运动耐力。改变和提高运动训练的适应性是提高运动功能和耐力的重要环节。

4. 代谢功能障碍　缺乏运动可导致血糖及血脂代谢的障碍。临床检查可出现血胆固醇和三酰甘油增高，高密度脂蛋白胆固醇降低。

5. 行为障碍　影响冠心病患者日常生活和治疗的重要因素，往往是其不良生活习惯和心理、情绪等方面的障碍。

## 三、康复护理评估

1. 健康状态评估　①患者的一般情况，包括：姓名、性别、年龄、体重、职业、工作环境、家庭情况等；②家族史与既往史：是否有冠心病、心血管疾病及糖尿病家族史；是否有高血压、高血脂病史；③吸烟史：是否吸烟，包括吸烟的量及持续时间；④心绞痛、心肌梗死的情况评估：如心绞痛的诱因、部位、性质、强度、持续时间、缓解方式、近期服用的药物等；⑤药物的疗效和不良反应：评估以前治疗心绞痛药物的疗效和不良反应；⑥运动状况评估。

2. 心电运动试验　心电运动试验是一种简便、实用、可靠的诊断检查方法。心电运动试验（exercise testing ECG）是指通过逐步增加运动负荷，以心电图为主要检测手段，并通过试验前、中、后心电和症状以及体征的反应来判断心肺功能的试验方式。制定运动处方一般采用分级症状限制型心电运动试验。出院前评估则采用 6min 步行，或低水平运动试验。

3. 超声心动图运动试验　超声心动图可以直接反映心肌活动情况，从而揭示心肌收缩和舒张功能，还可以反映心脏内血流变化情况，所以有利于提供运动心电图所不能显示的重要信息。该项检查，运动时比安静时检查更有利于揭示潜在的异常，从而提高试验的敏感性。检查方式一般采用卧位踏车或活动平板方式。

4. 冠状动脉造影　用特制的心导管经股动脉、肱动脉或桡动脉送到主动脉根部，分别插入左、右冠状动脉口，注入少量造影剂，使左、右冠状动脉及其主要分支得到清楚的显影。并可进行电影摄影、快速连续摄片或光盘记录。可发现各支动脉狭窄性病变的部位并估计其程度。一般认为，管腔直径减少 70% ～ 75% 以上会严重影响血供，50% ～ 70% 者也有一定意义。冠状动脉造影的主要指征：①在内科治疗中，心绞痛仍较重者，冠脉造影以明确动脉病变情况，选择介入性治疗或旁路移植；②胸痛似心绞痛而不能确诊者；③中老年患者心脏增大、心力衰竭、心律失常、疑有冠心病而无创性检查未能确诊者。

冠状动脉造影评估冠脉狭窄程度，一般用 TIMI 分级指标：① 0 级，无血流灌注，闭塞血管远端无血流；② Ⅰ 级，造影剂部分通过，冠状动脉狭窄远端不能完全充盈；③ Ⅱ 级，冠状动脉狭窄远端可完全充盈，但显影慢，造影剂消除也慢；④ Ⅲ 级，冠状动脉远端造影剂完全而且迅速充盈和消除，同正常冠状动脉血流。

## 四、康复护理原则与目标

1. 康复护理原则　通过康复护理对冠心病的危险因素进行积极干预，改变患者不良的生活方式，保持稳定的情绪，阻止或延缓疾病的发展进程；进行主动、积极的身体和社会适应能力训练，改善心血管功能，增强身体耐力，提高生活质量。

2. 康复护理目标　分为短期目标和长期目标。

（1）短期目标：①能运用缓解心前区疼痛的方法并控制疼痛；②能运用正确的康复护理措施预防心绞痛的发作；③在确保患者安全的情况下，进行运动能力 2 ~ 3METs 的日常生活活动并逐步恢复一般日常生活活动能力；④创造良好的生活和训练环境，稳定患者的情绪，促进患者身心的全面发展，提高康复疗效。

（2）长期目标：通过综合康复护理，使患者自觉改变不良的生活习惯；控制危险因素，改善或提高体力活动能力和心血管功能，恢复发病前的生活和工作。

## 五、康复护理措施

### （一）临床康复分期

根据冠心病康复治疗的特征，国际上将康复治疗分为三期：

Ⅰ期：指急性心肌梗死或急性冠脉综合征住院期康复，冠状动脉分流术（CABG）或经皮冠状动脉腔内成形术（PTCA）术后早期康复阶段。一般为发病后 1 ~ 2 周开始，发达国家此期已经缩短到 3 ~ 7 天。因此，Ⅰ期康复的实际时间应是发病后的住院期间。

Ⅱ期：自患者出院开始，至病情完全稳定为止，时间 5 ~ 6 周。由于急性阶段缩短，Ⅱ期的时间也趋向于逐渐缩短。

Ⅲ期：指病情长期处于较稳定状态，或Ⅱ期过程结束的冠心病患者，包括陈旧性心肌梗死、稳定型心绞痛及隐性冠心病，PTCA 或 CABG 后的康复也属于此期。一般为 2 ~ 3 个月，患者的自我锻炼应该持续终身。有人将终身维持的锻炼期列为第Ⅳ期。

### （二）康复护理措施

1. Ⅰ、Ⅱ期康复护理主要对患者进行心理康复，安定患者情绪，通过适当活动，减少或消除绝对卧床休息所带来的不利影响。早期活动，并逐步恢复至一般日常生活活动能力，可以参加轻度家务劳动，减少出院后早期死亡率。运动能力达到Ⅰ期康复为 2 ~ 3METs、Ⅱ期康复为 4 ~ 6METs。

（1）活动：一般从床上的肢体活动开始，先活动远端肢体的小关节；做抗阻活动可以采用捏气球、皮球或拉皮筋等，一般不需要专用器械；吃饭、洗脸、刷牙、穿衣等日常生活活动也可以早期进行。训练时要注意保持一定的活动量，但日常生活和工作时应采用能量节约策略，比如制定合理的工作或日常活动程序，减少不必要的动作和体力消耗等，以尽可能提高工作和体能效率。避免举重、攀高、挖掘等剧烈活动；避免各种竞技性活动。

（2）呼吸训练：呼吸训练主要指腹式呼吸。腹式呼吸的要点是在吸气时腹部隆起，让膈肌尽量下降；呼气时腹部收缩，把肺的气体尽量排出。呼气与吸气之间要均匀连贯，可以比较缓慢，但不可憋气，呼气与吸气之比为 2 ∶ 1。

（3）坐位训练：坐位是重要的康复起始点，应该从第 1 天就开始。开始时可将床头抬高，把枕头或被子放在背后，这样有依托情况下的坐位的能量消耗与卧位相同，但心脏负荷实际上低于卧位，因上身直立体位使回心血量减少，同时射血阻力降低。应让患者逐步过渡到无依托独立坐位。

（4）步行训练：步行训练从床边站立开始，先克服体位性低血压。在站立无问题之后，开始床边步行（1.5 ~ 2.0METs），以便在疲劳或不适时及时能够上床休息。此阶段患者的活动范围明显增大，因此监护需要加强。避免高强度运动，有上肢超过心脏平面的活动均为高强度运动，应该避免或减少此类运动。例如，患者自己手举补液盐水瓶如厕。此类活动的心脏负荷增加很大，常常是诱发意外的原因。

（5）大便：患者务必保持大便通畅，如果出现便秘，应该使用通便剂；患者有腹泻时也需要注意密切观察，因为过多的肠道活动可以诱发迷走神经反射，导致心律失常或心电不稳。提倡坐位大便，禁忌蹲位大便或在大便时过分用力。因为卧位大便时由于臀部位置提高，回心血量增加，使心脏负荷增加，同时由于排便时必须克服体位所造成的重力，所以需要额外用力（4METs）。

（6）上下楼：可以缓慢上下楼，下楼的运动负荷不大，而上楼的运动负荷主要取决于上楼的速度；必须保持非常缓慢的上楼速度，一般每上一级台阶可以稍事休息，以保证没有任何症状。可以自己洗澡，但要注意洗澡水的温度和避免在过热、过冷的环境洗；可以做一些家务劳动及外出购物，但要循序渐进，逐步提高。活动强度为 40% ~ 50%HRmax，为确保安全性，应在进行较大强度活动时采用远程心电图监护系统监测，或在有经验的康复治疗人员的指导下进行。

（7）娱乐：可以进行有轻微体力活动的娱乐，但要避免气喘和疲劳，如室内外散步、医疗体操（如降压舒心操、太极拳等）、气功（以静功为主）、园艺活动等。

（8）康复方案调整与监护：如果患者在训练过程中没有不良反应，运动或活动时心率增加 < 10 次 / 分，次日训练可以进入下一阶段。运动中心率增加在 20 次 / 分左右，则需要继续同一级别的运动。心率增加超过 20 次 / 分，或出现任何不良反应，则应该返回到前一阶段的运动级别，抑或暂时停止运动训练。为了保证活动的安全性，所有的新活动要在医生或心电监护下开始。在无任何异常的情况下，重复性的活动可以不连续监护。

一般患者主张 3 ~ 5 天出院，但要确保患者可持续步行 200m 无症状和心电图无异常。出院后每周需要门诊随访一次。任何不适均应暂停运动，及时就诊。

2. Ⅲ期康复护理　巩固Ⅰ、Ⅱ期康复成果，控制危险因素，改善或提高体力活动能力和心血管功能，恢复发病前的生活和工作。因人而异地制定康复方案，遵循学习适应和训练适应机制，达到量变到质变的过程，提高患者参与并坚持康复的主动性。

（1）有氧运动：机体通过有氧代谢途径提供能量的运动称为有氧运动，这种运动通常为低、中等强度且持续时间较长的耐力运动，运动形式常为肢体大肌群参与且具有节律性、重复性质的运动，如步行、登山、游泳、骑车、中国传统形式的拳操等。慢跑曾经是推荐的运动，但是其运动强度较大，下肢关节承受的冲击力较显著，运动损伤较常见，因此近年来已经不主张进行慢跑运动训练。

（2）运动方式：分为间断性和连续性运动。间断性运动指基本训练期有若干次高峰靶强度，高峰强度之间强度降低。其优点是可以获得较强的运动刺激，同时时间较短，不至于引起不可逆的病理性改变。主要缺点是需要不断调节运动强度，操作比较麻烦。连续性运动指训练的靶强度持续不变，这是传统的操作方式，主要优点是简便，患者比较容易适应。

（3）运动量：运动量是康复护理的核心，要达到一定阈值才能产生训练效应。合理的每周总运动量为 700 ~ 2 000cal（相当于步行 10 ~ 32km）。运动量 < 700 卡 / 周，只能维持身体活动水平，而不能提高运动能力。运动量 >2 000 卡 / 周，则不增加训练效应。运动总量无明显性别差异。运动量的基本要素为：①运动强度：运动训练所必须达到的基本训练强度称之为靶强度，可用最大心率（HRmax）、心率储备、最大吸氧量（$VO_2max$）、METs 等方式表达。靶强度与最大强度的差值是训练的安全系数。靶强度一般为 40% ~ 85%$VO_2max$ 或 METs，或 60% ~ 80%HRmax，或 70% ~ 85% HRmax。靶强度越高，产生心脏中心训练效应的可能性就越大。②运动时间：即每次运动锻炼的时间。靶强度运动一般持续 10 ~ 60min。在额定运动总量的前提下训练时间与强度成反比。准备活动和结束活动的时间另外计算。③训练频率：指每周训练的次数。国际上多采用每周 3 ~ 5d 的频率。合适运动量的主要标志：运动时稍出汗，轻度呼吸加快但不影响对话，早晨起床时感觉舒适，无持续的疲劳感和其他不适感。

（4）训练实施：每次训练都必须包括：①准备活动：即让肌肉、关节韧带和心血管系统逐步适应训练期的运动应激。运动强度较小，运动方式包括牵伸运动及大肌群活动，要确保全身主要关节和肌肉都有所活动，一般采用医疗体操、太极拳等，也可附加小强度步行。②训练活动：指达到目标训练强度的活动，中低强度训练的主要机制是外周适应作用，高强度训练的机制是中心训练效应。③结束活动：即让高度兴奋的心血管应激逐步降低，适应运动停止后血流动力学改变。运动方式可以与训练方式相同，但强度逐步减小。

充分的准备与结束活动是防止训练意外的重要环节（75% 心血管意外均发生在这两个时期），对预防运动损伤也有积极的作用。

（5）性功能障碍及康复：Ⅲ期康复应该将恢复性生活作为目标（除非患者没有需求）。判断患者是否可以进行性生活的简易试验有：①上二层楼试验（同时作心电监测）：通常性生活心脏射血量约比安静时高 50%，这和快速上二层楼的心血管反应相似；②观察患者能否完成 5 ~ 6METs 的活动：因为采用放松体位的性生活最高能耗 4 ~ 5METs。日常生活中看精彩球赛时的心率可能会超过性生活。在恢复性生活前应该经过充分的康复训练，并得到经治医师的认可。应该教育患者采用放松姿势和方式，避免大量进食后进行。必要时在开始恢复性生活时采用心电检测。

## 六、康复护理指导

1. 疾病常识宣教　向患者及家属介绍心脏结构、功能、冠状动脉病变，药物治疗的作用及运动的重要性；避免竞技性运动。

2. 危险因素宣教　向患者及家属介绍冠心病的危险因素，生活行为与冠心病的影响关系。患者需要理解个人能力的限制，应定期检查和修正运动处方，避免过度训练。

3. 饮食指导　估测每天热量摄入，给予低脂、易消化饮食，避免摄入酸、辣、刺激性食物；勿食或少食脂肪、胆固醇含量高的食物；戒烟酒，多吃水果蔬菜。测定体重指数，防治高血压、糖尿病、高脂血症和肥胖。

4. 了解心理障碍　程度如抑郁、焦虑、孤独、生气、情绪易激动等。通过个人或小组形式进行咨询和教育，使患者改变不正确的生活方式和树立健康行为的自信心，教会患者处理应激的技巧和放松方法等。

5. 注意周围环境因素　对运动反应的影响包括寒冷和炎热气候要相对降低运动量和运动强度，避免在阳光下和炎热气温时剧烈运动（理想环境：温度 4 ~ 28℃，风速 < 7m/s）；穿戴宽松、舒适、透气的衣服和鞋子；上坡时要减慢速度；饭后不做剧烈运动；感冒或发热症状和体征消失 2d 以上再恢复运动。训练必须持之以恒，如间隔 4 ~ 7d 以上，再开始运动时宜稍减低强度。

6. 注意病情加重征兆　识别心绞痛、心肌梗死临床表现，知道硝酸甘油的使用注意事项：随身携带，保证药物有效，避光保存；如发生心绞痛立即舌下含服，如无效可连服 3 次；服用后应取坐位或卧位；若服用 3 次仍无效则高度怀疑心肌梗死，应立即送医院诊治；硝酸甘油不要与酒精、咖啡、浓茶同时服用。应定期到医院做身体检查。

# 第三节　高血压的康复护理

高血压（hypertension）患病率随年龄增长而升高；女性在更年期前患病率略低于男性，但在更年期后迅速升高，甚至高于男性；高纬度寒冷地区患病率高于低纬度温暖地区，高海拔地区高于低海拔地区；与饮食习惯有关，盐和饱和脂肪摄人越高，平均血压水平和患病率也越高。我国人群高血压流行有两个比较显著的特点：从南方到北方，高血压患病率呈递增趋势；不同民族之间高血压患病率也有一些差异，生活在北方或高原地区的民族患病率较高，而生活在南方或非高原地区的民族患病率则较低，这种差异可能与地理环境、生活方式等有关。高血压康复护理的主要目的是最大限度地降低心血管发病率和死亡的总危险，提高患者的生活质量。

## 一、概述

### （一）定义

在未使用降压药物的情况下，非同日 3 次测量血压，收缩压 ≥ 140mmHg 和（或）舒张压 ≥ 90mmHg。收缩压 ≥ 140mmHg 和舒张压 < 90mmHg 为单纯性收缩期高血压。患者既往有高血压史，目前正在使用降压药物，血压虽然低于 140/90mmHg，也诊断为高血压。

高血压是最常见的慢性病，也是心脑血管病最主要的危险因素，脑卒中、心肌梗死、心力衰竭及慢性肾脏病是其主要并发症。高血压是可以预防和控制的疾病，降低高血压患者的血压水平，可明显减少脑卒中及心脏病事件，显著改善患者的生存质量。

### （二）病因

高血压的病因不明。有关的因素如下。

1. 年龄　高血压在人生各个年龄段均可出现，但老年人患高血压者最多，其发病机制为：动脉血压受血管阻力大小和弹性的影响，而人过中年后，全身的血管开始衰退，血管发生硬化，有的管腔变得狭窄，动脉血管的弹性减退。再加上随着年龄增长，心脏的功能也在下降，机体代谢缓慢，使血管阻力明显增大，致使血压升高。从 40 岁开始，每增加 10 岁，收缩压就增高 10mmHg。因此年龄增长与高血压密切相关。

2. 摄盐量　摄入食盐多者，高血压发病率高，有调查发现食盐量 < 2g/d，几乎不发生高血压；3 ~ 4g/d，高血压发病率 3%；12g/d，发病率为 14%；18g/d，发病率为 21%。

3. 体重　肥胖者的血液总容量增高，心脏的输出量增多，每分钟排入血管的血量增加，这是肥胖者易于并发高血压的重要原因。另外，肥胖者常多食，他们血液中的胰岛素水平常高于不胖的人，这种多食和高胰岛素血症能刺激交感神经，使血管收缩，从而增大了血管的外周阻力，造成血压升高。高胰岛素血症引起肾脏对钠的回吸收增多，增加血液容量，也可使血压升高。

4. 遗传　大约半数高血压患者有家族史。

5. 环境与职业　有噪声的工作环境，过度紧张的脑力劳动均易发生高血压，城市中的高血压发病率高于农村。

### （三）临床表现

高血压病根据起病缓急和病情进展情况，临床上分缓进型高血压病和急进型恶性高血压病两种。

1. 缓进型高血压　起病隐匿，病情发展缓慢，病程较长，可达数十年，多见于 40 岁以上的人，早期可无任何症状，偶尔在查体时发现血压升高。个别患者可突然发生脑出血，此时才发现高血压。但多数早期高血压患者，常表现头痛、头胀、失眠、健忘、耳鸣、眼花、记忆力减退、心悸、乏力等症状，部分症状由于高级神经功能失调所致，其轻重与高血压程度不一致。

2. 急进型高血压　高血压发病过程中由于某种诱因，使血压突然极度上升，舒张压大于 140mmHg，而引起的一系列神经 – 血管加压效应，继而出现心、脑、肾脏器官功能的严重障碍。其诱发因素有极度疲劳、过度紧张、寒冷刺激、更年期内分泌改变等。若救治不及时，往往危及生命或遗留严重后遗症。症状常见头痛，以清晨为甚；可有头晕、视力模糊、心悸、气促等表现；眼底可见视盘水肿或出血、渗血；常出现心、肾功能不全表现。

### （四）诊断标准

目前我国采用正常血压（收缩压 < 120mmHg 和舒张压 < 80mmHg）、正常高值（收缩压 120 ~ 139mmHg 和 / 或舒张压 80 ~ 89mmHg）和高血压（收缩压 ≥ 140mmHg 和 / 或舒张压 ≥ 90mmHg）进行血压水平分类。以上分类适用于男、女性，18 岁以上任何年龄的成人。根据血压升高水平，又进一步将高血压分为 1 级、2 级和 3 级。

## 二、主要功能障碍

### （一）心血管疾病发作危险性增大

高血压是脑卒中、心肌梗死、心力衰竭及慢性肾脏病的主要并发症。大量实践证明，高血压的危害性除与患者的血压水平相关外，还取决于同时存在的其他心血管病危险因素、靶器官损伤以及并发的其他疾病的情况。当高血压并发心脏病时，由于患者的活动能力下降造成各系统的功能紊乱，甚至导致残疾。

### （二）长期用药的不良反应

高血压是一种必须依赖药物治疗的疾病。对于高血压患者来说，降压药必须是长期服用的，而一旦停药，会有脑出血、脑梗死、心肌梗死等危险。脑血管病患者一旦停药会使血药浓度降低，加重脑部缺血，易诱发脑血栓形成。由于高血压患者长期联合用药，难免会产生不良反应，例如 β－受体阻滞药大剂量使用诱发急性心力衰竭、糖尿病或哮喘。钙通道阻滞药（拜新同）、非洛地平（波依定）和氨氯地平（络活喜）等可产生头痛、心跳加快、踝部水肿等。对于脉压较小的舒张期高血压，药物治疗效果不佳，应配合运动和多种综合治疗。

**（三）身体活动能力下降**

高血压患者并发心脏病、脑血管病和肾病时，由于制动或活动量减少，导致心肺系统和骨骼肌肉系统功能下降，造成全身运动能力和耐力下降。

## 三、康复护理评估

**（一）血压测量法**

血压测量是评估血压水平、诊断高血压以及观察降压疗效的主要手段。目前，在临床和人群防治工作中，主要采用诊室血压、动态血压以及家庭血压三种方法进行评估。

1. 诊室血压　由医护人员在诊室按统一规范进行测量。目前仍是评估血压水平和临床诊断高血压并进行分级的常用方法。

2. 动态血压监测　通常由自动的血压测量仪器完成，测量次数较多，无测量者误差，可避免白大衣效应，并可测量夜间睡眠期间的血压，因此，既可更准确地测量血压，也可评估血压短时变异和昼夜节律。

3. 家庭血压监测　通常由被测量者自我完成，又称自测血压或家庭自测血压，但也可由家庭成员等协助完成。因为测量在熟悉的家庭环境中进行，因而，也可以避免白大衣效应。家庭血压监测还可用于评估数日、数周甚至数月、数年血压的长期变异或降压治疗效应，而且有助于增强患者的参与意识，改善患者的治疗依从性。

诊室血压与动态血压相比更易实现，与家庭血压相比更易控制质量，因此，仍是目前评估血压水平的主要方法。但如果能够进行 24h 动态血压监测，则以 24h 动态血压为诊治依据。

诊室血压具体测量方法和要求如下。

（1）选择符合计量标准的水银柱血压计，或者经过验证（BHS 和 AAMI、ESH）的电子血压计。

（2）使用大小合适的气囊袖带，气囊至少应包裹 80% 上臂。大多数成年人的臂围 25 ~ 35cm，可使用气囊长 22 ~ 26cm、宽 12cm 的标准规格袖带。目前国内商品水银柱血压计的气囊的规格：长 22cm，宽 12cm。肥胖者或臂围大者应使用大规格气囊袖带；儿童应使用小规格气囊袖带。

（3）测血压前，受试者应至少坐位安静休息 5min，30min 内禁止吸烟或饮咖啡，排空膀胱。

（4）受试者取坐位，最好坐靠背椅，裸露上臂，上臂与心脏处在同一水平。如果怀疑外周血管病，首次就诊时应测量左、右上臂血压，以后通常测量较高读数一侧的上臂血压。特殊情况下可以取卧位或站立位。老年人、糖尿病患者及出现体位性低血压情况者，应加测站立位血压。站立位血压应在卧位改为站立位后 1min 和 5min 时测量。

（5）将袖带紧贴缚在被测者的上臂，袖带的下缘应在肘弯上 2.5cm。将听诊器探头置于肱动脉搏动处。

（6）使用水银柱血压计测压时，快速充气，使气囊内压力达到桡动脉搏动消失后，再升高 30mmHg，然后以恒定的速率（2 ~ 6mmHg/s）缓慢放气。心率缓慢者，放气速率应更慢些。获得舒张压读数后，快速放气至零。

（7）在放气过程中仔细听取柯氏音，观察柯氏音第 1 时相（第一音）和第 V 时相（消失音）水银柱凸面的垂直高度。收缩压凑数取柯氏音第 1 时相，舒张压读数取柯氏音第 V 时相。＜ 12 岁以下儿童、妊娠妇女、严重贫血、甲状腺功能亢进、主动脉瓣关闭不全及柯氏音不消失者，以柯氏音第Ⅳ时相（变音）为舒张压。

（8）血压单位在临床使用时采用毫米汞柱（mmHg），在我国正式出版物中注明毫米汞柱与千帕（kPa）的换算关系，1mmHg =0.133kPa。

（9）应相隔 1 ~ 2 分钟重复测量，取 2 次读数的平均值记录。如果收缩压或舒张压的 2 次读数相差

5mmHg 以上，应再次测量，取 3 次读数的平均值记录。

使用水银柱血压计测压读取血压数值时，末位数值只能为 0、2、4、6、8，不能出现 1、3、5、7、9，并应注意避免末位数偏好。

家庭血压测量的步骤如下：

（1）要求受试者坐位安静休息 5min 后开始测量。

（2）选择定期校准的水银柱血压计，或者经过验证的电子血压计，使用气囊长 12 ~ 26cm、宽 12cm 的标准规格袖带。

（3）测量坐位时的右上臂血压，上臂应置于心脏水平。

（4）以 Korotkoff 第 1 音和第 V 音（消失音）确定收缩压和舒张压水平。至少间隔 1 ~ 2 分钟测量两次，若两次测量结果差别比较大（5mmHg 以上），应再次测量。

（5）首诊时要测量两上臂血压，以后通常测量较高读数一侧的上臂血压。

（6）对疑似有体位性低血压，应测量直立位后血压。

（7）在测量血压的同时，应测定脉率。

#### （二）体格检查

仔细的体格检查有助于发现继发性高血压的线索和靶器官损害情况，体格检查包括：正确测量血压和心率，必要时测定立卧位血压和四肢血压；测量体重指数（BMI）、腰围及臀围；观察有无库欣面容、神经纤维瘤性皮肤斑、甲状腺功能亢进性突眼征或下肢水肿；听诊颈动脉、胸主动脉、腹部动脉和股动脉有无杂音；触诊甲状腺；全面的心肺检查；检查腹部有无肾脏增大（多囊肾）或肿块，检查四肢动脉搏动和神经系统体征。

#### （三）实验室检查

1. 实验室检查基本项目　血液生化（钾、空腹血糖、血清总胆固醇、三酰甘油、高密度脂蛋白胆固醇、低密度脂蛋白胆固醇和尿酸、肌酐），全血细胞计数、血红蛋白和血细胞比容，尿液分析（尿蛋白、糖和尿沉渣镜检）和心电图等。

2. 推荐项目　24h 动态血压监测（ABPM）、超声心动图、颈动脉超声、餐后血糖（当空腹血糖 ≥ 6.1mmol 时测定）、尿白蛋白定量（糖尿病患者必查项目）、尿蛋白定量（用于尿常规检查蛋白阳性者）、眼底检查、胸片、脉搏传导速度（PWV）以及踝臂血压指数（ABI）等。

3. 选择项目　对怀疑继发性高血压患者，根据需要可以分别选择以下检查项目：血浆肾素活性、血和尿醛固酮、血和尿皮质醇、血游离甲氧基肾上腺素（MN）及甲氧基去甲肾上腺素（NMN）、血和尿儿茶酚胺、动脉造影、肾和肾上腺超声、CT 或 MRI、睡眠呼吸监测等。对有并发症的高血压患者，进行相应的脑功能、心功能和肾功能检查。

### 四、康复护理措施

对于高血压患者来说，降压药是从不离手的，血压计也应不离身。特别是血压不稳定的患者，建议每天测量 2 ~ 3 次血压，以观察早中晚的血压变化，避免因血压突然升高而导致心脑血管意外。在非药物治疗方面，高血压病的康复治疗主要包括：规律的运动锻炼，医疗体操，放松训练，行为治疗和高危因素控制。

#### （一）康复护理目标

减少药物用量对靶器官的损害，协助降低血压，改善和提高体力活动能力和生活质量。对于轻度高血压患者单纯用康复治疗控制血压。

#### （二）康复治疗机制

康复治疗的目标是协助降低血压，减少药物用量及靶器官损害，提高体力活动能力和生活质量。康复治疗是高血压病治疗的必要组成部分。对于轻症患者可以单纯用康复治疗使血压得到控制。康复治疗的机制有以下几点。

1. 调整自主神经系统功能　有氧训练可降低交感神经系统兴奋性，气功及放松性训练可提高迷走神经系统张力，缓解小动脉痉挛。运动后血压下降的患者，运动停止 60 分钟后，其腓神经的交感神经传导速度仍然明显降低。

2. 降低外周阻力　运动训练时活动肌血管扩张，毛细血管的密度或数量增加，血液循环和代谢改善，总外周阻力降低，从而有利于降低血压，特别是舒张压。药物治疗对于单纯舒张期高血压的作用不佳，而运动则有良好的作用。

3. 降低血容量　运动锻炼可以提高尿钠的排泄，相对降低血容量，从而降低过高的血压。

4. 调整内分泌紊乱　运动训练可以调整自主神经功能和内分泌的异常，降低胰岛素抵抗，帮助调整血压。

5. 血管　运动中枢适应性改变运动中的血压增高可作用于大脑皮质和皮质下血管运动中枢，重新调整机体的血压水平，使运动后血压能够平衡在较低水平。

6. 纠正高血压危险因素　运动与放松性训练均有助于改善患者的情绪，从而有利于减轻心血管应激水平。运动训练和饮食控制结合，可以有效地降低血液低密度脂蛋白胆固醇的含量，增加高密度脂蛋白胆固醇的含量，从而有利于血管硬化过程的控制。

### （三）康复护理的具体方法

1. 运动训练　运动训练应采用中小强度、较长时间、大肌群的运动，即中低强度的有氧训练和放松性活动，如太极拳、气功、放松疗法等。轻症患者以运动治疗为主，Ⅱ级以上的患者则应在降压药物的基础上进行运动治疗。科学的运动治疗可以减少药物用量，降低药物不良反应，稳定血压，减少并发症。运动强度过大则相反，所以应控制好强度。

（1）有氧训练：常用方式为踏车、步行、游泳、慢节奏的交谊舞等。强度 50% ~ 70% 最大心率或 40% ~ 60% 最大摄氧量，主观用力记分 11 ~ 13。停止活动后心率在 3 ~ 5min 内恢复正常。步行速度一般不超过 110 次 / 分，一般为 50 ~ 80m/min，每次锻炼 30 ~ 40min，其间可休息或进行放松性的医疗体操，太极拳等。50 岁以上患者运动心率一般不超过 120 次 / 分。强度越大，越要做好准备活动和结束活动。训练效应的产生至少需要 1 周，达到较显著降压效应要 4 ~ 6 周。

（2）循环抗阻运动：中小强度的抗阻运动有良好的降压作用，并不引起血压的明显升高。一般采用循环抗阻训练。

（3）太极拳：太极拳姿势放松，动作柔和，意念集中，强调呼吸的均衡和协调，有利于高血压患者的放松和降压。可选择简化太极拳，或者选择简单个别动作练习。不宜过分强调高难度和高强度。

2. 气功及放松训练　如下所述。

（1）气功：包括动功和静功两大类，通过调心（意念集中）、调身（姿势或动作）和调息（呼吸）来改善全身功能。较多采用的放松功法，如松静功、站桩等。练功时强调松静自然、呼吸匀称、排除杂念、意守丹田或涌泉。每次 30min 左右，每天 1 ~ 3 次。注意衣着舒适，练功前排空大小便。

（2）拳操：常用的有降压舒心操、太极拳和其他形式的拳操。要求锻炼时动作舒展、柔和、肌肉放松、有节律、注意力集中、思绪宁静。呼吸节律与动作相结合。头低位时不宜低于心脏的水平位置。

（3）其他：穴位按摩或放松性按摩、音乐疗法等。

3. 纠正危险因素　如下所述。

（1）改善行为方式：要是纠正过分激动的性格，逐步学会冷静的应激处理技术和心态。避免情绪激动。吸烟可增加血管紧张度，增高血压，所以戒烟也是行为纠正的内容。运动训练和心理应激治疗，均可显著提高患者承受外界应激的能力，从而提高患者的生活质量和社会适应能力。

（2）降低体重：主要通过降低热量摄入和增加活动消耗来实现。

（3）限制酒精摄入：每天酒精摄入量应该小于 20 ~ 30g。

（4）减少钠盐摄人：低盐饮食可以使收缩压降低 5 ~ 10mmHg。建议饮食中钠的含量每天小于 100mmol 或 2.3g，或氯化钠摄人少于 6g。

（5）维持电解质平衡：高钾饮食有助于预防高血压发生，钾不足可诱发高血压，并导致心室异位节律。缺钾时最好通过食物补充，进食困难时可用口服钾的方式或采用保钾利尿剂。饮食中的钙与血压呈负相关。低钙可增加钠摄入对血压的影响。

（6）减少胆固醇和饱和脂肪酸摄取　每日胆固醇摄人应 >300mg，脂肪占总热量的 30% 以下，饱和脂肪酸占总热量的 10% 以下。运动与饮食结合在降血脂和血压方面作用最强。

（7）避免升压药物的应用　口服避孕药和激素替代疗法所采用的雌激素和黄体酮均可升高血压，因此高血压患者应避免使用。

（8）改善胰岛素抵抗　高胰岛素血症和胰岛素抵抗可从多途径影响高血压：胰岛素有肾脏储钠作用，同时增加儿茶酚胺释放，增加血管壁对缩血管物质的敏感性，降低血管对舒血管物质的敏感性。此外，胰岛素还可增加组织生长因子的生成，从而增加细胞钙和钠的含量。规律的运动、低脂饮食、减肥和高纤维素饮食可以治疗胰岛素抵抗。降糖药、减肥药和某些抗高血压药对降压和胰岛素抵抗有辅助作用。

## 五、康复护理指导

高血压患者一旦确诊后，必须尽早治疗。要首先确定患者的危险程度，属于低危的患者可以先不服药，以改善生活方式为主。康复护理指导应以合理膳食、戒烟限酒、适量运动、心理平衡为主要内容。

1. 合理膳食　合理膳食是防治高血压病重要的基本要求。首先控制总热量，每日食人的食物总量要控制。每人每日需要 3 000 ~ 3 500kcal 的热量（运动员及重体力劳动者除外）。减少高脂肪食物的摄入，改善食物结构。减少钠盐摄入，补充钾和钙。多吃蔬菜与水果，蔬菜与水果中的维生素含量很高，包括维生素 C、B、E、P 等，这些维生素可以增加血管壁的功能和改善血液的流动状态。

2. 戒烟限酒　酗酒的高血压患者脑卒中死亡率是不饮酒者的 3 倍。经常饮酒可影响高血压患者服用降血压药物的效果；饮酒者血压不易控制。戒酒后，血压可以下降，药物治疗的效果大大提高。

吸烟是高血压和冠心病的重要危险因素，烟叶燃烧后可产生煤焦油、尼古丁、一氧化碳、苯芘类物质，进入人体后不仅使大脑中枢兴奋，小动脉收缩，外周血管阻力增加，血压升高。而且可以损害血管内皮，加速动脉粥样硬化，促使血栓形成，发生脑梗死及心肌梗死。

3. 合理运动，减轻体重　控制体重是降低血压的重要措施。体重减低后血容量可以减少，心脏负担可以降低，心率减慢，血液中胆固醇、血糖、血尿酸均可下降，动脉粥样硬化可以停止发展，甚至逐渐好转。高血压防治指南提出体重指数（BMI）最好控制在 24kg/m$^2$ 以下。

减少体重的方法：一方面减少总热量的摄入；另一方面则需要增加体育锻炼。体育锻炼要持之以恒，如果停止锻炼，训练效果可以在 2 周内完全消失；其次，高血压并发冠心病时活动强度应减小，并在专业人员的指导下进行锻炼；再次，不要轻易撤除药物治疗，运动往往是高血压病治疗的辅助方法，特别是Ⅱ级以上的患者，应在医生的指导下，酌情服用降压药；最后，不排斥药物治疗，但在运动时应该考虑药物对血管反应的影响，控制好强度，注意观察运动后的反应，若出现头晕、心悸等不适，应立即停止运动。

4. 保持平衡心理　现代人的生活节奏越来越快，精神压力也越来越大，升学、就业、竞争上岗、下岗、长期过度紧张，可能使血压升高。长期精神压力过大和心情抑郁或焦虑也是引起高血压和其他一些慢性疾病的重要因素。精神高度紧张的中青年人，应该学会释放紧张情绪。如紧张工作 1 ~ 2h 后，做 l0min 放松活动。很好运用休息日，放松自己。总之，一定要选择适宜的缓解精神压力的方法。对于已经有心理抑郁或焦虑的高血压患者，应该去看心理医生，调节自己的抑郁状态，必要时还要服用抗抑郁焦虑药物。

# 第十三章　健康体检报告与心理健康测评干预

## 第一节　健康体检报告的意义和书写指导原则

### 一、健康体检报告的意义

健康体检报告是受检者在完成了一系列检查后得到的最终结果。医疗机构所出具的健康体检报告不仅要求各项记录规范，符合病历管理的相关规定，其结论应全面、完整、准确、科学，并要对受检者健康问题的解决和改进提出可行性建议意见，切实具有健康指导意义。

健康体检报告档案的建立和信息化管理是进一步开展健康管理的前提条件。同时，健康体检报告的标准化是健康体检与临床医疗之间资源共享的重要基础。

团检分析报告利于受检单位更全面的掌握职工的总体健康状况、主要的健康问题及其分布人群、健康危险因素流行情况等基线资料，为受检单位进一步开展本单位职工的健康管理和健康促进工作提出指导意见，为受检单位有针对性地制定相关卫生和人力资源政策措施提供了科学依据。

### 二、健康体检报告书写的指导原则

1. 科学性原则　健康体检报告属于病案管理范畴，健康体检报告及其表格的设定、书写质量、书写质量的审核都必须遵从临床医学的相关规定，按照卫计委下发的《病历书写基本规范》和《电子病历基本规范（试行）》执行。

2. 综合性原则　健康体检报告不是对各项检查阳性结果的简单罗列，而是把受检者作为一个统一的有机整体，对其检查出的各项异常进行综合分析，从而得出准确诊断和正确评价的过程。

3. 指导性原则　健康体检报告的受众是受检者，这就要求健康体检报告不仅具有客观、真实、准确、完整、规范的性质，还要深入浅出、通俗易懂，真正对受检者起到健康评估和健康指导的作用。

4. 共享性原则　随着信息化技术和管理的发展，已使医疗资源的共享成为可能。健康体检报告应逐步实现标准化，为体检机构之间、体检机构与医疗机构之间的信息共享打下良好的基础。

## 第二节　健康体检报告书写规范

### 一、个人健康体检报告的书写内容

个人健康体检报告包括受检者基本信息、生活方式和不良嗜好、物理检查检查结果、影像学检查结果、实验室检查结果、体检结论和指导建议部分。

#### （一）受检者基本信息

1. 基本内容　包括姓名、性别、年龄（和出生日期）、身份证号、民族、婚姻状况、工作单位、联系方式、职业、出生地等基本信息。

2. 体检序号　包括体检编号或ID号、体检时间、体检套餐类型和体检次数。

3. 身份资料　包括现场摄像或照片。

4. 基础资料　包括血型等生理基础资料。

5. 既往病史　包括既往疾病诊断和治疗情况。如高血压、冠心病、糖尿病、恶性肿瘤；冠脉搭桥术、胆囊摘除术、子宫及附件切除术等。

6. 现病史　包括现患疾病及治疗情况。

7. 家族病史　包括有明确遗传倾向和遗传易感性的疾病。如：高血压、糖尿病、恶性肿瘤等。

8. 个人史　包括药物过敏史、预防接种史、传染病接触史等。女性还包括婚育史、月经史。

**（二）生活方式和不良嗜好**

1. 饮食习惯　包括主食量、饮食偏好等。

2. 运动习惯　包括是否有规律运动、每周运动频率、每次运动时间、运动方式等。

3. 排便习惯　包括频率、形状、习惯变化等。

4. 睡眠习惯　包括睡眠时间和质量、睡眠问题包括失眠、鼾症、服药情况等。

5. 吸烟习惯　包括吸烟年限、吸烟量、戒断时间等。

6. 饮酒习惯　包括饮酒年限、平均每周饮酒次数、每次饮酒量等。

**（三）物理检查检查结果**

物理诊断为内科、外科、妇科、眼科、耳鼻喉科及口腔科等专业科室的主要检查手段。

书写和记录要求包含专业描述、诊断和建议及医师签名。

**（四）影像学检查结果**

包括超声、放射线、心电图检查等。

书写和记录要求包含专业描述、诊断和建议、影像资料及医生签名。

影像资料的保存和提供对医疗机构和受检者都十分重要，可根据情况向体检团体和个人提供电子或纸质资料。

**（五）实验室检查结果**

包括血、尿、便常规，便潜血，血生化（血糖、血脂、肝功、肾功等），血清学检查（肿瘤标志物）等。

记录要求包含实测值、单位、参考范围、检验员和审核员签字。

异常数据应重点标示。检验项目采用非常规方法时，应注明检验方法、检验设备和试剂名称。

**（六）体检结论及指导建议**

包括本次体检发现的急慢性疾病、重大问题和异常结果，并通过综合分析有针对性地提出进一步检查、复查、就诊、专科治疗、日常保健等指导建议。

## 二、体检结论的书写方法

1. 筛选检查项目中的异常结果　将所有检查项目结果进行浏览，将有临床意义的异常结果筛选出来。

2. 做出疾病诊断或疑诊诊断　根据体检各项结果中符合疾病诊断的部分，结合个人病史等资料，综合做出规范的疾病诊断或疑诊诊断，并尽可能对疾病的程度进行评价。疾病诊断的书写应参照ICD-10的基本要求。

3. 初步评价疾病治疗控制效果　根据疾病诊断，结合目前的治疗，对疾病的治疗控制情况做出初步评价，并进一步提出调整治疗方案、专科就诊、专科复诊、专科随诊等意见。

4. 对疾病的检后管理提出建议和意见　对于已明确诊断又不需要立即治疗的疾病，对其检后的复查、随诊提出建议和意见。

5. 对与疾病相关的生活方式问题提出建议意见　对于生活方式对疾病诊断影响较大的疾病，需要对其生活方式进行指导。

6. 列出阳性体征、阳性检查结果及建议　对于不能明确诊断，但体检指标异常的阳性结果，应在体检结论中体现，并对进一步的检查、复查提出建议。

7. 提出生活方式改进建议　根据生活方式问卷，对生活方式中存在的健康危险因素进行有针对性的改进建议和指导。

### 三、常见问题及处理原则

**（一）体检结论的排列顺序**

体检结论应按照疾病或异常结果的急缓轻重顺序排列。①急重症疾病。②重点疑诊诊断（如恶性肿瘤）。③已确诊疾病。④阳性检查结果。

**（二）尽量回避具体治疗方案**

健康体检的主要目的是发现异常，同时用专业知识和经验指导受检者进一步的检查及治疗，在健康体检报告中应避免涉及药物和手术等具体治疗手段的建议。

**（三）结合受检者个人情况给出指导建议**

在健康体检报告中要特别注意结合受检者年龄、生活习惯和健康状况，有针对性地进行指导和建议。

**（四）受检者隐私保护**

通过健康体检，医疗机构掌握了大量的受检者个人信息。其中不仅包括受检者的健康状况（甚至身体缺陷），还包括受检者的个人基本信息、通信资料、生活习惯和不良嗜好，在健康体检报告的制作、包装、管理、存档和发放的过程中，这些关系到个人隐私的资料信息都应得到医疗机构的有效保护，任何随意发布和泄露受检者个人信息的行为均视为对受检者隐私权的侵犯。

**（五）健康体检报告的签字**

健康体检报告中的各项检查均须有操作员、检验员、审核员和医师签名，最终的体检结论须主检医师手写签名。

## 第三节　团检分析报告的书写规范

### 一、团检分析报告的书写内容

团检汇总报告包括参检人员基本情况统计及对比分析、异常检出率汇总及对比分析、不良生活方式和健康危险因素流行情况、常见疾病的检出率及变化趋势对比分析、疑诊恶性疾病情况、重点随访计划和健康管理建议等内容。

**（一）参检人员基本情况统计及对比分析**

（1）参检人数及性别分布、年龄段分布。

（2）参检人员文化程度、婚姻状况及民族构成。

（3）历年参检人数对比、参检人数环比增长率（下降率）的对比分析。

**（二）异常检出率汇总及对比分析**

（1）参检人群健康总体状况描述。

（2）异常检出率前十位统计分析。

（3）不同性别的异常检出率前五位统计分析。

（4）不同年龄段异常检出率前五位统计分析。

（5）常见体检异常指标的临床意义。

**（三）常见疾病的检出率趋势分析**

（1）常见慢性病的检出率趋势分析：包括高脂血症、脂肪肝、超重及肥胖、高血压及血压偏高、糖尿病及空腹血糖受损等。

（2）慢性病单病种检出的性别、年龄等的分布情况。

（3）疑诊恶性疾病情况。

（4）重点随访计划。

**（四）生活方式评估与建议**

（1）生活方式总体流行情况及按不同人群特征分层描述。

（2）生活方式指导建议。

**（五）职工健康促进措施的建议**

（1）体检项目的推荐和改进建议。

（2）单位健康管理改善建议。

## 二、汇总分析的书写方法

团检汇总报告各指标的分析应以性别、年龄、部门、职业、教育程度等自然条件进行分层描述，主要以统计表格、条形图、线图和直方图等直观的形式表现。

**（一）参检人员基本情况统计及对比分析**

参检人数及性别分布、年龄段分布：

本年度贵单位完成健康体检职工共____人。其中男性____人，占总参检总人数的____%；女性____人，占总参检总人数的____%；以上数据可用图表表示并说明。性别及年龄段分布可参考（表 13–1）。

表 13–1　某单位××××年参检人员年龄性别构成情况

| 年龄（岁） | 男性 | | 女性 | | 合计 | |
|---|---|---|---|---|---|---|
| | 人数（人） | 百分比（%） | 人数（人） | 百分比（%） | 人数（人） | 百分比（%） |
| ≤ 29 | | | | | | |
| 30 ~ 39 | | | | | | |
| 40 ~ 49 | | | | | | |
| 50 ~ 59 | | | | | | |
| 合计 | | | | | | |
| 60 ~ 69 | | | | | | |
| 70 ~ 79 | | | | | | |
| ≥ 80 | | | | | | |
| 合计 | | | | | | |
| 总计 | | | | | | |

可用图表表示，并分析说明。

（1）参检人员文化程度、婚姻状况及民族构成。表格形式同表 13–1。

（2）历年参检人数对比、参检人数环比增长率（下降率）的对比分析（表 13–2）。

表 13–2　某单位 2011–2013 年参检人数变化情况

| 年度 | 单位总人数（人） | 参检人数（人） | 参检率（%） | 增长（下降）率（%） |
|---|---|---|---|---|
| 2011 | | | | |
| 2012 | | | | |
| 2013 | | | | |

亦可用图表表示，并分析说明。

**（二）异常检出率汇总及对比分析**

1. 参检人群健康总体状况描述

贵单位参加××××年健康体检共____人，各项体检项目结果均未见明显异常者____人，占总人数的____%；体检项目结果存在至少一项异常者____人，占____%。

可用图表表示，并分析说明（表 13–3）。亦可与同地区人群官方统计数据加以对比（必要时对数据做标准化处理）。

2. 异常检出率前十位统计及对比分析

表 13-3　某单位 ×××× 年及上一年度体检异常情况对比

| 前 10 位排序 | 2012 年度 | | 2013 年度 | |
|---|---|---|---|---|
| | 异常名称 | 异常检出率（%） | 异常名称 | 异常检出率（%） |
| 1 | | | | |
| 2 | | | | |
| 3 | | | | |
| ... | | | | |

可用图表表示，并对现状和可能影响因素分析说明，亦可与同地区人群官方统计数据加以对比。

3. 不同性别的异常检出率前五位统计分析

以男性职工为例，统计本年度及上一年度异常检出情况，并做对比，表格形式参考见（表 13-4）。

表 13-4　男性职工 2012 年与 2013 年异常检出率对比情况

| 前 5 位排序 | 2012 年度 | | 2013 年度 | |
|---|---|---|---|---|
| | 异常名称 | 异常检出率（%） | 异常名称 | 异常检出率（%） |
| 1 | | | | |
| 2 | | | | |
| 3 | | | | |
| ... | | | | |

4. 不同年龄段异常检出率前五位统计分析（表 13-5）

表 13-5　各年龄人群体检异常情况

| 前 5 位排序 | 年龄 | | | | | | | |
|---|---|---|---|---|---|---|---|---|
| | ≤ 29 | | 30-39 | | 40 ~ 49 | | ... | |
| | 异常 | 检出率（%） | 异常 | 检出率（%） | 异常 | 检出率（%） | 异常 | 检出率（%） |
| 1 | | | | | | | | |
| 2 | | | | | | | | |
| 3 | | | | | | | | |
| ... | | | | | | | | |

对各年龄段共有异常和部分年龄段特有异常加以分析。

5. 常见体检异常指标的临床意义　对主要异常指标的临床意义逐条进行说明。

## （三）常见疾病的检出率趋势分析

1. 常见慢性病的检出率分析　包括高脂血症、脂肪肝、超重及肥胖、高血压及血压偏高、糖尿病及空腹血糖受损等（表 13-6）。

表 13-6　常见慢性疾病检出率的三年趋势分析

| 年度 | 高脂血症检出率（%） | 脂肪肝检出率（%） | 超重及肥胖检出率（%） |
|---|---|---|---|
| 2011 | | | |
| 2012 | | | |
| 2013 | | | |

亦可用线图表示疾病患病率随年份的变化情况。

2. 慢性病单病种检出的性别、年龄等的分布情况以高脂血症为例（表 13-7）。

表 13-7　某单位 ×××× 年不同性别、年龄别高脂血症的检出情况

| 年龄段（岁） | 男性 | | 女性 | | 总人数 | |
|---|---|---|---|---|---|---|
| | 人数（人） | 百分比（%） | 人数（人） | 百分比（%） | 人数（人） | 百分比（%） |
| 29 | | | | | | |
| 30 ~ 39 | | | | | | |
| 40 ~ 49 | | | | | | |
| 50 ~ 59 | | | | | | |
| 合计 | | | | | | |

此外，应对每种慢性病的检出趋势、主要病因、诊断标准、主要危害给予分析和说明，并提出指导建议。

3. 疑诊恶性疾病情况　疑诊恶性疾病报告中包括本次体检怀疑恶性疾病总人数、疾病种类及进一步的检查诊断建议等内容。

4. 重点随访计划　对该单位员工健康体检中发现的高危问题进行汇总，列出随访计划，取得团检单位的配合，使检后随访工作得以顺利进行并取得预期效果。

**（四）生活方式评估统计分析与建议**

1. 生活方式统计分析　基于生活方式问卷调查的统计分析，可得到全部人群或不同人口学特征（不同性别、年龄、婚姻状态、劳动强度等）人群的行为流行情况，对主要危害健康的不良行为进行排序分析，指出在该单位人群中存在的主要生活方式问题。

2. 生活方式指导　针对存在的不良行为生活方式，分析其危害并给出适当的指导建议，指导建议应针对不同的行为逐条列出，每条建议中尽量对指导内容进行科学的量化，使其具有可操作性。

**（五）职工健康促进措施的建议**

（略）

**（六）体检项目的推荐和改进建议**

针对此次体检结果、身体异常或疾病的人群分布特征，对体检项目进行适当调整，有针对性地制定下一次体检方案。

**（七）单位健康管理改善建议**

根据单位本次体检情况，并结合生活方式问卷调查结果，给出相应的健康管理建议。如针对重点疾病、主要的不良生活方式应开展的健康教育内容、改善职工餐厅建议、组织健身运动计划等。

## 三、常见问题及处理原则

**（一）保证统计数据的准确性**

1. 诊断和结论的标准化　目前多数体检中心的信息化系统可以实现团检的统计分析功能，因此体检诊断和结论的标准化就显得尤为重要，可避免对疾病进行汇总分析时产生遗漏，如“甲状腺双叶Ⅰ度肿大”和“双叶甲状腺Ⅰ度肿大”两者为同一诊断，但由于未对检查结果进行标准化，若只按照前者的表述进行人群汇总，就会遗漏另一部分实际上是同一种诊断结果的人群，造成疾病患病率统计上的错误。

2. “分母”人群的确定　在对人群按不同特征进行分层分析时，“分母”人群的确定非常重要。如计算前列腺增生的患病率，“分母”应为完成前列腺检查的男性人群，“分子”为做前列腺检查的男性人群中前列腺增生患者的人数，未做前列腺检查的男性及所有女性都不应该作为“分母”。

3. 数据类型与统计分析　不同的数据类型决定了我们应选用何种统计方法进行描述，如年龄作为连续型的定量资料，对其进行描述通常采用均数 ± 标准差的形式，若把年龄按照 10 岁一组，分为若干等级，年龄的数据类型就变为多分类资料，此时应采用构成比进行统计描述。

4. 原始数据与定量资料　统计分析过程中的原始数据非常重要，详细且准确的原始数据可给后续分析带来极大方便，所以在数据收集过程中，尽量获得定量的资料，因为后期可以把定量资料转换为分类资料进行分析，但却不能反方向为之。

### （二）表述方法的改进建议

对团检统计数据的分析解读应严谨而明晰，既要遵循科学性原则，又要能给体检单位管理者留下深刻印象，以便于管理者更直观地掌握员工整体健康状况。在对体检统计结果进行分析时应尽量避免表述过于专业化，仅用统计数据进行各种患病率、构成比的描述，如“超重和肥胖的发生率为 30%”，而可以转换为更直观的方式，如“贵单位每 3 个职工当中就有 1 人超重或肥胖”或者“贵单位有 1/3 的职工存在超重或肥胖问题”。

# 第四节　检后随访

## 一、检后随访的意义

相对于常规医疗服务行为，健康体检历时短、检查项目受限，只是对个人健康状况的某个横截面的检查。而疾病的发生发展是一个过程，因而单一时间节点的健康体检可能会遗漏一些健康问题，尽管对于一个每年定期体检的受检者可根据其连续的体检资料的对比分析，可能发现一些疾病的发展趋势，但更多的健康问题还需要体检完成后对异常指标的检后随访的持续追踪，督促受检者进一步检查或定期复查的完成，才能及时发现和处理重大健康问题，实现健康体检的科学有效性。

## 二、检后随访的范围

检后随访的范围应为健康体检中发现具有高危阳性发现的受检者，主要包括以下类别：

### （一）疑诊恶性肿瘤病例

恶性肿瘤因对受检者生命造成严重威胁而成为健康体检中应着重除外的重要疾病，恶性肿瘤的早期发现将大大提高治疗的有效性和患者的长期生存率。故在健康体检中发现如影像学占位、肿瘤标志物增高、细胞学检查可疑、便潜血阳性、不明原因贫血或体重减轻等，应首先纳入检后随访追踪病例，督促受检者复查或进一步检查，以争取及早确诊断。

### （二）需临床治疗的急重症病例

1. 急性疾病　在健康体检中一旦发现如急性冠脉综合征、极高危高血压、急性感染性疾病、急性传染性疾病等急需临床治疗的病例时，应及时告知受检者，督促就诊，并进行随访。

当受检者的健康体检结果出现“危急值”报告时，应于第一时间通知受检者，告知其“危急值”产生可能的原因和危险，指导受检者及时就诊，并纳入检后随访追踪范围，密切关注受检者的诊疗情况。

检验科检查“危急值”报告范围见（表 13-8）。

**表 13-8　根据 R-R 间期估算心率**

| 检测项目 | 低值 | 高值 | 单位 |
|---|---|---|---|
| 白细胞（WBC） | $< 2.0\times10^9$ | $> 30\times10^9$ | /L |
| 血红蛋白（Hb） | | | g/L |
| 血小板（PLT） | $< 30\times10^9$ | $> 700\times10^9$ | /L |
| 血钾（K） | < 3.0 | > 6.0 | mmol/L |
| 血钙（Ca） | < 1.5 | > 4.0 | mmol/L |
| 血糖（GLU） | < 3.0 | > 20.0 | mmol/L |

心电图检查“危急值”报告范围：

（1）急性心肌缺血急性心肌损伤；急性心肌梗死。

（2）致命性心律失常心室扑动、颤动；室性心动过速；多源性、RonT 型室性早搏；频发室性早搏合并 Q-T 间期延长；T 波电交替；预激综合征伴快速心室率心房颤动；心室率≥ 180 次 / 分的心动过速；Ⅱ型及以上的房室传导阻滞；心室率≤ 40 次 / 分的心动过缓；≥ 2s 的心室停搏。

影像科检查“危急值”报告范围：

（1）脊柱骨折、脊柱长轴成角畸形、椎体粉碎性骨折压迫硬膜囊。

（2）气管、支气管异物；液气胸、肺栓塞、肺梗死。

超声科检查“危急值”报告范围：

（1）腹腔积液，肝硬化或腹膜炎、肿瘤等引起。

（2）怀疑急性坏死性胰腺炎。怀疑胰腺炎。

（3）高度怀疑肠系膜动脉栓塞。

（4）心脏明显扩大并合并急性心衰。

（5）主动脉夹层动脉瘤。

2. 慢性疾病需临床治疗　糖尿病血糖控制不满意病例、慢性疾病出现并发症如高血压病人出现肾功能损害、糖尿病病人出现眼底和肾功能损害病例、结合感染等需要尽快进行临床诊疗的受检者应及时告知，并纳入随访追踪。

## 三、检后随访计划与随访记录

### （一）随访计划

随访计划主要由随访内容、随访周期和频率组成，通常由经验丰富的主检医生制定，交由随访工作人员执行。随访计划主要包括以下内容：

1. 受检者基本信息　受检者基本信息主要包括：姓名、性别、出生日期、联系方式等。

2. 受检者体检信息　受检者体检编号、本次体检日期、本机构体检次数和日期等。

3. 受检者随访问题　本次体检要进行随访的高危问题、需复查和（或）进一步检查的项目。

4. 随访周期和频率　初步拟定第一次随访时间和随访周期，第一次随访完成后再对后期的随访周期和频率进行调整。

5. 随访追踪终结点　确定随访追踪的终结点，如复查结论、排除诊断、手术病理等。

### （二）随访记录

随访工作人员应按照随访计划执行，督促受检者的复查和进一步检查，追踪检查结果并详细记录。为便于监督管理，可将随诊情况以表格形式整理记录并纳入信息化管理系统。

## 四、检后随访的效果评价

检后随访的效果评价对检后随访工作的监督、管理和持续改进具有重要意义。

1. 检后随访漏访率（%）

$$\text{检后随访漏访率}=\frac{\text{未按要求纳入随访计划人数（人）}}{\text{应纳入检后随访计划人数（人）}}\times 100\%$$

2. 检后随访完成率（%）

$$\text{检后随访完成率}=\frac{\text{完成的随访总次数（次）}}{\text{随访计划要求的总随访次数（次）}}\times 100\%$$

3. 检后随访失访率（%）

$$\text{检后随访失访率}=\frac{\text{年度失访总人数（人）}}{\text{年度随访总人数（人）}}\times 100\%$$

4. 检后随访覆盖率（%）

$$检后随访覆盖率=\frac{该年龄段实际纳人随访计划人数(人)}{该年龄段健康体检总人数(人)}\times 100\%$$

可按不同年龄段、不同性别进行分别统计。

5. 检后随访终结率（%）

$$检后随访终结率=\frac{年度实现随访目标总人数(人)}{年度随访总人数(人)}\times 100\%$$

6. 恶性肿瘤发现率（%）

$$恶性肿瘤发现率=\frac{年度该年龄段发现恶性肿瘤例数(例)}{年度该年龄段健康体检总人数(人)}\times 100\%$$

可按不同年龄段、不同性别进行分别统计。

## 第五节　心理健康的基本知识

### （一）心理健康

心理健康是指一个人在认知、情绪、社会功能（社会适应、社会行为、社会道德）方面的良好状态。即一个人社会适应良好，在认知、情感和行为上符合社会行为与道德规范（图 13-1）。

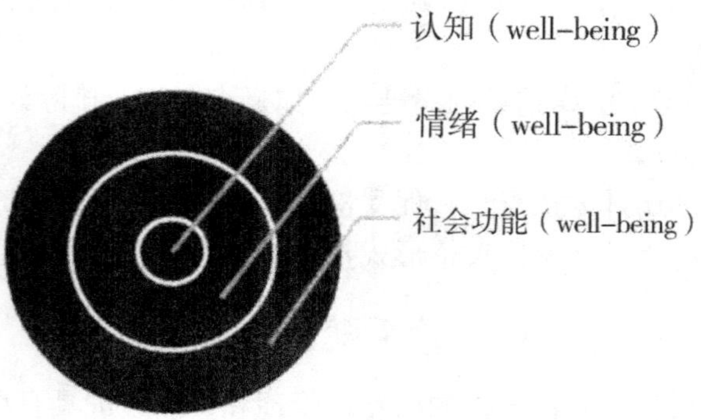


图 13-1　心理健康

中国人心理健康 6 条标准与评价要素：①情绪稳定，有安全感；②认识自我，接纳自我；③自我学习，独立生活；④人际关系和谐；⑤角色功能协调统一，即行为符合年龄、行为符合环境、实现个人满足；⑥适应环境，应对挫折。

### （二）心理亚健康

心理亚健康是指生活在一定社会环境影响下由遗传和先天条件所决定的心理特征造成的健康问题，介于心理健康与心理疾病之间的一种状态。处于心理亚健康状态者，不能达到心理健康的标准，表现为一定时间内的情绪低落、功能与适应能力减退，但不符合心理学有关心理疾病的临床诊断标准。

### （三）心理障碍

心理障碍是比较笼统的称呼，也称精神障碍，指由于各种因素，使一个人适应不良，在认知、情感和行为上，偏离了社会生活规范和轨道。心理和行为上偏离社会生活规范程度越远，心理障碍也就愈严重（图 13-2）。

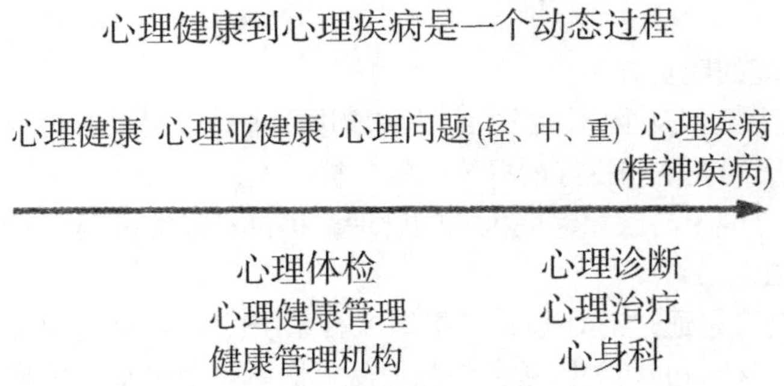


图 13-2　心理障碍

心理障碍一般分为轻型和重型两大类，轻型如神经症类，重型指重性精神障碍。

**（四）人格问题**

社会适应良好的人格称为正常人格；适应不良的人格称为不良人格；在没有认知障碍或智力障碍的情况下，人格发展的内在不协调，个体出现的情绪反应、动机和行为活动的异常为人格障碍（图 13-3）。

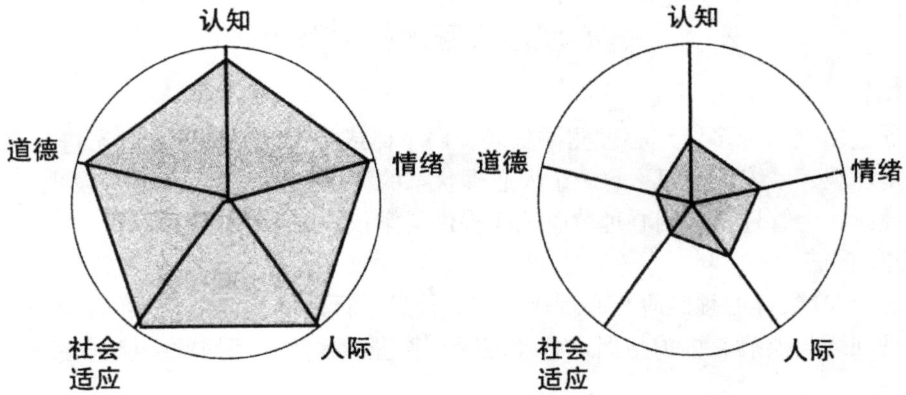


图 13-3　人格障碍

**（五）心理健康危险因素**

是指对人的心理健康造成危害或不良影响、进而导致心理问题与疾病的因素。包括个人心理素质、积极心理品质、不良习惯、生活状态等。心理健康危险因素具有遗传性、潜在性、可变性、传播性、聚集性以及可测可控性等特点。

## 二、健康心理学

**（一）健康心理学概念**

健康心理学是健康教育与健康促进的一个基础学科。主张运用心理学和健康促进的手段，维护和增进人们的心理健康，提高对社会生活的适应能力。

健康心理学主要研究心理学在矫正影响人类健康或导致疾病的某些不良行为，尤其是在预防不良行为与各种疾病发生中所应发挥的特殊功能；着力于人类健康的维护，而不是疾病的治疗。

**（二）健康心理学基本任务**

（1）研究心理健康形成、发展和变化的规律。

（2）研究减少或缓解心理应激水平的应对方法，提高心理应对能力。

（3）研究预防、矫正不良行为以及与心理社会因素关系密切的疾病的预防措施与方法，减少或消除致病的危险因素或有损健康的行为，降低发病率与死亡率，减少医疗保健费用。

（4）研究如何处理疾病治疗过程中的心理问题，如何建立良好的医患关系，培养患者在医疗过程中的依从性和互动性。

（5）研究病后心理功能的康复方法。

（6）研究并为心理卫生工作及个体、群体维护和增进心理健康提供心理卫生理论、原则和方法，从而促进心理健康，培养健康的人格和良好的群体气氛，提高人们对社会生活的适应和改造能力。

（7）研究如何改进社会健康与医疗保健机构的管理，提供良好的保健环境。

### （三）健康促进的方法

1. 健康教育　健康教育是通过有计划、有组织、有系统的社会和教育活动，促进人们自愿地改变不良的健康行为和影响健康行为的相关因素，消除或减轻影响健康的危险因素，预防疾病，促进健康和提高生活质量。

2. 信息传播　正确的信息是转变行为的基础。通过各种传播渠道和技术媒介传递健康信息，普及卫生保健知识，提高人民群众的健康意识和知识水平，引导人们采纳健康的行为。最主要的信息传播方式是人际传播和大众传播。

3. 加强动机　针对个人的特点，通过建议、印刷品资料或电话来提供信息，为其制定健康行为计划。

4. 行为干预　通过具体指导和技能训练、帮助，促使受教育者实现特定行为的改变。

## 三、心理健康管理相关概念

### （一）心理体检

心理体检是通过多维度、多级别心理测评量表，对个体或群体的心理健康状态进行测试、分析、评估的整个过程，是客观、系统、全面了解一个人心理状态的科学方法。其目的是为发现心理问题、维护、促进与改善心理健康，为管理与控制心理健康风险提供科学依据。

### （二）心理健康评估

指对所收集的个人、群体心理健康与心理疾病相关信息进行系统、综合、连续的科学分析与评价过程，目的是为诊断心理问题与疾病、维护与促进心理健康、管理与预防心理问题、控制心理健康风险提供科学依据。

### （三）心理健康风险评估

用于分析预测个体未来发生某种心理疾病或因应激事件诱发不良心理后果的可能性大小，是一种对个体未来心理健康走向及心理疾病 / 心理伤害危险性的量化估测。

### （四）心理健康管理

是根据心理体检结果，运用健康管理学的理念，对个体或群体提供心理健康训练、调适、促进、咨询、开发积极心理以及对心理健康风险因素进行干预，使个体能够达到和保持心理活动处于相对较高水平、社会适应和社会功能保持良好状态的全面过程。

心理健康管理的宗旨是调动个体和群体及整个社会的积极性，有效地利用有限的资源来达到最大的心理健康效果。

心理健康管理的具体做法就是为个体和群体提供有针对性的科学心理健康信息，并创造条件采取行动来改善心理健康。

# 参考文献

[1] 徐燕，周兰姝 . 现代护理学 [M]. 北京：人民军医出社，2015.
[2] 姜安丽 . 新编护理学基础 [M]. 第 2 版 . 北京：人民卫生出版社，2013.
[3] 王爱平 . 现代临床护理学 [M]. 北京：人民卫生出版社，2015.
[4] 屈红，秦爱玲，杜明娟 . 专科护理常规 [M]. 北京：科学出版社，2016.
[5] 潘瑞红 . 专科护理技术操作规范 [M]. 湖北：华中科技大学出版社，2016.
[6] 游桂英，方进博 . 心血管内科护理手册 [M]. 北京：科学出版社，2015.
[7] 丁淑贞 . 心内科护理学 [M]. 北京：中国协和医科大学出版社，2015.
[8] 李海燕，李帼英 . 心血管介入标准化护理管理手册 [M]. 北京：人民军医出版社，2015.
[9] 赵爱萍，吴冬洁，张凤芹 . 心内科临床护理 [M]. 北京：军事医学科学出版社，2015.
[10] 王骏，万晓燕，许燕玲 . 内科护理学 [M]. 大连：大连理工大学出版社，2016.
[11] 孟共林，李兵，金立军 . 内科护理学 [M]. 北京：北京大学医学出版社，2016.
[12] 朱红华 . 康复护理 [M]. 北京：人民卫生出版社，2015.
[13] 冯映东 . 康复护理 [M]. 北京：人民卫生出版社，2015.
[14] 沈翠珍 . 内科护理 [M]. 北京：中国中医药出版社，2016.
[15] 唐少兰，杨建芬 . 外科护理 [M]. 北京：科学出版社，2015.
[16] 黄素梅，张燕京 . 外科护理学 [M]. 北京：中国医药科技出版社，2013.
[17] 唐英姿，左右清 . 外科护理 [M]. 上海：上海第二军医大学出版社，2016.
[18] 祝水英 . 外科护理技术 [M]. 武汉：华中科技大学出版，2015.
[19] 黎梅 . 妇产科护理 [M]. 北京：科学技术出版社，2015.
[20] 张欣 . 妇产科护理 [M]. 北京：中国中医药出版社，2015.
[21] 金庆跃 . 妇产科护理 [M]. 上海：同济大学出版社，2015.
[22] 郑显兰 . 新编儿科护理常规 [M]. 人民卫生出版社，2010.
[23] 田姣，李哲主 . 实用普外科科护理手册 [M]. 北京：化学工业出版社，2017.
[24] 王卫平 . 儿科学 . 第 8 版 [M]. 北京：人民卫生出版社，2014.
[25] 宁宁，侯晓玲 . 实用骨科康复护理手册 [M]. 北京：科学出版社，2016.